PCCM

呼吸与危重症医学专科医师规范化培训核心教程

PCCM Fellowship Training
Core Lecture Series

主　编　王　辰　乔人立
副主编　李燕明　詹庆元

U0212335

人民卫生出版社

图书在版编目（CIP）数据

呼吸与危重症医学专科医师规范化培训核心教程 /
王辰，乔人立主编 . —北京：人民卫生出版社，2020
ISBN 978-7-117-29260-3

Ⅰ.①呼…　Ⅱ.①王…②乔…　Ⅲ.①呼吸系统疾病
— 险症 — 诊疗 — 岗位培训 — 教材　Ⅳ.①R56

中国版本图书馆 CIP 数据核字（2019）第 275211 号

人卫智网	www.ipmph.com	医学教育、学术、考试、健康，购书智慧智能综合服务平台
人卫官网	www.pmph.com	人卫官方资讯发布平台

呼吸与危重症医学专科医师规范化培训核心教程

主　　编：王　辰　乔人立
出版发行：人民卫生出版社（中继线 010-59780011）
地　　址：北京市朝阳区潘家园南里 19 号
邮　　编：100021
E - mail：pmph @ pmph.com
购书热线：010-59787592　010-59787584　010-65264830
印　　刷：北京盛通印刷股份有限公司
经　　销：新华书店
开　　本：889 × 1194　1/16　　印张：27.5
字　　数：619 千字
版　　次：2020 年 6 月第 1 版　2023 年 3 月第 1 版第 5 次印刷
标准书号：ISBN 978-7-117-29260-3
定　　价：238.00 元

打击盗版举报电话：010-59787491　E-mail：WQ @ pmph.com
质量问题联系电话：010-59787234　E-mail：zhiliang @ pmph.com

编者名单 (以姓氏汉语拼音为序)

曹　彬　中日友好医院呼吸与危重症医学科

陈　静　北京医院呼吸与危重症医学科

陈起航　北京医院放射科

陈文慧　中日友好医院肺移植科

陈亚红　北京大学第三医院呼吸与危重症医学科

程　挺　上海交通大学医学院附属瑞金医院呼吸与危重症医学科

冯莹莹　中日友好医院呼吸与危重症医学科

郭　强　苏州大学附属第一医院重症医学科

郭翠艳　北京大学第一医院呼吸与危重症医学科

郭文亮　广州医科大学附属第一医院呼吸与危重症医学科

韩　芳　北京大学人民医院呼吸与危重症医学科

韩　茜　广州医科大学附属第一医院呼吸与危重症医学科

黄珺君　北京大学第一医院呼吸与危重症医学科

李　敏　中南大学湘雅医院呼吸与危重症医学科

李燕明　北京医院呼吸与危重症医学科

梁　瀛　北京大学第三医院呼吸与危重症医学科

刘嘉琳　上海交通大学医学院附属瑞金医院重症医学科

罗　红　中南大学湘雅二医院呼吸与危重症医学科

马艳良　北京大学人民医院呼吸与危重症医学科

孟　婕　中南大学湘雅医院呼吸与危重症医学科

米文君　北京大学第三医院呼吸与危重症医学科

乔人立　美国南加利福尼亚大学医学院呼吸与危重症专科

编 者 名 单

阙呈立　北京大学第一医院呼吸与危重症医学科

任雁宏　中日友好医院呼吸与危重症医学科

沈　宁　北京大学第三医院呼吸与危重症医学科

田　野　中日友好医院呼吸与危重症医学科

王　辰　中国医学科学院北京协和医学院

王茂筠　四川大学华西医院呼吸与危重症医学科

文戈弋　中日友好医院呼吸与危重症医学科

吴璐璐　广州医科大学附属第一医院呼吸与危重症医学科

吴小静　中日友好医院呼吸与危重症医学科

夏金根　中日友好医院呼吸与危重症医学科

谢　菲　中国人民解放军总医院第一医学中心呼吸与危重症医学科

谢万木　中日友好医院呼吸与危重症医学科

解立新　中国人民解放军总医院第一医学中心呼吸与危重症医学科

许小毛　北京医院呼吸与危重症医学科

杨　汀　中日友好医院呼吸与危重症医学科

杨　威　中南大学湘雅医院呼吸与危重症医学科

詹庆元　中日友好医院呼吸与危重症医学科

张　祎　中日友好医院呼吸与危重症医学科

张茉沁　北京大学人民医院呼吸与危重症医学科

赵　微　中国人民解放军总医院第一医学中心呼吸与危重症医学科

周　敏　上海交通大学医学院附属瑞金医院呼吸与危重症医学科

周庆涛　北京大学第三医院呼吸与危重症医学科

前　　言

专科医师规范化培训(专培)在医学教育所有阶段(学校教育、毕业后教育和继续教育)中属于最高一级,此后不再有结构式的正式培训。专培无论是培训内容、形式,还是培训人员与对象都各具特征。其中面临的一个重要问题是,专培阶段的培训是否还应该基于教科书?是否还需要教科书?教科书是记载经过反复验证的科学,而医学知识的验证往往意味着几年甚至几十年的、伴随着沉淀与淘汰的积累,不像单篇研究或某方面文献综述那样可以随时、经常更新(也因而可能很快被淘汰),同时教科书的编写出版过程本身也需要时间,因此教科书成书与再版的周期有其最低限度。

在培训内容上,专培的要领在于深入。除了内容的高度专业化,深入的另一个重要特征就是要掌握最新进展并及时将其融入临床实践。在高速进展的现代医学科学中,各种新技术、新知识、新手段与新药物不断涌现,使得学科内容更新速度更为加快。

此外,教科书是为具有高度针对性的读者群所编写的,其目的是为了协助教学者向学习者传授知识。可是,专培的对象乃是已经完成住院医师培训的、自身已经具有相当高资质的医生。这一级别的教学培训和医学院乃至住院医阶段的明显不同之处在于,教师与学员之间的资质落差缩小,"弟子不必不如师"尤为显著。师资与学员往往同处于"干中学"的状态。

医学教学达到专培水平后,建立培训学员的临床实践胜任力成为首要目标,而成套的书本知识教授甚至阅读均已退居辅助位置。因此,在专培经验比较丰富的美国,专培的教学形式变为由权威组织提出教学大纲,传统的系统授课改变为围绕教学大纲进行的提纲式讲座。其教学目的除了单向知识传授,更在于锻炼学员的自学能力,因为学员医生要想成为专家,独立形成理解并抽取文献知识的能力比师生传授更为重要。美国的专培教学由各培训项目的师资自行按照教学大纲组织一套核心教程,而其他的内容实际交由学员主持,包括每次正式教学查房中的病例讨论,每月的重要文献学习等。这样的形式其本质都是一次次学员的教学尝试,以及师生共同学习的经历。这种教学形式在美国全国基本统一,而具体的教学内容却是交由各个培训单位自行掌握。

到了专培阶段,任何专业著作,其价值及实用性都难以继续作为金科玉律。美国的专培管理机构——美国毕业后医学教育认证委员会(ACGME),甚至专门的考试机构——美国内科专业委员会(ABIM)都不再推荐具体的教科书。但专科知识范围仍然是专科医师资质最重要的部分,而认证考试则是目前对其掌握知识的广度和深度把关的重要甚至唯一手段。

在中国开展专培,师资完全依赖在职的、自身并没有经过专培的现有教师(与美国专培的初期相同)。例如呼吸与危重症医学(pulmonary and critical care medicine,PCCM)专培起步已经数年,各培训单位却一直无法形成自己的成套核心讲座,对在没有教科书参考的情况下该怎样指导培训学习无所适从,这使得专培质量难以掌握,提高就更无从说起。

为此,我们决定为中国的 PCCM 专培建立一套统一的教学资料。首先,我们对与美国胸科医师学会(American College of Chest Physicians)的合作加以利用。美国胸科医师学会提供了其商用的用于准备认证考试的教程系列讲座内容。这是美国 PCCM 专科医师为准备每十年一次的专科认证考试而必须参加的课程,目前肺病、危重症与睡眠医学课程的书本费用各 300 美元,教程注册费用每人 1 995 美元。除了在美国,这套课程在世界各地广受欢迎,在许多国家甚至被列为专科医师执照更新的必备资料。这套课程已经由国内讲者录制完毕,暂时免费向入编的专培学员开放,希望大家充分理解这套材料的来之不易及其价值而充分利用。

这套课程的讲义与课件每两年更新一次,概括各个重要方面的知识积累与更新。因此,在现有情况下作为专培核心教程最为合适。在完成了核心教程录制工作后,我们组织讲者为所负责的教程编写讲义,然后按照讲义的框架,参照国内颁布的专培教学大纲内容(见附录),又进一步参考其他具有类似作用的权威资料与文献,编写了这一教程。如上所述,本教程既不能视为百科全书意义的参考书,也不能视为传统意义的教科书,而应该作为对教学大纲进一步充实内容的作品,最佳作用是为教学讲座或学员自学提供框架与提示。

开展专培最主要的工作是在学科任务中明确定位培训的方向与位置,将临床培训作为科室工作的基本目标与首要内容。保证这项工作的顺利进行需要把临床教学作为培训项目所在科室与医院的首要任务,配置专职的教学人员与机制。在现有人员与编制的条件下,把临床教学作为日常临床工作的额外任务去挤时间完成必然在质量上有所妥协。因此,在为此教程选择作者时,我们将教程编写视为一次正式的师资练兵,着重挑选在未来 5~10 年里可以成为专培教学骨干力量的人员。显然,选择对象应该是对专培有责任感的、年富力强的骨干师资以及近几年从 PCCM 专培项目毕业的学员。

乔人立教授是代表美国胸科医师学会参与中国 PCCM 专培工作的召集人,而且其经历了美国普通内科、肺疾病、危重症与睡眠医学的四重专科认证与再认证的过程。两位副主编分别在呼吸与危重症两个方面组织讲者、布置分工,每位讲者负责一个讲题。大部分讲者首先与主编沟通,做到对讲题内容充分理解后,然后再录制核心讲座。接着,每位讲者根据自己教授内容编写相应章节。主编和副主编对每一个章节的初稿都进行了逐字逐句的审核修改,再与每一位讲者充分沟通而定稿。

与传统教科书相比,本教程内容上有两个重要的特点。首先,将呼吸与危重症内容汇合成一个专业,与学科建制的改革同步。这样,不仅配合了学科改革,而且也成倍缩减了美国现有的双重认证过程带给学员的考试负担。其次,教程内容追求精简,形式从传统的陈述形式转向将重要内容以条目形式陈列,以期读者可以直接提纲挈领地领悟到核心内容。每一章节都选择性地提供 5 篇左右的主要文献,用心的读者可以很方便地通过自学进一步扩充相关知识。章节的选择基本覆盖了教学大纲要求的全部内容。虽然在专培阶段,对操作与重要技术也需要充分理解以指导合理应用与操作规范,但是为了及时迎合专培的急需,我们计划下一步对技术操作的讲解单独成册出版,在本教程中基本未予收入。我们将此教程呈献给专培的教师与学员,以辅助大家一起提高教学质量。中国必须很快建立自己的专培教学与考试系统,显然,这本书只能视为今后漫长道路的起点或参照。

王　辰　乔人立　李燕明　詹庆元

2020 年 2 月 1 日

目　　录

目　　录

借鉴历史教训，抓住历史机遇，全面开展中国的 PCCM 专培项目

国家卫生健康委员会委托中国医师协会在 2016 年底宣布，启动专科医师规范化培训（专培）制度试点。专培在 3 个专科首先试行：呼吸与危重症医学（pulmonary and critical care medicine，PCCM）、心血管病学与神经外科。PCCM 有幸成为中国专培事业破冰启航的首航员。专培是国家在意识到中国医学教育体制一个重大缺失后要迎头赶上的措施，是推动中国医疗与医学教育同国际真正接轨的重大决策，势必会产生深远的历史影响。无论对于中国医学各界同行，还是对于对医疗健康服务有迫切需要的的全国人民来讲，这都是一个历史性的时刻。历史虽然漫长，关键转折点却往往就在于几个步骤，抓住机遇，掌握方向就可以大幅度推进历史进程。

值此时刻，中国 PCCM 界的每一位同道除了欢欣鼓舞，更应该倍感责任与重担在肩，既要斗志昂扬又需要大胆小心、扎扎实实地迈出每一步。中国的 PCCM 专培不仅在行业内早已起步，而且从源头上就采用与美国有关专业直接合作的形式，借助国际先进经验并充分结合中国国情，实际上已经成功地通过了试点阶段，稳步进入了全面加速的运行状态。值此历史时刻，我们特此回顾总结我们的经验，为下一步理清方向，也为其他专科提供借鉴。

一、中国的进展与现况

（一）全国 12 家顶级医院协力开拓

中国的 PCCM 专科培训的早期是一个由中国与美国学术协会联合，从学术与医疗服务需要角度上自发开展起来的项目，已经积累了相当成熟的经验。中华医学会呼吸病学分会（Chinese Thoracic Society，CTS）与美国胸科医师学会（American College of Chest Physicians，ACCP）于 2012 年达成合作意向，并开始试点探索。2014 年 9 月，在 5 城市 8 家医院正式启动 PCCM 专培项目。参加单位均为自愿报名，并全部按照事先制定的培训基地标准通过了实地考核。2015 年 9 月，中国胸科医师学会（Chinese Association of Chest Physicians，CACP）加入，项目扩展，又有 4 家新医院参与。

首批 8 家医院包括北京大学第一医院、北京大学人民医院、北京医院、中国人民解放军总医院第一医学中心、广州医科大学附属第一医院、上海交通大学医学院附属瑞金医院、四川大学华西医院、中南大学湘雅医院。

2015 年，第二批参与医院包括中日友好医院、北京大学第三医院、西安交通大学第一附属医院、天津医科大学总医院。

（二）稳扎稳打的成功经验

我们从开始就清楚地意识到，这是国内首次开展具有完整体系，完全按照国际最高标准进行的专培项目。项目的启动不仅标志着呼吸专科医师的专培范围将因而扩展为呼吸与危重症科而与国际领先趋势接轨，而且这样完整成型、直接沿用美国培训体制与标准的专培在国内医学界所有专科尚属于首航尝试，必须考虑周到仔细，一步一个脚印地上路。

合作意向形成伊始，中美两个学会首先共同组成了执行委员会，对每家参与医院都进行了实地考察，以保证参与医院在专科有关方面拥有足够的临床业务资源与行政支持，可以保障培训内容。接着，执行委员会根据美国毕业后医学教育认证委员会（Accreditation Council for Graduate Medical Education，ACGME）和美国内科医学委员会（American Board of Internal Medicine，ABIM）专科教学有关规定条款起草了教学大纲，两次召开参与项目负责人全体会议，根据国内以及各地区的具体情况统筹调整，对草案逐条讨论修改，制定了培训项目的统一教学大纲。教学大纲内容全面而细致，细节直到轮转月数与病例以及基本操作的最少例数，学制定为 3 年，培训完成时按照美国胸科医师学会为美国专培医师认证考试所准备考题的程度设立毕业考试，并由中国的 CACP，CTS 与美国的 ACCP 给予联合专科资质认证。论证筹备工作就绪后，培训工作随即展开。正式入编受训的医师学员共 64 人，迄今试点单位最早入编的三批学员已经陆续毕业，成为中国首批自己培养的，符合国际最先进学制与教学标准的 PCCM 专科医师。

（三）国内外不同反响

执行委员会于 2013 年将这一意义重大的事件正式通过 *CHEST* 杂志向世界宣告。这份报告立即引起了来自国内危重症医学界（critical care medicine，CCM）一些同行的反响与讨论，其讨论之焦点集中于 ICU 与危重症医学应该由什么专科的医生作为领军。其实，初听这一论题虽然对提问的强烈程度很有些让人意外，但是略加斟酌就会发现论题模糊了"学科建制"与"专业内容"两个不同的概念，乃是国内为时已久的"综合 ICU"还是"专科 ICU"争论的延续。争论与我们所要开展 PCCM 专培并非完全有关，批评者们所关心的实质问题是 ICU 的建制与管理。开展培训项目，针对的是专科医生在业务上应该具有怎样的资质，以及怎样通过培训使受训者获得这些资质，并不涉及完成培训后的工作性质。

相反，国内外更多有识之士的反响却是广泛、强烈、正面而且非常积极的。首先，近年来全国大多数医院闻风而动将呼吸科更名为呼吸与危重症医学科。这一趋势曾见于 20 世纪 80 年代的美国，经过三十多年进化，当今美国的有关科室几乎全部改为以内科下的 PCCM 专科命名，纯粹的呼吸内科几乎不复存在。接着，PCCM 培训项目的成功更进一步带动了国内学科发展。

在国际上影响甚至更大,项目首批毕业学员全部被邀请出席美国胸科医师学会2016年年会。并且在特别设立的仪式上,在来自全世界的呼吸与危重症医生面前为他们颁发了毕业认证证书与纪念品。接着,项目又因为社会影响巨大而在美国华盛顿举行的美国协会组织执行长全国委员会2016年度年会上荣获最高成就奖的第一名。这个协会已有近百年的历史,会员上万,其最高成就奖所奖励的并不限于医学界,而是各行各业协会执行长成就综合评估的结果。

二、吸取国际教训

(一)认清中美不同之处

美国在医疗教育方面大幅领先于世界,而PCCM培训方式又在美国取得了巨大成功。我们采用PCCM捆绑模式培训呼吸与危重症专科医生却并非照搬外国经验,而是基于充分理解了美国的经验与教训。美国医院管理模式不同于国内,医院里的临床科室属于纯学术建制,不是运营管理与经济核算的单位,包括ICU的所有病床与其管理及收入全部统一归属医院。医生基本全部不属于医院雇员职工,不领取医院工资,跟医院是合同协作关系,因此对医院营收没有责任。医生去医院看病人纯粹是去参与病人的医疗管理(因此称为attending),然后根据自己所付出的时间与工作强度向病人的保险公司,而不是向医院,收取专业服务费用(professional fee)。专业服务费用是医生与医院有关的全部收入。因此,美国医院ICU床位的科室归属几乎与医生个人利益完全无关,也正因如此,美国的学科发展背后的推动力完全出于学科之专业需要,几乎没有经济或其他非专业因素。相反,在中国,医生除了负责病人医疗,在医院与科室的财政经营上也都有直接参与甚至负有全责,而ICU属于医院业务营运额度极高的部分。

美国ICU在经营方式上还有一个重要特征,医院对所有ICU床位统一调拨(而不是像国内这样形成独立结算的科室),所有ICU里都设有专人进行使用督查(utilization review)。医生虽然是ICU入住的决策者,但病人情况一旦不再需要ICU级别的医护,使用督查员就会催促转往普通病房,因为保险公司一旦找到无须留住ICU的证据就会拒付ICU的昂贵费用,这一成本只能由医院自行消化。病人在ICU的无谓滞留对医生收入虽然没有什么影响,却会对医院形成巨额经济负担。这从另一个侧面反映了ICU的全部盈亏都属于医院,而不是某一组医生或某个科室。

但是,在美国确实也存在着PCCM与CCM之间的竞争,竞争的本质表现于医生具有怎样的培训背景才更适合ICU的工作(而不是谁拥有ICU的业务与利益)。PCCM培训虽然将呼吸与危重症捆绑为一体,在认证考试时却是呼吸与危重症两项独立的资质,其中有关危重症医学的培训与认证考试与单独危重症培训项目在内容上完全一致。之所以这样做是因为呼吸与危重症在培训内容上重合接近70%。尽管如此,在资质认证过程上PCCM与CCM却是隶属于不同的专业学会,而且两者自始至今平行存在已经几十年。既然中国的危重症专科培训是从设计开始,有条件选择,那么采取哪一模式更符合实际需要呢?

CTS,CACP与ACCP执行委员会之所以采用PCCM模式的决定,乃是出于借鉴美国经验,更准确地说,其实乃是借鉴于美国曾经走弯路的教训。

(二)美国所走过的弯路

20世纪80年代,当美国危重症医学与ICU业务开始正式起步时,危重症医学专科医生应该接受什么培训,具备什么资质属于一个探索性的问题,因为此前从来没有这一专科。于是,美国的内科、麻醉科、急诊科与外科几个不同领域的学会在洛杉矶举行联合会议,讨论怎样开辟CCM专科培训。大家一致认为,CCM应该是一个专科,受培训医生必须已经完成专业(内科、外科、急诊科或是麻醉科)住院医阶段的培训才能进入CCM专科阶段的培训。但是,因为各专业住院医阶段培训时程不等(内科3年、外科5年、麻醉科与急诊科4年),对入学标准无法达成一致意见,最后决定由各专科学会各自举办CCM专科培训,学制定为2年。内科学会注意到CCM内容与呼吸科高度重叠,因此决定只要另加1年,培训人即可获得呼吸疾病(pulmonary medicine,PM)与CCM双重认证。三年制的,可以获得呼吸与CCM双重认证的PCCM培训项目由此诞生。

当时,所有人都认为ICU的工作以其高度依赖仪器设备进行生命监测与支持的特征应该是麻醉科的自然延伸,因此麻醉科医生应该是CCM的主导力量(事实也是如此),而PCCM从开始上原本属于当时应急的产物,因为危重症医学专业尚没有人才队伍。岂料,经过几十年的演变,PCCM专科医生逐渐成为ICU业务与CCM专业队伍里占绝对优势的主导力量,而且这一趋势从20世纪90年代开始形成,近年来已经成为定势。根据每年发表的美国专科医生培训毕业人数统计,近十年来PCCM项目毕业生持续占据所有与CCM有关的培训项目所有毕业生总和的约75%。也就是说,非呼吸的其他所有CCM专科培训项目每年所有毕业生总数加起来只有PCCM培训一家所培养出来的毕业生人数的1/3。

可惜,尽管美国的危重症专科医生供应仍然持续严重缺乏,美国国会曾参与调查并提出提高ICU收费来作为经济杠杆,美国政府却仍然一直没有参与调节或管理,PCCM与CCM培训的国家拨款配额保持不变。更可惜的是,当年危重症专业开创时期的跨行业合作、多学科聚首的局面再也未能重演。PCCM与CCM成了似乎两个不同的专科。

但是,美国ICU人员分布现状成因之中值得特别点明,对中国最有借鉴价值之处在于,正是由于美国政府长期以来一直不直接参与医院管理与医学分科等具体事项,所以如今PCCM发展成为危重症医学的主导力量乃是属于一个自然形成的结果,几乎完全没有人为的政策干预成分。自然形成必然遵循着一定的科学规律,必然有其背后特有的科学基础。这一科学基础是什么呢?在中国开展PCCM专培的初始阶段,理解了美国现象下潜藏的科学基础才能避免盲目模仿外国,从而才能放下包袱,全速前进。

(三)美国的教训是什么

美国危重症医学形成以PCCM为主导的现象表明PCCM已经成为一个热门学科,但现况形成的另一主要因素是,作为以纯CCM培训为招生方向的其他学科(例如麻醉科与外科等),愿意进入CCM培训的人不断减少。虽然预期就业市场情况是美国医学生选择未来专业最主要的决定因素,PCCM形成优势之现象的发生却并非完全出于就业市场的影响。事实上,美国危重症专科医生一直处于严重供不应求,被美国国会列为人力资源缺乏达到危机状态的行业已经二十多年。曾有专门研究,试图寻找原因以期增加危重症医学对培训对象医生群的吸引力。可惜,研究虽然系统分析了诸如经济收入、工作时间、生活条件等人们在职业与专业选择时经常考虑的因素,但却未能找出什么才是本专科对未来医生们所具有的真正吸引力,什么是PCCM与CCM此强彼弱的大幅偏差的原因,因此未能改善ICU人力缺乏的危机。

十几年前,著名的跳蛙报告再次吸引了人们对危重症人力资源缺乏的关切。跳蛙(Leap Frog)是一个财团的名称,该集团从事代表大企业洽谈医疗保险的业务,其客户包括美国500强企业中的一半以上。跳蛙报告对医院质量提出三点标准:①必须设有电子病历系统;②每年大手术例数必须超过120;③ICU里必须有具有危重症医学专科培训资质的医生提供不间断的服务(以前ICU与普通病房一样,医生除了日常查房,只有在出现需要被呼叫时才会回到ICU)。前两条不论,跳蛙报告估计,仅仅通过实现第三项就可以将医院平均总死亡率降低30%。跳蛙标准很快被美国联邦医疗保险(Medicare)采用,从而在美国全国范围改变了ICU医务管理的模式。

可想而知,跳蛙报告对CCM有关的专科培训同样产生了巨大影响,主要表现为两个方面:① ICU人力缺乏状态进一步凸显,强烈的市场需求使得ICU专业服务费用(也就是医生收费)进一步增加,而增高的收费标准应该是吸引未来医生进入本专科的一个强有力的因素;② ICU不间断服务的要求使ICU医生开始施行时间固定的倒班轮班制,在无意中消除了以前因为ICU工作紧迫性所造成的医生工作时间的不可期性(以前无论什么时间,有病人住在ICU的医生收到呼叫都必须立刻回应,而且多半都必须亲自回到ICU查看)。工作时间可以预期的倒班制再加上增加的收费标准对于增强CCM专科的吸引力极为有利,但仍然未能大幅改善CCM人力资源培养。直到今天,尽管医疗系统对ICU投入份额飞涨,尽管跳蛙标准对ICU服务质量要求有着明确描述,但是美国全国的ICU能达到跳蛙标准者仍然不足1/3,也就是说,具有危重症医学资质的医生仍然只能达到需求总量的不足1/3。对我们开办培训最有参考价值的是,单纯的经济因素无法解释PCCM与CCM培训项目之间为什么对美国未来医生的吸引力大为不同。

在美国这种需求增加就业前景极好的情况下,为什么会出现PCCM专业队伍迅速成长,而纯粹的CCM的专业却无法提振自己的吸引力呢?

(四) 其他国家的经验

欧洲虽然在许多方面可以称为设立ICU的先驱,但危重症医学专科医师的培训却长期不够规范。例如,英国的危重症专培迟至2013年才算成形,其路径是:未来医生在完成住院医培训2年之后才可以申请进入CCM专培,住院医生规培内容可以是麻醉医学、急诊医学或内科学。CCM专科培训为期5年(医学院后教育相加共7年),分为三个阶段:第一阶段两年,1年完成住院医规培的三年要求,然后再补充1年其他学科内容,例如麻醉科背景的住院医补足内科;第二阶段两年,此时才开始专培内容,其中包括科研;最后一年总结补足所有欠缺的专培内容并准备考试。

加拿大、日本以及南美洲国家基本参照美国模式。

三、危重症医学的实质

关键问题是，迄今美国进行过所有对培训医生进入危重症专业影响因素的研究都没有触及根本因素。事实是，在 PCCM 培训项目扩大的同时，其他纯 CCM 的入学人数却在不断缩小，这种此涨彼消的现象显然不能用一般影响专业选择的共性因素，如工作量、生活质量以及工资收入等来解释，原因必然在于 PCCM 与 CCM 之间的不同之处。

通过深入思考我们意识到，美国 PCCM 与 CCM 培训项目两者之间最本质的不同之处在于受培训预备者的住院医阶段培训的背景。PCCM 项目是内科学属下的专科，其申请人全部已经完成内科住院医项目培训，具有大内科认证资质。而 CCM 项目的申请人则主要来自非内科，如麻醉科与外科。显然，CCM 专业对于完成内科训练的人具有亲和力与吸引力，同时却使没有内科训练背景的人望而却步。虽然内科住院医师也有资格申请两年制的纯 CCM，但因为只需增加 1 年就可以获得双重认证，从而使得具有较好资质条件的申请人全部首先投向 PCCM 培训项目。但是，目前美国仍在按照 30 年以前设立的比例来配置 PCCM 与 CCM 的允许招生人数，因此使得可以得到 CCM 认证的医生总数得不到提升。

从专业上看，"危重"乃是疾病的一个状态而不是自成一体。造成危重状态的原因非常多样，而且各种不同疾病都可能形成危重状态。危重症医学的业务内容是稳定并帮助患者脱离危重状态。生命支持手段可用于稳定生命状态，而彻底纠正脱离危重状态则必须同时处理造成危重状态的起因疾病。因此，危重症医学必须定位为专科，其培训必须建立在住院医专业培训基础之上。这一点在美国危重症专科开创时就得到了所有参与者的同意。以上分析的提示意义在于，CCM 的主要业务虽然在人心目中属于抢救应急，实际则不然；CCM 应该是一个建立于内科医学基础之上，不仅可以救急，还必须能够处理病因的亚专科。

这一设想并非无据臆测。ICU 业务之所以发展迅猛乃至于如今 ICU 床位占美国医院床位总数的比例比起 20 世纪 80 年代已经增加数倍，背后的原始推动力是医学科学与技术的进展带来以下变化：①许多外科大手术可以对以前视为禁忌的有较严重内科疾病并发症的患者施行；②许多罹患以前无法救治的内科疾病患者的存活时间延长。因此，ICU 业务开展的基本动力来源于现代医学对内科病情处理的改善，ICU 业务的一个主要方面势必是处理内科情况，因而需要完整的内科训练基础。这一问题需要通过对 ICU 业务进行调查与分析才能得出令人信服的科学答案。

可惜，此前没有人意识到问题的这一层本质，因此，在文献中找不到任何相关的有用数据。

四、选择 PCCM 培训模式的科学依据

我们对美国南加州大学下属两所医院的几个 ICU 进行了调查。两所医院的医疗业务都由南加州大学医学院的教职带领正式编制的培训医师轮转负责，因此没有人员差异。研究以问卷形式，统计了在 ICU 进行轮转的医生们每日的工作内容与定量，记录包括所有 ICU 入住病人，连续 7 天。受

调查的 ICU 选择：公立医院的创伤 ICU 与内科 ICU，私立医院的心胸外科 ICU 与内科 ICU。这样的选择可以通过对比排除社会经济体制因素以及疾病种类与患者素质因素的影响，从而可以客观地比较内科与外科的病人情况与每日所接受的医疗处置的关系。按照 ACGME 专业定义条款以及 ABIM 颁布的专业认证内容蓝皮书，将 ICU 每日工作按其性质划分为 4 类：①非呼吸的危重症医疗（生命支持、器官功能支持、镇静镇痛等）；②呼吸疾病范围的治疗（呼吸窘迫 / 衰竭的判断与处理、气管插管、呼吸机管理、气管镜、呼吸道治疗与氧疗等）；③内科治疗（控制血压 / 心律 / 血糖，感染状况的诊断与抗菌素选择，溶栓抗凝，输血产品治疗，补液，营养等）；④外科治疗（术后恢复、伤口处理与引流、颅压监测、体外膜氧合 ECMO、主动脉气囊等）。

结果显示，在内科 ICU 每日工作量中，内科治疗占 47%，与呼吸有关的情况处理占 31%，两者相加为 78%；非呼吸危重症占 21%，外科干预占 1%，这一分布情况在公立与私立医院之间无差别。在心胸外科 ICU，外科治疗比例增加为 24%，呼吸疾病与非呼吸危重症各占 22%，而内科治疗仍然占据 32%，内科与呼吸工作量总和为 54%；即使在创伤外科，其患者中中青年无既往病史者比例大幅增加，而其每日 ICU 工作量中内科与呼吸方面的处理的总和仍然占据工作总量的 47%。

这一结果明确表明，内科与呼吸方面的处理是无论内科还是外科 ICU 每日工作量的主要组成部分，从而使得 PCCM 联合式培训与 ICU 的日常工作需求呈现高度吻合。

虽然这只是对一所医学院的调查，结果有待更大规模多家结果的验证，但是所调查的医院却是非常有代表性的两家美国三级转诊医院，公立、私立各一，调查对象也是典型的内科与外科的 ICU，可以在很大程度上反映出美国乃至所有现代 ICU 的现况。

调查结果并不意外，因为即使是在理论上与内科治疗距离最为遥远的创伤外科，如果不出现内科并发症使得病情出现不稳定，病人则不必入住 ICU。而如果出现需要外科干预的情况，手术则多会是在手术室进行。这样推理之下再次提示 ICU 的主要作用是在充分利用现代医疗手段与技术的环境与条件下，处理内科的状况。

危重症应该基于内科，这一概念进一步得到来自国内的数据支持。有关危重症医学核心能力要求的共识所罗列的专业内容条款中，毫无疑问属于内科与呼吸危重症专科范畴者占比与上述调查数据的分类情况高度吻合。非常值得点明的是，国内危重症组织乃是将 ICU 列于独立于内科之外的最强烈提倡者。也就是说，如果抛开建制以及与建制相关的利益等非专业因素，即使是试图与 PCCM 成为危重症培训的主导这一大趋势的抗争者同样了解同一事实：内科与呼吸科范围的工作占据了 ICU 工作的绝大比例。也就是说，实际上所有人都同意 PCCM 应该是危重症医学的最佳培训模式。

因此，科学数据验证了一个毋庸置疑的事实，PCCM 是培养危重症亚专科医生的最佳途径。以处理内科情况为主要支柱之一的 ICU 业务对于已完成内科住院医训练的 PCCM 学员属于驾轻就熟，可以保证顺利地衔接到 CCM 与 PM 专科培训内容。而对于纯粹 CCM 项目，如果其招生对象不具备完整的内科培训基础，势必难以适应与处理 ICU 日常工作，势必使其没有内科背景的招生对象望而却步，也势必影响到 CCM 专科培训的内容与质量。

五、PCCM 培训模式的另一优越之处

选择 PCCM 模式培训危重症专科医师除了与专业内容吻合以外，还有另外一个优越之处。这一优越性无论对医生自己的生活事业，还是对国家投资于专培所应该期待的回报都非常重要。

ICU 是一个工作压力极高的环境，危重症专科医师紧张的工作性质对体力付出要求非常高。而且，即使在现代医学支持下，ICU 病人的死亡率也仍然远高于医院任何其他部门，长期不断的应对这种情况使得 ICU 医生的心理压力巨大。心力和体力过劳对于医生身心健康与工作寿命都是有害无益。PCCM 专培使得专培医生同时具有呼吸与危重症双份资质，可以相间轮班于呼吸或 ICU 不同性质的工作，因此大为缓解体力与心理的疲劳。而且，即使接近退休年龄，难以继续应付 ICU 的压力，PCCM 医生还可以选择只做呼吸方面的工作，从而大幅度延长职业寿命，为国家工作更长的时间。

六、中国特色中的不良之处应该果断摒弃

危重症医学的力量在于借助现代技术。因此，其作用的充分发挥必然是在 ICU 内。国内经常见到报道，危重症医学的队伍到灾难现场参加抢救，但是，这是对危重症医学的误解，是将危重症医学与急诊或灾难医学内容相混淆。这种现象相当于把导弹部队布置在战壕里面，抹杀了危重症医学发挥功能的必要条件。

中国的危重症医学队伍比美国还要年轻。因为此前没有专培，所以中国 ICU 的医生都是从其他科室调过来应急填补的，其中来自呼吸科的人数肯定不少。这些医生之所以可以撑起 ICU 业务，正说明以前的内科等专业的培训与工作经验为他们开展危重症业务打下了基础。不能认识到自己成熟成长之路所反映出的专业内容的本质与内涵，只是一力推行 ICU 独立，不得不令人思考非专业因素对医院科室建制的影响。

七、总结与展望

在中国开展 PCCM 专培是一个正确选择，必将大范围、大幅度地改善 ICU 的服务质量。与 ICU 业务开展较早的美国同行学会合作，可以借鉴历史教训，吸取有用的经验。美国 PCCM 医生队伍经过几十年自然演变成长为 ICU 业务的绝对主力军，这是因为 PCCM 培训模式高度符合 ICU 临床业务的真正需求。我国用科学数据指导调控政策，成功开展 PCCM 专培，不仅会使中国的专培起步于美国的经验教训之上而做得更好，走得更快，而且可以反馈给美国，指明美国 ICU 人力严重缺乏的成因。

在我们这项工作（以及其他一些专业协会类似工作）的带动下，国家卫生健康委员会等八部委发布文件，启动专科医师规范化培训制度试点，目标到 2020 年在全国范围初步建立专科医师规范化培训制度。并在 2016 年就率先在小范围内开展试行，为全国医疗事业的进步发挥先锋探索与模式

开创的作用。不仅如此，世界上没有专培的国家地区很多，而随着医学发展专科培训势在必行。因此，我们这样从图纸设计开始进行的专培工程所积累的经验必然对全国乃至全世界都有很高的借鉴价值。

从学制内容设计上，我们抛弃了美国仍然将呼吸与危重症各自作为单独认证的做法，而将呼吸医学与危重症医学合为一体，等于扩充了传统的呼吸医学，同时把美国双重认证带给医生的经济与时间负担减半。在专业内容的改革同时，中国绝大部分的呼吸内科已经更名为呼吸与危重症医学科。至此，专业内容与体制改革达到了完全一致的配套吻合。

因此，中国成功启动 PCCM 专培项目的确是一个具有历史意义的行动。

参考文献

1. Qiao R,Rosen MJ,Chen R,et al.Establishing Pulmonary and Critical Care Medicine as a subspecialty in China:joint statement of the Chinese Thoracic Society and the American College of Chest Physicians.Chest,2014,145(1):27-29.

2. Qiao R,Marciniuk D,Augustyn N,et al.Establishing Pulmonary and Critical Care Medicine in China:2016 report on implementation and government recognition.Chest,2016,150(2):279-282.

3. Hu X,Xi X,Ma P,et al.Consensus development of core competencies in intensive and critical care medicine training in China.Crit Care,2016,20：330.

4. Yeragunta Y,Leichtle S,Aguon J,et al.Quantification of critical care medicine.Clin Respir J,2019,13(4):232-238.

5. Gilson S.A career in intensive care medicine.British Med J,2013,347：f6290 http://careers.bmj.com/careers/advice/A_career_in_intensive_care_medicine

6. Brotherton SE,Etzel SI.Graduate medical education,2018—2019.JAMA.2019,322(10):996-1016.

呼吸系统疾病症状

沈 宁

北京大学第三医院呼吸与危重症医学科

学习目标

1. 学习呼吸系统疾病最常见症状：咳嗽、咯血、呼吸困难、胸痛、杵状指。

2. 常见症状的鉴别诊断。

3. 分析常见症状的诊断思路。

掌握要点

1. 不同类型咳嗽的诊断要点及治疗。

2. 大咯血的处理原则。

参考文献

1. Lee Goldman，Andrew I.Schafer.Goldman's Cecil Internal Medicine.25th ed（Online）.Elsevier.2015.

2. 中华医学会呼吸病学分会哮喘学组 . 咳嗽的诊断与治疗指南（2015）. 中华结核和呼吸杂志，2016，39：323-354.

3. 蔡柏蔷，李龙芸 . 协和呼吸病学 .2 版 . 北京：中国协和医科大学出版社，2011.

一、咳嗽

（一）咳嗽的分类及常见原因

咳嗽根据持续时间分为急性咳嗽、亚急性咳嗽和慢性咳嗽。

1. 急性咳嗽　<3 周，治疗以抗组胺药联合减充血剂为主。

常见原因：

(1)上呼吸道感染（病毒）最常见

(2)细菌性支气管炎／气管支气管炎

(3)吸入

(4)肺栓塞(少见)

(5)肺水肿

(6)引起慢性咳嗽疾病的早期表现

2. 亚急性咳嗽 3~8 周,治疗目标首先是缓解症状,外周性镇咳药有帮助。
常见原因包括:

(1)感染后咳嗽(PIC)

(2)咳嗽变异性哮喘(CVA)

(3)嗜酸性粒细胞性支气管炎(EB)

(4)上气道咳嗽综合征(UACS)

百日咳感染较常见,起病 1~2 周内可以考虑大环内酯类或磺胺类治疗。

3. 慢性咳嗽 >8 周,通过对特异性治疗的效果(经验性治疗)来寻找病因是最有效
的诊断策略。

慢性咳嗽病因诊断流程见图 1。

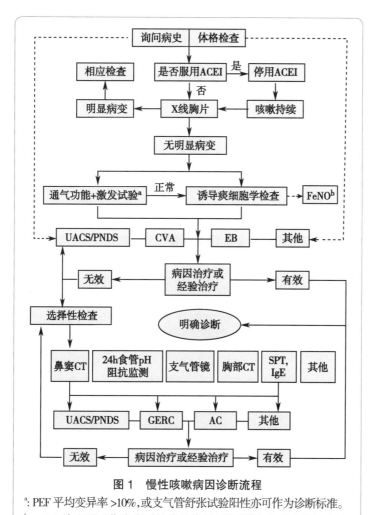

图 1 慢性咳嗽病因诊断流程

a: PEF 平均变异率 >10%,或支气管舒张试验阳性亦可作为诊断标准。

b: FeNO 检查不可作为病因的确诊依据,但可以作为嗜酸粒细胞性
炎症相关咳嗽的参考指标。

4. 非吸烟者的常见原因

(1) 哮喘

(2) 上气道咳嗽综合征(即鼻后滴漏)

(3) GERD

(4) 继发于 ACEI

(5) 非哮喘性嗜酸粒细胞性支气管炎

超过三分之一的患者由多种原因导致。

5. 咳嗽少见原因

(1) 支气管扩张

(2) 恶性肿瘤

(3) 良性气道肿瘤

(4) 异物

(5) 外耳道炎 / 压塞

(6) 间质性肺疾病

(7) 吸入

(8) 慢性感染

(9) 心源性

6. 咳嗽高敏综合征(不明原因慢性咳嗽)

(1) 诊断:①经过系统病因检查,排除已知慢性咳嗽病因;②针对慢性咳嗽病因治疗无效。

(2) 治疗:①药物:神经调节因子类药物;②非药物:咳嗽抑制性治疗。

(二)咳嗽伴随症状和性质对病因的提示作用

1. 咳痰 痰液性质对病因有一定的提示作用(表1)。

表 1 痰液性质与可能病因

痰液性质	可能的病因
粉红色,泡沫样	肺水肿
大量,泡沫,唾液样	黏液型腺癌
粘稠,有管型	哮喘(ABPA)
恶臭	厌氧菌感染
黄绿色	感染
铁锈色	肺炎链球菌
棕色(巧克力 / 鱼酱)	厌氧菌致肺脓肿
干酪坏死	结核
脓性,间断有血,受体位影响	支气管扩张
果酱样	经典肺炎克雷伯杆菌感染(感染后血、黏液、沉渣混合)

2. 咳嗽发生的时间规律

(1) 凌晨:吸烟、慢性支气管炎

(2)夜间:哮喘、肺水肿

3.咳嗽的声音性质

(1)阵发性痉挛性咳嗽:百日咳(whooping cough)。

(2)犬吠样咳(barking cough):喉气管感染。

二、咯血

(一)定义

喉及喉部以下的呼吸道及肺任何部位的出血,经口腔咯出称为咯血。需要鉴别口腔、鼻腔、上消化道的出血(表2)。

表2　咯血和呕血的鉴别

咯血	呕血
无恶心呕吐	伴有恶心/呕吐
肺脏病病史	胃/肝病病史
泡沫样痰	很少有泡沫
外观为液体或凝块状	外观呈咖啡渣样
鲜红/粉红色	棕黑色
碱性pH	酸性pH
混有巨噬细胞/单核细胞	混有食物成分

(二)病因

1.咯血的鉴别诊断　可总结为 BATTLECAMP。

- Bronchitis/Bronchiectasis 支气管炎/支气管扩张

- Aspergilloma 曲霉球

- TB 结核

- Tumor 肿瘤

- Lung abscess 肺脓肿

- Emboli 栓塞

- Coagulopathy 凝血障碍

- AVM,Alveolar hemorrhage,Autoimmune disease,动静脉畸形、肺泡出血、自身免疫病

- Mitral stenosis(CHF,pulmonary hypertension)二尖瓣狭窄(CHF,肺动脉高压)

- Pneumonia 肺炎

2.非大咯血常见原因

(1)感染(支气管炎,支气管扩张、肺炎、TB)。

(2)非感染原因中肺癌最常见。

(三)处理原则

1.咯血的基本处理原则

(1)保证患者血流动力学稳定和气道通畅。

(2)需除外凝血障碍,常规检查。

(3)如果仍持续出血:支气管镜。

(4)如果出血终止:胸部 CT 检查。

(5)随访观察。

2. 大咯血处理原则

大咯血:>500~600ml/24h

病因:支气管扩张、肺癌、肺结核。

处理原则:

(1)保持气道通畅至关重要。

(2)尽早入住 ICU 和 / 或插管。

(3)明确出血部位的患者患侧朝下卧位。

(4)患者情况稳定进行增强 CT 检查。

(5)建议应用硬质气管镜进行检查。

(6)急诊支气管动脉栓塞作为常用紧急救治方法。

三、胸痛

(一) 急性胸痛的鉴别诊断

1. 心源性

- ACS

- 主动脉夹层

- 心包疾病

2. 呼吸系统

- 肺栓塞

- 气胸

- 肺炎

3. 消化系统

- 胰腺炎、胆囊炎、脾破裂、GERD

4. 焦虑

5. 其他原因

- 肋软骨炎、带状疱疹、外伤

(二) 非心源性胸痛的临床特征

1. 胸膜性胸痛伴咯血

- 肺栓塞伴肺梗死

2. 肋软骨部位压痛

- 外伤或复发性多软骨炎

3. 胸痛后出现皮疹

- 带状疱疹

4. 瘦高青年男性出现的胸痛

- 自发性气胸

5. 后背中央剧烈疼痛

- 主动脉夹层

四、呼吸困难

(一) 定义

呼吸困难是指病人主观感到空气不足、呼吸费力,客观上表现呼吸运动用力,严重时可出现张口呼吸、鼻翼扇动、端坐呼吸甚至发绀、呼吸辅助肌参与呼吸运动,并且可有呼吸频率、深度、节律的改变。

(二) 病因

慢性呼吸困难的病因主要为呼吸系统和心血管系统疾病,可总结为 FIT RCMP

1. 缺乏运动(fit)(常见,但容易被忽略)

- 功能障碍(如老年人术后)

2. 呼吸性(respiratory)

- 阻塞性、限制性、血管因素

3. 心源性(cardiac)

- 缺血、泵衰竭、心律失常

4. 肌肉和代谢性(muscle and metabolic)

- 贫血、甲状腺

- 吉兰 - 巴雷综合征、肌无力

5. 精神性(psychiatric)(需要除外其他原因所致呼吸困难)

五、杵状指

(一) 定义

手指或足趾末端隆起呈杵状,甲床软化,增生,暗红,指甲小皮与甲板夹角大于180°,甲板呈弧形。其发生机制可能与肢体末端慢性缺氧、代谢障碍等有关。

(二) 主要病因

1. 肺(特别强调:单纯低氧和慢性阻塞性肺疾病不是引起杵状指的原因)

(1)化脓性感染(脓肿、支气管扩张、囊性纤维化)

(2)支气管肺癌

(3)特发性肺纤维化(IPF)

2. 先天性心脏病

3. 亚急性感染性心内膜炎

4. 进展期肝病

5. 炎性肠病

6. 地中海贫血

7. 家族性

8. 厚皮性骨膜病

六、重要提示

1. 咳嗽的诊断思路非常重要 最重要的三大原因：哮喘、上气道咳嗽综合征（UACS）、胃食管反流（GERD）。

不要忘记：吸烟、药物（ACEI）、非哮喘性嗜酸粒细胞性支气管炎（NAEB）。

2. 咯血 区别咯血和呕血。

大咯血的处理原则：保持气道通畅至关重要。

3. 慢性呼吸困难 可能的原因不要遗漏。

4. 胸痛 不要遗漏急性冠状动脉综合征（ACS）和肺栓塞，否则可能导致严重后果。

5. 杵状指 不会单独由于慢阻肺／低氧血症引起。

复习题

1. 不是常见引起慢性咳嗽的原因有

A. CVA

B. UACS

C. GERD

D. PIC

E. EB

参考答案：D

2. 大咯血的处理不正确的有

A. 保持气道通畅

B. 尽早入住 ICU

C. 明确出血部位的患者患侧朝下卧位

D. 立即进行增强 CT 检查

E. 立即进行气管镜检查

参考答案：D

肺 部 影 像

陈起航

北京医院放射科

学习目标

1. 肺不张的疾病定义和机制。
2. 不同肺叶肺不张及球形肺不张的影像表现。
3. 孤立性肺结节的定义及鉴别诊断。
4. 介绍 Fleischner 协会相关肺结节处理指南。

掌握要点

1. 认识以下不同肺叶肺不张的影像特点 右上叶肺不张、左上叶肺不张、右下
   叶肺不张、左下叶肺不张和右中叶肺不张。
2. 肺腺癌的病理分类。
3. Fleischner 协会相关肺结节处理指南的运用。

参考文献

1. Jo-Anne O Shepard.Thoracic Imaging.The requisites 3rd edition.2018 Elsevier.

2. Oshiro，Yasuji，Kusumoto，et al.Intrapulmonary lymph nodes：Thin-section CT features of 19 nodules. J Comput Assist Tomogr，2002，26（4）；553-557.

3. Midthun DE，Swensen SJ，Jett JR，et al.Evaluation of nodules detected by screening for lung cancer with low dose spiral computed tomography.Lung Cancer，2003，41（suppl 2）：S40.

4. MacMahon H，Austin JH，Gamsu G，et al.Guidelines for management of small pulmonary nodules detected on ct scans：a statement from the Fleischner Society.Radiology，2005，237（2）：395-400.

5. Naidich DP，Bankier AA，MacMahon H，et al.Recommendations for the management of subsolid pulmonary nodules detected at CT：A statement from the Fleischner Society.Radiology，2013，266（1）：304-317.

一、肺不张

(一)定义

肺容积明显减少。

(二)机制

吸收性(近端气道阻塞)、压迫性、粘连性和瘢痕性收缩所致。

1. 吸收性肺不张

(1)定义:当肺泡和气管之间的交通阻塞时,肺泡中的气体被吸收导致肺泡萎陷。

(2)形成病因:黏液栓、插管错位、异物、肿瘤。

2. 压迫性肺不张 由肺外来压力所致,主要是大量胸腔积液(图1)或气胸,巨大肿块。

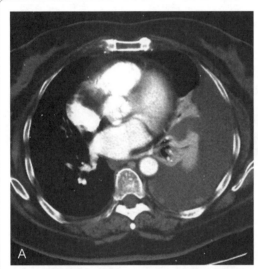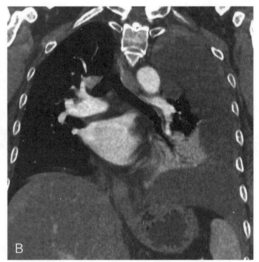

图1 左肺压缩性肺不张

胸部CT增强扫描,纵隔窗轴位像(A)显示左侧大量胸腔积液,左肺组织被明显压缩于肺门周围,左侧后胸膜多发结节,转移瘤可能;冠状重建图像(B)清晰显示左侧大气道通畅,左侧大量胸腔积液及压缩的肺组织

(三)一侧肺或一个肺叶肺不张的影像学表现

直接征象:叶间裂移位,血管支气管纹理内聚。

间接征象:密度增高、纵隔移位、代偿性过度通气、同侧膈肌升高。

1. 单侧肺不张(图2)

(1)患侧胸廓明显变小,普遍密度增高,气管及心影向患侧移位。

(2)CT能清晰显示是否存在近端气道阻塞。

2. 右上叶肺不张(图3)

(1)右上叶密度增高,右上纵隔缘消失,水平裂向上向内移位,如近端肺门区有大肿块时可形成典型的反"S"征。

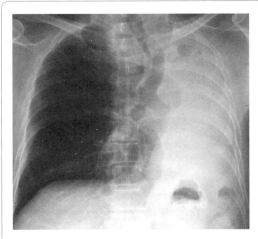

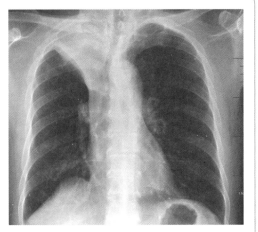

图2 左侧肺不张

胸部正位像显示左侧胸腔完全致密变,纵隔气管及心影明显向左侧移位,左主支气管远端截断

图3 右上叶肺不张

胸部正位像显示右上肺野密度增高,水平裂明显向上向内移位,右肺门上提,气管向右侧移位

(2)侧位像上,水平裂向上移位,斜裂向前移位,可形成楔形高密度影。

(3)CT更好显示是否有近端气道阻塞。

3. 左上叶肺不张

(1)左侧肺野密度稍增高,左心缘模糊。

(2)侧位像上,斜裂向前移位,几乎与胸骨平行。

4. 右下叶肺不张(图4)

(1)右中下肺野密度增高,心缘清楚锐利,肺门向下移位。

(2)侧位像上,后下肺野密度增高,斜裂上部向下移位,下部向后移位。

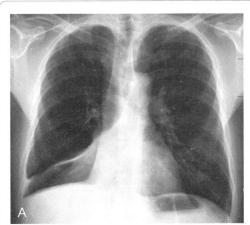

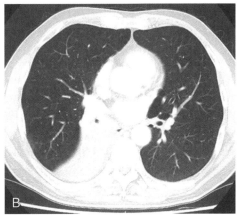

图4 右下叶肺不张

胸部正位像(A)显示右下肺野密度明显增高,右心缘清楚;CT肺窗(B)显示右下叶体积缩小,斜裂后移,右下叶支气管变细

5. 左下叶肺不张(图5)

(1)心影向左移位,心影后可见密度增高影,边缘清楚或模糊,左膈肌升高。

(2)侧位像上,下胸椎区肺野可见团片状致密影,边缘通常不清。

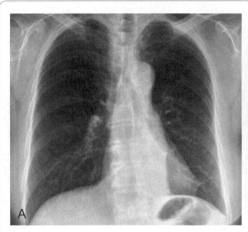
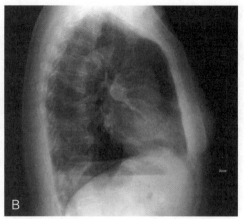

图5　左下叶肺不张

胸部正位像(A)显示左下叶心影后纵向密度增高影,外缘清楚;
侧位像(B)脊柱重叠处密度稍高,未见明确肿块影

6. 右中叶肺不张

(1)右下肺心缘旁片状密度增高,边缘不清,右心缘消失,水平裂未见显示,肺门下移内收。

(2)侧位像上,水平裂向内向下移位,斜裂向前移位,右中叶容积明显缩小呈条片状影或楔形致密影,尖端向肺门。

7. 球形肺不张的影像学表现

(1)X线胸片:团片状密度增高影,通常伴胸膜改变,缺乏特异性。

(2)CT(图6)

1)肺外周球形阴影,伴同侧胸膜异常,包括胸腔积液和胸膜增厚。

2)血管支气管束向病变弯曲——彗星尾征(具有特征性)。

3)受累肺叶容积减少。

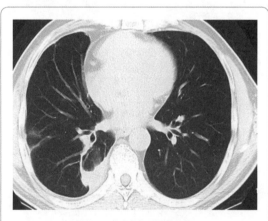

图6　右侧球形肺不张

右侧斜裂后移,右下叶容积缩小,右下叶后基底段
胸膜下团块状影,其内侧可见血管向病灶聚拢,局
部胸膜增厚

二、孤立性肺结节

(一) 定义

1. 局部圆形或类圆形阴影,可以是实性、半实性和非实性;最大径 <3cm;不合并肺不张、肺炎和淋巴肿。

2. 孤立性肺结节(SPN) 通常为偶然发现,可以是不同疾病所致,包括良性和恶性病变。

3. 影像诊断最重要的一点是鉴别良恶性,具体包括:检查前的可能性;形态学检查;进一步影像检查(增强扫描和 PET/CT);有创性检查(支气管镜检查,TTNB)。

4. 总体目的 避免良性病变接受胸外科手术所致的死亡率和并发症。

(二) 常见病因及鉴别诊断

1. 良性 肺炎、肉芽肿、错构瘤、动静脉畸形、肺动脉假性动脉瘤、肺内淋巴结和非感染的炎性病变。

2. 恶性 肺癌、转移瘤、类癌、淋巴瘤。

3. 鉴别诊断通常依据 CT 显示的肺部结节不同特征,以及动态变化进行鉴别。

(三) CT 检查征象

1. **形态学特征** 圆形、分叶征、毛刺征、纯磨玻璃、半实性结节、实性结节

2. **钙化**

(1)良性钙化:弥漫性、葱皮样、靶心状和爆米花状钙化。

(2)恶性钙化:针尖状和偏心性钙化。

3. **脂肪** 结节内显示脂肪密度是具有特异性的良性征象,通常提示为错构瘤或类脂质肺炎。

4. **血管影** 结节周围可见动静脉的分支与之相连,多见于动静脉畸形。

5. **肺内淋巴结**

(1)为肺内淋巴组织结节,一种良性病变,是肺组织对肺内各种抗原刺激所产生的反应。

(2)形成机制:吸入尘埃→炎症反应→淋巴细胞和巨噬细胞的聚集→淋巴结增生。

(3)胸内淋巴回流方向:胸膜下间质→小叶间隔→小叶内间质→小叶中心间质→血管支气管束间质。

(4)肺内淋巴结的位置、形状和大小:气管隆突水平以下(右中叶、左舌叶、两下叶),位于肺外周,尤其是胸膜下区(距胸膜面 2cm 内);其形状主要呈三角形(图7)或成角状,椭圆形,半圆

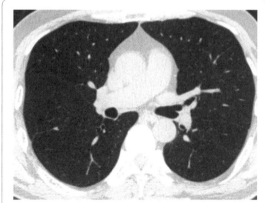

图7 肺内淋巴结
CT 薄层图像肺窗显示右侧斜裂胸膜下可见
一小三角形致密影,约 4mm 大小

形；大多数 <1cm。

(5)肺内淋巴结 + 线状影提示：小叶间隔、肺静脉或淋巴管。

6. 大小 通常病灶越大，恶性的概率越高。

（四）临床处理

1. 实性结节 处理方法主要根据 Fleischner 协会肺癌筛查指南。

(1)对于已知恶性肿瘤病史患者：无论结节大小，首选考虑转移瘤可能；如何复查或进一步检查根据相关共识，通常复查是必须的。

(2)对于未知恶性肿瘤病史患者：根据不同大小进行分别处理，不同大小结节的恶性肿瘤危险性：<3mm(0.2%)；4~7mm(0.9%)；8~20mm(18%)；>20mm(50%)。

1)<4mm：无危险因素患者无须复查，否则一年复查，通常为肺内淋巴结。

2)4~6mm：低危患者(一年复查，如无变化无须继续复查)，高危患者(6~12 个月复查，如无变化，隔 18~24 个月复查)。

3)7~8mm：低危患者(6~12 个月复查，如无变化，隔 18~24 个月复查)，高危患者(3~6 个月复查，如无变化，9~12 个月和 24 个月复查)。

4)>9mm：短期复查，如吸收考虑为感染，无须继续复查；如明显缩小，继续复查直至吸收；如无变化需进一步检查，包括复查(图 8)、支气管镜检查，TTNB，外科手术，PET-CT 和 CT 增强扫描。

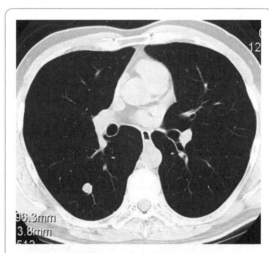

图 8　右下叶实性结节
CT 肺窗显示右下叶小结节影，边缘光滑，
结节影约 10mm

2. 亚实性结节 值得注意的是采用 1mm 薄层图像能更准确评估其真实密度。亚实性结节包括纯磨玻璃结节和部分实性结节，可单发或多发；可以是良性的，通常为感染，但多数为原位腺癌(以前称为细支气管肺泡细胞癌)。部分实性结节更可能为恶性。

(1)肺腺癌的新分类

1)浸润前病变：非典型腺瘤样增生、原位腺癌。

2)恶性：微浸润腺癌(浸润部分 <5mm)，浸润性腺癌(浸润部分 >5mm)。

（2）孤立性纯磨玻璃结节

1）<5mm，倍增时间 3~5 年，无须复查，且多数病灶为腺瘤样增生。

2）>5mm，首次复查间隔 3 个月，如无变化年度复查至少 3 年，这些病灶除非手术切除之外无法明确其性质，且不推荐活检或 PET/CT 检查。

（3）孤立性部分实性结节

1）初次检查后 3 个月内复查。

2）如实性成分 <5mm，年度复查至少 3 年。

3）如实性成分 >5mm，推荐活检或外科切除，大多数为浸润性腺癌（图 9）。

4）直径 >1cm 可考虑 PET-CT 检查。

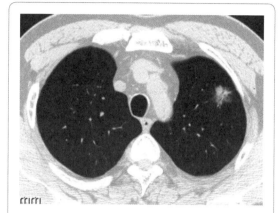

图 9　左上叶混合密度结节

CT 肺窗显示左上叶磨玻璃结节，边缘呈分叶状，内见实性密度并大于 5mm，影像诊断浸润性腺癌，经手术病理证实

三、重要提示

1. 肺不张与肺实变的主要区别是受累肺容积有明显缩小。

2. X 线胸片通常能诊断各种肺不张，但无法显示引起不张的原因，CT 通常能显示引起不张的原因。

3. 孤立肺结节的影像诊断重点判断有无明确良恶性特征，如钙化、脂肪、毛刺或分叶状等。

4. 对于结节 <1cm 的病灶，根据其大小和密度参照相应指南分别处理。

复习题（多选题）

1. 发生肺不张的机制包括

A. 吸收性

B. 压迫性

C. 瘢痕收缩所致

D. 粘连性

E. 发育所致

参考答案：ABCD

2. 下列是一侧肺不张 X 线胸片表现的是

A. 患侧肺密度均匀增加

B. 胸廓不对称

C. 气管向健侧移位

D. 患侧膈肌影消失

E. 肺纹理内聚

参考答案:ABD

---

3. 球形肺不张的 CT 表现包括

A. 肺内球形病灶

B. 常见于肺门周围

C. 彗星尾征

D. 常伴胸膜异常

E. 受累肺叶容积缩小

参考答案:ACDE

---

4. 肺内淋巴结的 CT 特点包括

A. 多位于两肺上叶

B. 常位于胸膜下区(距胸膜面 2cm 内)

C. 主要呈三角形或成角状,椭圆形,半圆形

D. 大多数直径 <1cm

E. 可呈磨玻璃密度(薄层)

参考答案:BCD

---

5. 关于亚实性结节,下列正确的是

A. 采用薄层(≤1mm)图像能更准确评估其真实密度

B. 亚实性结节包括纯磨玻璃结节和部分实性结节

C. 可单发或多发

D. 可以是良性的,通常为感染

E. 部分实性结节更可能为恶性

参考答案:ABCDE

慢性阻塞性肺疾病

文戈弋　杨 汀

中日友好医院呼吸与危重症医学科

学习目标

1. 慢性阻塞性肺疾病(慢阻肺)的定义。
2. 慢阻肺发病的危险因素。
3. 探讨慢阻肺的病理及病理生理特点。
4. 探讨慢阻肺的系统性影响及其合并症。
5. 回顾目前的药物及非药物治疗。

掌握要点

1. 理解慢阻肺病理及病理生理改变。
2. 理解慢阻肺的 GOLD 分级及综合评估。
3. 理解慢阻肺的合并症及重叠。
4. 熟悉慢阻肺的药物及非药物治疗。
5. 了解慢阻肺急性加重的危险因素。

参考文献

1. GOLD2019.www.goldcopd.org.
2. Hogg JC,Chu F,Utokaparch S,et al.The nature of small−airway obstruction in chronic obstructive pulmonary disease.NEJM.2004;350:2645-53.
3. Anthonisen NR,Connett JE,Murray RP.Smoking and lung function of Lung Health Study participants after 11 years.Am J Respir Crit Care Med.2002;166:675-679.
4. Nishimura M,Makita H,Nagai K,et al.Annual change in pulmonary function and clinical phenotype in chronic obstructive pulmonary disease.Am J Respir Crit Care Med.2012;185:44-52.

5. AnthonisenNR，Skeans MA，Wise RA，et al.The effects of a smoking cessation intervention on 14.5–year mortality：a randomized clinical trial.Ann Intern Med.2005；142：233-239.

6. Reid L.Measurement of the bronchial mucous gland layer：a diagnostic yardstick in chronic bronchitis. Thorax.1960；15：132-141.

7. Hurst JR，Vestbo J，Anzueto A，et al.Susceptibility to exacerbation in chronic obstructive pulmonary disease. N Engl J Med.2010；363：1128-1138.

8. Celli BR，Cote CG，Marin JM，et al.The body–mass index，airflow obstruction，dyspnea，and exercise capacity index in chronic obstructive pulmonary disease.N Engl J Med.2004；350：1005-1012.

9. Donaldson GC，Wedzicha JA.COPD exacerbations.1：Epidemiology.Thorax.2006；61：164-168.

10. Marin JM，Soriano JB，Carrizo SJ，et al.Outcomes in patients with chronic obstructive pulmonary disease and obstructive sleep apnea：the overlap syndrome.Am J Respir Crit Care Med.2010；182：325-31.

11. Todd N，Atamas SP.Survival in pulmonary fibrosis combined with emphysema：likely defined by characteristics of specific patient subpopulations.Fibrogenesis Tissue Repair.2011；4：17.

12. Wells MJ，Washko GR，Han MK，et al.Pulmonary arterial enlargement and acute exacerbations of COPD.N Engl J Med.2012；367：913-921.

一、概述

1. 定义 慢性阻塞性肺疾病（chronic obstructive pulmonary disease，COPD）简称慢阻肺，是一种可防治的常见疾病，其特征为持续存在的呼吸道症状和气流受限，常与有害颗粒或气体的显著暴露有关。小气道功能障碍及肺结构破坏是导致气流受限的基本原因（图1）。慢阻肺大致分为两个亚型：肺气肿型和慢性支气管炎型。肺气肿的定义是肺泡壁破坏造成肺泡增大，是一个基于结构的诊断；慢性支气管炎则是一个症状学诊断，定义为连续两年每年3个月以上的无其他病因的咳嗽咳痰。

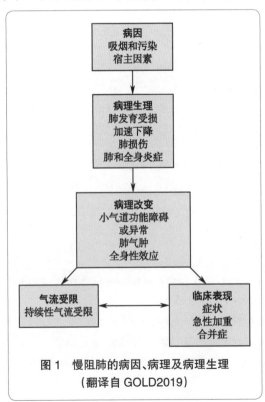

图1 慢阻肺的病因、病理及病理生理
（翻译自 GOLD2019）

2. **危险因素**

(1)慢阻肺发生是基因与环境共同作用的结果。

(2)有害颗粒累积暴露是最主要的危险因素,包括吸烟及二手烟、生物燃料、职业粉尘、化学物质、室内外空气污染等。

(3)宿主因素与慢阻肺发病风险亦相关,包括基因、年龄、性别、肺的生长发育、社会经济地位等。

3. **自然病程** 随着疾病进展,患者肺功能持续下降,幅度远大于年龄的影响(图2)。

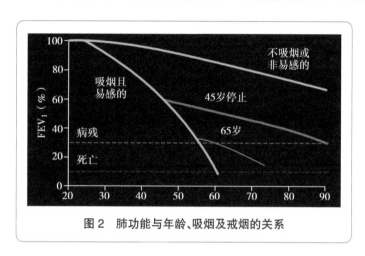

图2 肺功能与年龄、吸烟及戒烟的关系

二、病理及病理生理

(一)病理

1. 以中性粒细胞、巨噬细胞、CD8⁺T 淋巴细胞为主介导的慢性炎症反应,累及气道、肺组织与肺血管。

2. 气道壁增厚,气道黏液腺增生及高分泌,气道狭窄与阻塞。

3. 慢性阻塞性细支气管炎以及肺气肿形成导致气流受限。

(二)病理生理

气道炎症反应、氧化应激及蛋白酶-抗蛋白酶失衡是经典的发病机制(图3)。这些机制引起上述病理改变,从而导致气流受限及气道高分泌,使患者出现咳嗽、咳痰、呼吸困难的症状。

1. **气道炎症反应** 中性粒细胞、巨噬细胞、CD8⁺T 淋巴细胞及相关炎症介质参与炎症反应。

(1)中性粒细胞

1)痰和支气管肺泡灌洗液(bronchoalveolar lavage fluid,BALF)里大量存在,受 IL-8 及 LTB4 诱导聚集。

2)数量与慢阻肺严重程度有关。

3)分泌 neutrophil elastase、cathepsin、proteinase-3 等蛋白酶。

(2)巨噬细胞

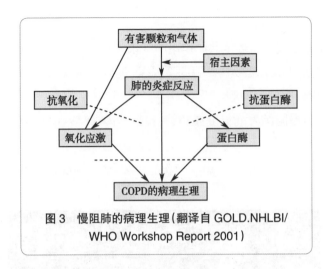

图 3 慢阻肺的病理生理（翻译自 GOLD.NHLBI/WHO Workshop Report 2001）

1）被烟草激活，在痰、BALF 及肺组织里大量存在。

2）释放 TNF-α、LTB4、IL-8、ROS、proteinases 等炎症介质。

（3）$CD8^+T$ 淋巴细胞。

1）存在于大小气道壁、肺实质、血管壁外膜。

2）与气流受限程度明显相关：浸润越多，气流受限越严重。

3）上皮细胞还分泌 TGF，刺激成纤维细胞，造成小气道纤维化。

2. 氧化应激

（1）由化学物质刺激中性粒细胞及巨噬细胞产生。

（2）NF-κB 信号通路起重要作用，刺激炎症基因表达。

（3）直接导致组织破坏或参与其他炎症途径。

（4）Histone deacetylase 2（HDAC2）抑制炎症基因表达，氧化应激可损伤 HDAC2。

3. 蛋白酶 - 抗蛋白酶失衡

（1）neutrophil elastase、matrix metalloproteinases 等蛋白酶与肺泡壁结构破坏有关。

（2）alpha-1 antitrypsin（AAT）缺乏可引起肺气肿，其特点为：

1）早发肺气肿，常 <45 岁。

2）下叶气肿。

3）无法解释的肝脏疾病。

4）坏死性扁桃体炎。

5）C-ANCA 阳性血管炎。

6）慢阻肺、支气管扩张症、扁桃体炎家族史。

7）持续气流受限的哮喘。

8）没有显著的危险因素。

9）高危表型 PiZZ 可以考虑补充治疗。

三、诊断与评估

1. 诊断

(1)危险因素＋症状及体征＋肺功能检查。

(2)排除其他已知病因或具有特征病理表现的气道阻塞和气流受限疾病。

2. 影像表现

(1)肺气肿型。

(2)气道壁增厚,支气管炎型。

(3)肺大疱。

3. 气流受限严重程度评估　

评估采用吸入支气管舒张剂后的气流测量值(表1),FEV_1、症状及生活质量之间的关系较弱。

表1　慢阻肺气流受限严重程度分级(翻译自 GOLD2019)

肺功能分级	肺功能 FEV1 占预计值的百分比(FEV1%pred)
GOLD 1 级:轻度	FEV1%pred ≥ 80%
GOLD 2 级:中度	50% ≤ FEV1%pred<80%
GOLD 3 级:重度	30% ≤ FEV1%pred<50%
GOLD 4 级:极重度	FEV1%pred<30%

4. 症状评估(表2、表3)

表2

改良版英国医学研究委员会呼吸问卷(mMRC)	
0 级	只在剧烈运动时才会感到呼吸困难
1 级	在平地急行时,爬楼梯或爬斜坡时会感到呼吸困难
2 级	因气短会比同龄人走得慢,或按自己步伐行走时需停下来休息
3 级	在平地行走 100 米或走几分钟后需要停下来休息
4 级	因严重呼吸困难而不能出门或影响到穿衣或脱衣

资料来源:GOLD2019

表3

慢阻肺患者自我评估测试问卷(CAT)							
症状	评分						症状
我从不咳嗽	0	1	2	3	4	5	我总是在咳嗽
我一点痰也没有	0	1	2	3	4	5	我有很多很多痰
我没有任何胸闷的感觉	0	1	2	3	4	5	我有严重的胸闷感觉
当我爬坡或上 1 层楼梯时,没有气喘的感觉	0	1	2	3	4	5	当我爬坡或上 1 层楼梯时,感觉严重喘不过气来
我在家里能够做任何事情	0	1	2	3	4	5	我在家里做任何事情都很受影响

续表

慢阻肺患者自我评估测试问卷 CAT)							
症状	评分						症状
尽管我有肺部疾病,但对外出很有信心	0	1	2	3	4	5	由于我有肺部疾病,对离开家一点信心都没有
我的睡眠非常好	0	1	2	3	4	5	由于我有肺部疾病,睡眠相当差
我精力旺盛	0	1	2	3	4	5	我一点精力都没有

资料来源:GOLD2019

5. 综合评估(图4)

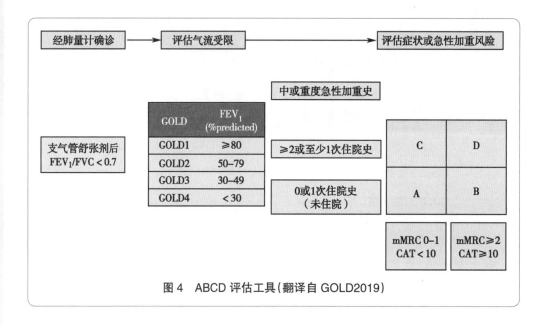

图4　ABCD 评估工具(翻译自 GOLD2019)

四、治疗

1. 药物治疗

(1)减轻症状,降低急性发作次数,提高生活质量及活动耐力。

(2)药物选择应基于症状严重程度、急性加重风险、副作用、合并症、费用、患者接受度及使用装置的能力。

(3)吸入药物是基础(图5)。

(4)需定期评估(图5)。

2. 非药物治疗

(1)戒烟。

(2)呼吸康复。

(3)接种流感疫苗及肺炎链球菌疫苗。

(4)长期家庭氧疗(Long-term administration of oxygen therapy,LTOT),无创呼吸机辅助通气(Noninvasive ventilation,NIV)。

(5)手术切除肺大疱。

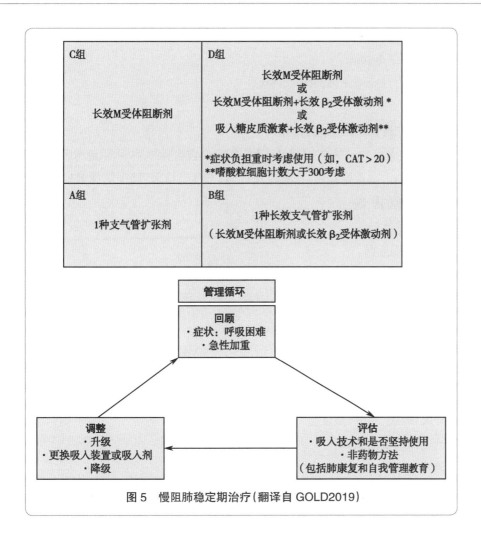

图5　慢阻肺稳定期治疗(翻译自 GOLD2019)

五、慢阻肺急性加重

慢阻肺急性加重(acute exacerbation of COPD,AECOPD)是指急性呼吸道症状加重且需要额外的治疗。

1. 增加急性加重风险的因素

(1)气流受限的严重程度。

(2)慢性气道黏膜高分泌。

(3)慢阻肺病程慢性咳嗽、喘息。

(4)较差的生活质量。

(5)年龄增长。

(6)慢阻肺的治疗。

(7)细菌定植。

(8)合并症。

(9)过去1年内抗菌药物及全身性糖皮质激素使用。

2. BODE 指数

(1)体重指数(body-mass index)。

(2)气流阻塞程度(degree of airflow obstruction)

(3)呼吸困难(dyspnea)

(4)运动能力(exercise capacity index)

3. 感染

(1)感染是急性加重最常见的诱因。

(2)病毒感染是急性加重的主要触发因素:呼吸道合胞病毒、鼻病毒、流感病毒较为常见。

(3)细菌感染占据重要地位:流感嗜血杆菌、卡他莫拉菌、肺炎链球菌较为常见。

4. 急性加重的影响

(1)增加炎症反应。

(2)加快疾病进展。

(3)增加病死率。

(4)降低生活质量。

(5)增加急性加重再发风险。

(6)增加住院率。

5. 严重程度评估

(1)症状,体征,血气分析,肺功能。

(2)分级:轻度、中度、重度。

(3)迅速识别重症患者。

6. 治疗

(1)呼吸支持:氧疗、无创机械通气、有创机械通气。

(2)支气管舒张剂。

(3)糖皮质激素。

(4)抗细菌及抗病毒。

(5)并发症处理:心力衰竭,酸碱紊乱等。

(6)对症处理:止咳剂,化痰剂。

(7)即使严重的慢阻肺也不应该停用治疗心脏疾病的 β 受体阻滞剂。

六、慢阻肺共病

慢阻肺的全身炎症反应可以使各种共病加重。共病的治疗方案不受慢阻肺严重程度影响。

1. 肥胖、糖尿病等内分泌疾病。

2. 缺血性心肌病、心律失常等心血管疾病。

3. 胃食管反流病等消化道疾病。

4. 骨质疏松、骨骼肌功能障碍等运动系统疾病。

5. 慢性贫血。

6. 肺癌。

7. 抑郁症。

七、慢阻肺重叠综合征

1. 慢阻肺和阻塞性睡眠呼吸暂停综合征（obstructive sleep apnea syndrome，OSAS）

(1) 15% 慢阻肺病人合并 OSAS。

(2) 严重的低氧血症。

(3) 死亡率增加。

(4) 持续正压通气可提高存活并减少急性加重风险。

2. 肺纤维化合并肺气肿（combined pulmonary fibrosis and emphysema，CPFE）

(1) 40 岁以上男性常见。

(2) 上肺小叶中心型或间隔旁型气肿与下叶肺纤维化共存。

(3) 常合并肺动脉高压、急性肺损伤及肺癌。

3. 慢阻肺和肺动脉高压（pulmonary hypertension）　主导原因是缺氧引起肺小动脉收缩。

4. 哮喘 - 慢阻肺重叠（asthma copd overlap，ACO）　定义尚不明确、诊断标准尚不明确。

5. 嗜酸性粒细胞增多和慢阻肺

(1) ECLIPSE 研究指出 37% 慢阻肺患者有血嗜酸性粒细胞增多。

(2) 对糖皮质激素反应良好。

复习题

1. 以下关于 TGF 的说法哪个是错误的？

A. 主要来源于上皮细胞

B. 可以刺激成纤维细胞导致局部纤维化

C. 主要来源于中性粒细胞

D. 抑制淋巴细胞分化

E. 参与慢阻肺气道壁纤维化过程

答案：C

2. 参与 COPD 炎性反应的淋巴细胞是哪一类？

A. CD4$^+$T 细胞

B. CD8$^+$T 细胞

C. B2 细胞

D. 浆细胞

E. B1 细胞

答案：B

3. 下列关于慢阻肺哪项说法是正确的?

A. GOLD 分级采用的 FEV1 值是支气管舒张前

B. 肺小动脉收缩是慢阻肺引起肺动脉高压的最主要原因

C. 大气道病变是慢阻肺的基本病理改变

D. 慢阻肺的 PEEPi 是由气道陷闭导致过度充气形成的

E. 持续性气流受限是慢阻肺最主要的病理生理特点

答案: BDE

---

4. 巨噬细胞分泌的炎性介质主要是什么?

A. LTB4

B. IL-8

C. IL-5

D. IL-10

E. TNF-α

答案: ABE

哮　　喘

马艳良

北京大学人民医院呼吸与危重症医学科

学习目标

1. 了解哮喘的流行病学及遗传、环境因素对发病的影响。
2. 学习哮喘的病理和病理生理及不同表型和基因型的重要性。
3. 掌握哮喘评估和治疗的规范。
4. 明确难治性哮喘的定义及处理。

掌握要点

1. 理解哮喘的病理生理改变。
2. 掌握哮喘的诊断标准及相应的客观检查。
3. 熟悉哮喘管理内容。
4. 了解不同类型的哮喘。

参考文献

1. 中华医学会呼吸病学分会哮喘学组. 支气管哮喘防治指南(2016 年版). 中华结核和呼吸杂志, 2016, 39(9): 675-697.
2. Global Initiative for Asthma 2018. www.ginasthma.org
3. Holgate ST, Wenzel S, Postma DS, et al. Asthma. Nat Rev Dis Primers, 2015, 1: 15025.

一、概论

1. **哮喘的定义** 哮喘是由多种细胞包括嗜酸性粒细胞、肥大细胞、T 淋巴细胞、中性粒细胞、平滑肌细胞、气道上皮细胞等及细胞组分参与的气道慢性炎症性疾病。

其临床表现为反复发作的喘息、气急、胸闷或咳嗽等症状,常在夜间及凌晨发作或加重,多数患者可自行缓解或经治疗后缓解,同时伴有可变的气流受限和气道高反应性,随着病程延长可导致一系列气道结构改变,即气道重塑。哮喘是一种异质性疾病。

2. 哮喘的自然病程　哮喘发病与遗传因素及过敏、被动吸烟等环境因素的接触相关。患者多有哮喘家族史,多在儿童或青少年时期出现喘息,成年后可反复发作或持续进展。成年人也可以新发哮喘。

(1)遗传因素:哮喘是一种多基因疾病,其发病与多个基因多态性相关。

(2)环境危险因素:可促进哮喘患者发病,包括:①围生期危险因素,如早产、低出生体重、孕妇吸烟;②变应原,室内变应原如宠物相关变应原、害虫、霉,室外变应原如花粉、霉;③烟草;④其他污染源,如职业暴露、内毒素、炉火烟雾;⑤肥胖;⑥性别,40 岁前无性别差异,40 岁后女性多于男性。

(3)卫生学说与辅助细胞 T(Th)细胞:儿童期发生感染机会较多者,免疫反应以 Th1 为主。感染通过 Th1 反应刺激机体产生 IFN-γ 及 IL-12 等因子导致细胞介导免疫,清除细胞内病原(病毒与细菌)。若儿童期较少经历感染,长大后免疫反应以 Th2 为主,Th2 反应属于体液免疫,特征 Th2 细胞释放 IL-4、IL-5、IL-13、GM-CSF 等介质诱导嗜酸性粒细胞等,产生抗体以清除细胞外病原,包括寄生虫和细菌。Th2 免疫反应介质与哮喘密切相关,因而更容易导致过敏。支持此学说的其他证据还包括 2 岁前使用抗菌药物较多者发生哮喘的可能性更高;同理,疫苗接种虽然降低儿童感染的概率,但却可能增加过敏性疾病的发生率。

(4)激发因素:在遗传和环境因素的双重作用下,病毒性感染、接触变应原、职业接触、吸烟、阿司匹林等药物、室内或室外污染均有可能诱发气道高反应性。

二、流行病学

2010 年在我国 8 个省市进行的流行病学调查研究显示我国 14 岁以上人群哮喘患病率为 1.24%。近年来全球哮喘患病率呈逐年增长的趋势,我国哮喘患病率也逐年上升,全国哮喘患者约 3 000 万。

三、病理生理

1. 对哮喘认识的理论进展

20 世纪 80 年代前:气道收缩。

20 世纪 80~90 年代:气道炎症的高反应状态导致气道痉挛。

20 世纪 90 年代后:气道重塑解释顽固哮喘。

2. 参与哮喘的细胞与炎症介质(表 1)　主要以 Th2 型免疫反应为中心,主要介质包括 IL-4(IgE 产生)、IL-5(嗜酸性粒细胞分化)、IL-13(嗜酸性粒细胞趋化)。

表 1　哮喘发病中常见细胞因子

细胞因子	促发因素	保护因素
淋巴细胞及 T 细胞调节因子 IL-4、IL-5、IL-9、IL-13、IL-17、IL-25、IL-12、IL-18、IFN-γ	√	√
促炎因子 IL-1β、IL-6、TNF-α、TSLP	√	
生长因子 EGF、GM-CSF、NGF、SCF、TGF-β、VEGF	√	
抗炎因子 IL-10		√

（1）初始发病：抗原由树突状细胞递呈并激活 CD4$^+$T 细胞，T 细胞向 Th2 分化，分泌 Th2 相关炎症介质，刺激 B 细胞产生 IgE 抗体，形成致敏过程。

（2）后续暴露：致敏个体再次抗原暴露引发细胞免疫反应，释放介质。

1）早发相反应（几分钟）：由 IgE 抗体与肥大细胞表面受体结合，释放介质包括组织胺、胰蛋白酶、白三烯等，引起气管收缩。

2）迟发相反应：炎症与免疫细胞趋化，特别是嗜酸性粒细胞、嗜碱性粒细胞、中性粒细胞与 T 细胞。嗜酸性粒细胞是过敏性哮喘的特征性炎症细胞，趋化物质是 Th2 细胞分泌的 IL-3、IL-5 和 GM-CSF；嗜酸性粒细胞释放的炎症物质包括白三烯、激素可抑制嗜酸性粒细胞活化及聚集。嗜碱性粒细胞释放 IL-4 和 IL-13。

3. 白三烯与哮喘

（1）膜磷脂在磷脂酶 A2 的作用下产生花生四烯酸，然后再在 5- 脂氧酶的作用下形成 LTA4，并在嗜酸性粒细胞、肥大细胞和肺泡巨噬细胞中转变为 LTC4，在胞外 LTC4 转变为 LTD4 和 LTE4，后三者均含有半胱氨酰基团，因而称为半胱氨酰白三烯。这些介质主要通过 CysLT1 受体发挥作用。它不仅能收缩气道平滑肌，且能促进炎症细胞在气道聚集及促进气道上皮、成纤维细胞等增殖，从而参与气道炎症和重构的过程。

（2）在中性粒细胞中，LTA4 则转变为 LTB4，主要通过 BLT 受体发挥作用，促进中性粒细胞趋化。

4. 变态反应（Atopy）与哮喘　IgE 抗体与变应原结合引发的反应。哮喘患者伴有变态反应者不到 50%，但 IgE 水平与哮喘严重程度正相关。变应原来自尘螨、花粉、宠物、坚果、霉及蟑螂等。

5. 非免疫性哮喘　非免疫性哮喘气道高反应的机制是气道上皮脱落，β$_2$ 受体抑制与 P 物质释放。见于反应性气道功能失调综合征（RADS），是职业型哮喘的一个亚型。

6. 气道重塑　近年来气道重塑越来越受到重视，尤其在中重度哮喘肺功能不可逆的患者。气道重塑的重要因素是 Th1 和 IL-13，后续介质包括 EGF、TGFb、FGF、VEDF 等生长因子。

四、病理

包括短期及长期影响。

1. 气流阻塞及相关症状 气道痉挛、黏液栓塞、黏膜水肿、炎症细胞浸润/激活。

2. 气道重塑 血管增生,内皮通透性增加,上皮细胞破坏,基底膜增厚,平滑肌增殖,杯状细胞增生。

五、诊断

1. 哮喘没有特征性的症状和体征

(1)症状发作多有模式可循,如夜间重、季节性、特定诱因。

(2)特征性哮鸣音,高频率,双肺弥漫。阻塞严重,气流减缓时哮鸣音可消失。

(3)肺外表现包括过敏性疾病的证据。伴体重下降、消瘦、杵状指时多不是哮喘。

2. 可逆性气流受限的客观检查

(1)支气管舒张试验阳性(吸入支气管舒张剂后,FEV_1增加>12%,且FEV_1绝对值增加>200ml)。

(2)支气管激发试验阳性:假阴性见于剂量不足,试验前未停用支气管舒张剂或激素,合并不可逆阻塞情况(如慢阻肺)。重度气流阻塞、3个月内罹患心肌梗死或卒中、高血压控制不良、主动脉瘤禁止做激发试验。

(3)呼气流量峰值(PEF)平均每日昼夜变异率>10%,或周变异率>20%。

符合上述症状和体征,同时具备可逆性气流受限客观检查中的任一条,并除外其他疾病所引起的喘息、气急、胸闷及咳嗽,可以诊断为哮喘。

六、评估

1. 哮喘评估的内容

(1)是否有合并症:如变应性鼻炎、鼻窦炎、胃食管反流、肥胖、阻塞性睡眠呼吸暂停低通气综合征、抑郁和焦虑等。

(2)触发因素:如职业、环境、气候变化、药物和运动等。

(3)药物使用情况:支气管舒张剂的用量可以作为反映哮喘严重程度的指标之一,还要评估患者药物吸入技术、长期用药的依从性以及药物的不良反应。

(4)临床控制水平。

2. 哮喘评估的指标 包括症状、肺功能、哮喘控制测试问卷、气道炎症指标等(表2)。

呼出气一氧化氮(FeNO):NO由气道上皮细胞、内皮细胞、炎症细胞等肺内固有细胞产生,NO水平反映嗜酸性粒细胞炎症程度。嗜酸性支气管炎及慢阻肺也可出现FeNO升高,因此FeNO不能用于诊断哮喘,也缺乏足够数据证明其可以指导治疗。吸入激素、抗 IgE 抗体及抗 IL-13 抗体治疗可见 FeNO 降低。

表 2　可用于哮喘评估的相关指标

病理生理	FEV_1,FVC,FEV_1/FVC,FEF25-75,PEF,脉冲震荡(IOS)气道阻力测定 肺容量 气道高反应性
气道炎症	有创:气管镜,BAL,经支气管镜活检 无创:诱导痰细胞分类,FeNO,EBC,E-nose
全身炎症指标	血(血清):嗜酸性粒细胞,血清变应原检测 皮肤点刺试验 尿(半胱氨酰白三烯,代谢产物)
影像学	胸部 CT,He MRI
基因分析	血:白细胞端粒长度、基因芯片 肺:活检、BAL、痰

3. 哮喘表型和内型　哮喘是一种异质性疾病,不同患者的发病年龄与诱因、症状严重程度、炎症类型及严重程度、治疗反应均存在差异。具体患者各种特征的综合称为临床表型,可以用来协助判断病情进程。决定表型的生物学途径称为内型,是科研的焦点。表型描述着眼于发病年龄、生物标记与表 2 所列检查项目(图 1)。

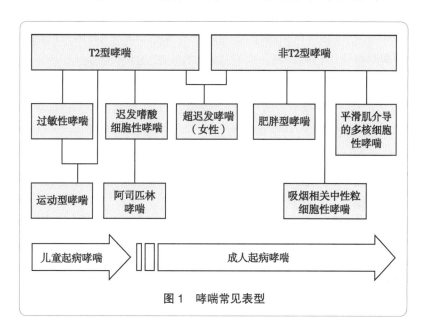

图 1　哮喘常见表型

4. 不同类型的哮喘

(1)运动型哮喘:运动在任何哮喘患者都可能引起不同程度的气道痉挛,但在某些患者运动是唯一的触发因素。运动时的通气程度、吸入气的温度及湿度是影响运动后气道阻塞程度的主要因素。进行运动激发试验或重复可导致哮喘的活动,PEF 或 FEV_1 下降15% 可诊断运动型哮喘。

(2)阿司匹林哮喘(阿司匹林引发呼吸疾病,AERD):阿司匹林并非病因,但使哮喘加重,机制不是 IgE 介导。见于 5%~10% 哮喘患者,女性多见,30~40 岁起病,无家族史,皮肤试验阴性。服用阿司匹林(或其他非甾体抗炎药)后 30 分钟至 2 小时内出现症状,症状多很严重。约半数阿司匹林性哮喘患者合并鼻息肉和鼻窦炎,称为阿司匹林三联征。可伴发血管性水肿但荨麻疹少见。血嗜酸性粒细胞计数与 IgG4 水平增高。停用阿司匹林后炎症持续,与 HLAADPB1*0301 强相关。确诊可能需要阿司匹林试验加阴性对照或检测尿白三烯。不易控制者可考虑阿司匹林脱敏。

(3)成人晚发型哮喘:成年发病,无性别差异,对常见变应原很少过敏;外周血嗜酸性粒细胞增多,急性加重风险高,IgE 水平正常或轻度升高;FEV$_1$ 明显下降或持续气流受限,气体潴留或动态过度充气,常合并慢性鼻窦炎及鼻息肉、阿司匹林过敏,全身激素治疗有效,抗 IL-5 治疗有效。

(4)职业性哮喘

1)发达国家最常见的职业病,病因物质超过 350 种。

2)免疫机制多有敏感期,从暴露到发病时间变化很大。非免疫性可以通过直接刺激引发病情。两者严重程度均取决暴露强度。

3)表现和诊断原则类似一般哮喘,但确立与工作环境的时间关系是最重要的诊断依据。

4)治疗关键是避免暴露。控制症状除哮喘治疗外可考虑脱敏(限免疫类型)。

5)RADS 多在高浓度刺激物暴露后突发。初始期称上呼吸道激惹综合征(RUDS),症状是烧灼感,然后出现刺激引发性哮喘。

(5)夜间哮喘:哮喘有日夜周期性,但有的患者症状仅见于夜间,可能因为夜间炎症较重,糖皮质激素受体亲和力较低。注意鉴别 CHF、GERD 和 OSA。

(6)咳嗽变异型哮喘:咳嗽可以是哮喘唯一症状,但此类患者最终会出现其他哮喘症状。咳嗽多有季节性,个人季节过敏史,家族哮喘史,有加重诱因。注意排除 ACEI 药物、GERD、上呼吸道咳嗽综合征,乃至慢阻肺、肺肿瘤、慢性误吸。

(7)激素抵抗型哮喘(GRA):使用激素 40mg,1~2 周后症状仍然持续即属于激素抵抗。处理原则未定,可试用高剂量长时间激素或换用非激素药物。注意排除不遵医嘱、误诊,或并发其他情况如慢阻肺、CHF、GERD 及 OSA。

5. 严重程度评估　严重程度评估是根据控制急性发作程度与平时症状所需的最低治疗水平。

(1)初始治疗时,可根据白天、夜间哮喘症状出现的频率和肺功能检查结果评估哮喘严重程度,将慢性持续期哮喘病情严重程度分为间歇发作、轻度持续、中度持续和重度持续 4 级,多用于临床研究中(表 3)。

表 3　支气管哮喘慢性持续期严重度分级 *(治疗前)

间歇发作	间歇出现症状 < 每周 1 次,短期发作(数小时~数天) 夜间哮喘症状 < 每月 2 次 发作间期无症状,肺功能正常 PEF 或 FEV$_1$>80% 预计值,PEF 变异率 <20%
轻度持续	症状每周 >1 次,但 < 每天 1 次,发作可能影响活动和睡眠 夜间哮喘症状 > 每月 2 次 PEF 或 FEV$_1$>80% 预计值,PEF 变异率 <20%~30%

续表

中度持续	每日有症状,发作影响活动和睡眠 夜间哮喘症状 > 每周 1 次 PEF 或 FEV₁>60% 预计值,PEF 变异率 >30%
重度持续	症状频繁发作 夜间哮喘频繁发作,严重影响睡眠,体力活动受限 PEF 或 FEV₁<60% 预计值, PEF 变异率 >30%

注:* 一例患者只要具备某级严重度的一个特点则可将其列入该级中

(2)临床实践中,更多的根据达到哮喘控制所采用的治疗级别来进行分级(哮喘控制分级详见治疗部分内容),经过第 1 级、第 2 级治疗能达到完全控制者为轻度哮喘;经过第 3 级治疗能达到完全控制者为中度哮喘;需要第 4 级或第 5 级治疗才能达到完全控制,或者即使经过第 4 级或第 5 级治疗仍不能达到控制者为重度哮喘。

6. 控制水平评估　对于已经接受了治疗的患者,应评估患者的总体控制水平,作为评估病情严重程度和调整治疗方案的基础。哮喘总体控制水平的评估包括症状评估(当前控制)及未来风险两个方面。症状控制主要根据治疗后过去 4 周内白天和夜间哮喘症状的频率、缓解药物使用频率及活动受限情况进行评估,可分为完全控制、部分控制、未控制。控制水平与治疗级别无关,严重哮喘也可以控制良好,轻度哮喘也可以控制不佳(表 4)。

表 4　哮喘总体控制水平评估

A. 哮喘症状控制		哮喘症状控制水平		
过去 4 周,患者存在:		控制	部分控制	未控制
日间哮喘症状 >2 次 / 周?	是 □ 否 □			
夜间因哮喘憋醒?	是 □ 否 □	无	存在	存在
使用缓解药次数 >2 次 / 周	是 □ 否 □		1~2 项	3~4 项
哮喘引起的活动受限	是 □ 否 □			
B. 哮喘预后不良的风险因素(未来风险) 诊断明确后要定期评估危险因素,尤其对有过哮喘急性发作的患者。 开始治疗时测定 FEV₁,使用控制药物后 3~6 个月记录患者最佳肺功能值,并定期进行危险因素的评估。				

七、管理

1. 哮喘管理的目标　哮喘治疗目标在于控制症状,维持正常的活动水平,同时尽可能减少急性发作、肺功能不可逆损害和药物相关不良反应的风险。

2. 哮喘管理主要内容　哮喘管理是一项长期任务,需要医患双方密切配合。治疗方案的实施过程是由患者哮喘控制水平所驱动的一个循环,必须进行持续性的监测和评估(图 2)来调整治疗方案以维持哮喘控制,并逐步确定维持哮喘控制所需的最低治疗级别。其内容包括初始评估(症状,急性发作,生活质量,间以肺功能测试);制订书面的哮喘防治计划,包括控制诱发因素(避免吸烟,刺激,污染,变应原;治疗诱发疾病如反流、过敏性鼻炎、鼻窦炎等),规范的药物治疗和患者教育;还需要定期随访、监测,并根据患者控制水平及时调整治疗以达到并维持哮喘控制。

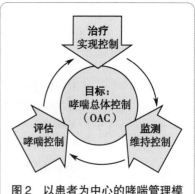

图2　以患者为中心的哮喘管理模式(基于控制水平的哮喘治疗和管理策略)

(1)评估:初始评估应至少包括以下方面的内容:①明确哮喘诊断;②评估症状与危险因素;③初步评估哮喘表型;④了解患者喜好。

(2)治疗:根据患者的初始评估确定治疗方案,包括药物治疗及非药物治疗,避免诱发因素(改变生活方式),治疗合并疾病如 GERD、过敏性鼻炎、肥胖、吸烟等。治疗过程中还需要根据症状控制水平和风险因素水平(主要包括肺功能受损的程度和哮喘急性发作史)等,按照哮喘阶梯式治疗方案进行升级或降级调整,以获得良好的症状控制并减少急性发作的风险。

(3)监测:治疗过程中还需要密切监测患者症状控制水平、加重频率、肺功能,评估吸入装置使用方法与依从性以及药物副作用、患者满意程度,并及时调整治疗。

3. 哮喘控制不佳的常见原因

(1)是否有合并症:如变应性鼻炎、鼻窦炎、胃食管反流、肥胖、阻塞性睡眠呼吸暂停低通气综合征、抑郁和焦虑等。

(2)触发因素是否避免:如职业、环境、气候变化、药物和运动等。

(3)药物使用是否得当:评估药物吸入技术、长期用药的依从性以及药物的不良反应,以及有无过量使用支气管舒张剂。

(4)评估患者的临床控制水平:包括症状控制水平和未来发作风险。

(5)诊断是否正确和全面:ABPA、EGPA、声带功能失调。

4. 哮喘常见的合并疾病及促发因素

(1)鼻炎 / 鼻息肉。

(2)心理因素(人格特质)。

(3)声带功能失调。

(4)肥胖。

(5)吸烟 / 吸烟相关疾病。

(6)睡眠呼吸暂停。

(7)高通气综合征。

(8)激素影响(月经初潮、停经、甲状腺疾病)。

(9)胃食管反流。

(10)药物(NSAIDs、ACEI、β 受体阻滞剂)。

5. 长期哮喘并发疾病

(1)变应性支气管肺曲霉病(ABPA):哮喘患者对气道共生曲霉的变态反应,主要特征是哮喘控制不良患者见中心性支气管扩张、皮肤试验曲霉速发反应阳性、血清 IgE 水平增高(曲霉特异性 IgE 水平增高)。治疗应加用口服糖皮质激素,病情控制后缓慢减量,效果不佳者可同时联用抗真菌药物。

(2)嗜酸性肉芽肿性血管炎(EGPA):ANCA 相关小血管炎的一种类型,肺及多个器官均可受累,表现为过敏性鼻炎、哮喘、神经病变、皮肤病变等,嗜酸性粒细胞计数明显升高,40% 的患者 ANCA 阳性。多需要全身性糖皮质激素与免疫抑制剂联合治疗(详见血管炎章)。

八、药物治疗

治疗哮喘的药物可以分为控制药物和缓解药物:①控制药物:需要每天使用并长时间维持的药物,这些药物主要通过抗炎作用使哮喘维持临床控制,包括吸入性糖皮质激素(inhaled corticosteroids,ICS)、全身性激素、白三烯调节剂、长效 β_2 受体激动剂(long-acting β_2-agonists,LABA)、缓释茶碱、色甘酸钠、抗 IgE 单克隆抗体、抗 IL-5 抗体及其他有助于减少全身激素剂量的药物等;②缓解药物:又称急救药物,这些药物在有症状时按需使用,通过迅速解除支气管痉挛,从而缓解哮喘症状,包括速效吸入和短效口服 β_2 受体激动剂、全身性激素、吸入性抗胆碱能药物、短效茶碱等。

1. **吸入糖皮质激素**　一线首选药物,控制气道炎症最佳药物,减少微血管渗漏,降低气道反应性。局部抗炎作用强,所需剂量较小,全身性不良反应较少。

2. **β_2 受体激动剂**　可舒张气道平滑肌,增强纤毛清除,降低血管通透性,调节肥大细胞和嗜酸性粒细胞介质释放。不良反应包括肌颤、头痛、恶心、心悸、β_2 受体数量下调。

3. **M 胆碱受体阻断剂**　阻断节后迷走神经传出支,通过降低迷走神经张力而舒张支气管,支气管舒张作用弱于 β_2 受体激动剂,起效较慢,但长期应用不易产生耐受。

4. **白三烯调节剂**　包括半胱氨酰白三烯受体拮抗剂和 5- 脂氧化酶抑制剂(国内主要应用前者),抑制气道平滑肌和其他细胞表面白三烯受体,抑制肥大细胞和嗜酸性粒细胞释放出半胱氨酰白三烯;轻度支气管舒张,减轻支气管应激反应,并具抗炎作用。

5. **茶碱类**　抑制磷酸二酯酶而舒张平滑肌,刺激肾上腺分泌肾上腺素,兴奋呼吸中枢,起到抗炎和免疫调节作用。容易出现消化、心血管和中枢神经系统不良反应。静脉使用时应行血药浓度检测,与多种药物有相互作用而影响其血药浓度。

6. **色氨酸类**　稳定肥大细胞和其他细胞胞膜,不舒张气管。属于维持药物,适于轻度哮喘,或激素的替代治疗。

对于成人哮喘患者的初始治疗,应根据患者具体情况选择合适的级别,若处于两相邻级别之间则建议选择高的级别,以保证初始治疗的成功率。推荐的初始治疗方案见图 3。治疗过程中要不断重新评估以决定治疗升级或降级;不断进行患者教育,诱发因素评估,控制合并症。

第 1 级治疗:按需吸入 SABA。

第 2 级治疗:低剂量控制性药物加按需使用缓解药物,可使用低剂量 ICS,或色氨酸钠,LTRA,茶碱,奈多克米(nedocromil)。

第 3 级治疗:1 种或 2 种控制性药物加按需使用缓解药物,可使用低剂量 ICS+LABA,或中量 ICS;可换低量 ICS+LTRA,或茶碱。

第 4 级治疗:2 种或以上控制性药物加按需使用缓解药物,可使用中高剂量 ICS+LABA 或 LTRA,茶碱。

第 5 级治疗:较高水平的治疗和 / 或其他治疗,可使用高剂量 ICS+LABA,联合使用抗胆碱能药物,生物标志物指导的治疗如抗 IgE 治疗。

首选控制药物	STEP1	STEP2	STEP3	STEP4	STEP5
		低剂量ICS	低剂量 ICS/LABA*	中等/高剂量 ICS/LABA	参考附加治疗,如噻托溴铵、IgE抗体、IL-5抗体
其他可选控制药物	考虑低剂量ICS	白三烯受体拮抗剂（LTRA）低剂量茶碱*	中等/高剂量ICS 低剂量ICS+LTRA （或+茶碱）	联合噻托溴铵 高剂量 ICS+LTRA （或+茶碱）	增加低剂量OCS
缓解药		按需使用SABA		按需使用SABA或低剂量ICS/福莫特罗	

图 3　支气管哮喘分级治疗方案(引自 GINA2018)

九、重症哮喘

1. **重症哮喘定义**　过去 1 年中 ≥ 50% 时间需要高剂量 ICS 联合 LABA 和 / 或 LTRA/ 缓释茶碱,或全身激素治疗,才能或仍不能控制的哮喘。重症哮喘应考虑内型鉴定,据以进行靶向治疗。

2. **重症哮喘的治疗**

(1)奥马珠单抗:抗 IgE 单克隆抗体适用于需要第 5 级治疗且血清 IgE 水平增高的患者。

(2)支气管热成形术:支气管热成形术对重症哮喘有效,但远期疗效,安全性及最适宜人群等仍需进一步研究。

尚有多种单克隆抗体即将上市,不推荐常规应用大环内酯类、抗真菌药物、甲氨蝶呤。

十、哮喘急性发作的管理

哮喘急性发作是指患者喘息、气急、胸闷、咳嗽等症状在短时间内迅速加重,肺功能恶化,需要给予额外的缓解药物进行治疗的情况。哮喘发作的常见诱因有接触变应原、各种理化刺激物或上呼吸道感染等,部分哮喘发作也可以在无明显诱因的情况下发生。哮喘发作的程度轻重不一,致命发作危险因素包括:①以往有过哮喘急性发作住院或呼吸支持病史;② PEF 降低 ≥ 50%;③治疗依从性差;④过度依赖 SABA;⑤其他因素:毒品、烟草、精神问题、对症状缺乏感知、社会底层、诱因持续存在等。有下述症状的患者应及早就医:①症状持续恶化,体力减退;② PEF 降低 ≥ 20%。

1. **轻中度哮喘发作的自我处理** 患者可以根据病情轻重每次使用 2~4 喷 SABA 直到症状缓解,但同时应该增加控制药物(如 ICS)的剂量,必要时应口服激素治疗。

2. **轻中度急性发作的医院(急诊室)处理** 反复使用吸入性 SABA,对 SABA 初始治疗反应不佳或在控制药物治疗基础上发生急性发作的患者,推荐使用泼尼松龙 0.5~1.0mg/kg 或等效剂量的其他全身激素口服 5~7 天。成人雾化激素改善 PEF 较全身激素快,耐受性和安全性好,可作为中重度哮喘急性发作的治疗选择。

3. **中重度急性发作的处理** 首选吸入 SABA 治疗,推荐间断(每 20min)或连续雾化给药。短效抗胆碱能药物仅推荐用于急性重度哮喘或经 SABA 治疗效果不佳的患者。重度患者还可以联合静脉滴注茶碱类药物治疗。中重度哮喘急性发作应尽早使用全身激素,对有低氧血症(氧饱和度 <90%)和呼吸困难的患者可给予控制性氧疗,氧饱和度维持在 93%~95%。

4. **急性重度和危重哮喘的处理** 急性重度和危重哮喘患者经过上述药物治疗,若临床症状和肺功能无改善甚至继续恶化,应及时给予机械通气治疗,其指征主要包括:意识改变、呼吸肌疲劳、$PaCO_2$ ≥ 45mmHg 等。对部分较轻的患者可试用经鼻(面)罩无创机械通气。若无创通气无改善则及早行气管插管机械通气。快速诱导麻醉,经口插管。呼吸机设置除了维持血氧,还应最大延长绝对呼气时间(高流速、低潮气量、低频率)以消除肺过度充气所致气道内正压(Auto-PEEP)。

复习题

1. 可能引起哮喘的职业包括
A. 牛奶厂工作
B. 医务人员
C. 美容师
D. 电焊工
E. 丝绸纺织

参考答案:ABCDE

2. 下列哪些表现提示哮喘临床控制不佳

A. 或 ≤ 2 次 / 周白天症状

B. 每日因夜间症状和因哮喘憋醒

C. 使用快速缓解药物 4 次 / 周

D. 肺功能正常或接近正常

E. 无哮喘恶化、加重

参考答案:BC

3. 哮喘长期治疗方案分为____级,对未经规范治疗的初诊轻度患者应从第____级开始,此级药物治疗的具体方案为_____。

参考答案:5 ;2 ;首选低剂量ICS,次选白三烯调节剂或低剂量茶碱,按需应用缓解药物

4. 哮喘长期管理的持续循环过程包括三个环节:_____。

参考答案:评估哮喘控制、治疗以达到控制,监测以维持控制。

5. 下列因素哪项会导致哮喘控制不良

A. 过敏性鼻炎

B. GERD

C. 药物依从性差

D. 哮喘慢阻肺重叠

E. 肥胖

参考答案:ABCDE

6. 呼出气 NO 检测 >35ppb,提示

A. 嗜酸性气道炎症

B. 哮喘急性加重风险

C. 吸入激素依从性差

D. 以上皆有

参考答案:D

7. 下列有助于鉴别哮喘与慢阻肺的是

A. 支气管舒张试验阳性可确诊哮喘

B. 不能单纯根据支气管舒张试验鉴别支气管哮喘和慢阻肺

C. 支气管舒张试验阴性可确诊慢阻肺

D. 使用支气管舒张剂后 $FEV_1/FVC < 70\%$ 可确诊慢阻肺

参考答案:B

8. 下列符合肥胖型哮喘特点的是

A. 男性多见

B. 多合并过敏

C. 常伴有肺总量下降

D. FeNO 升高

参考答案:C

---

9. IL-13 是哮喘重要的治疗靶点,在哮喘发病中起到下述作用

A. 气道内嗜酸性粒细胞的募集

B. 气道重塑

C. 中性粒细胞趋化

D. 黏液高分泌

参考答案:ABD

---

10. 哮喘发作时血气分析的特点是

A. 呼吸性酸中毒

B. 代谢性酸中毒

C. 轻度发作多为呼吸性碱中毒,病情严重时可见呼吸性酸中毒

D. 呼吸性酸中毒合并代谢性碱中毒

E. 代谢性酸中毒

参考答案:C

社区获得性肺炎

曹 彬

中日友好医院呼吸与危重症医学科

学习目标

1. 社区获得性肺炎(CAP)主要病原学。
2. 患者病情严重程度评估方法。
3. 了解 CAP 抗感染治疗策略。
4. 如何提高肺炎诊疗水平。

掌握要点

1. 熟练掌握几种社区获得性肺炎严重程度评价标准,CURB-65 评分,PSI 评分,重症肺炎诊断标准。
2. 社区获得性肺炎病原变化情况。
3. 抗菌药物分层分级选择策略。

参考文献

1. Jain S,Self WH,Wunderink RG,et al.CDC EPIC Study Team.Community-Acquired Pneumonia Requiring Hospitalization among U.S.Adults.N Engl J Med,2015,373(5):415-427

2. Lim WS,van der Eerden MM,Laing R,et al.Defining community acquired pneumonia severity on presentation to hospital:an international derivation and validation study.Thorax,2003,58(5):377-82

3. Pande A,Nasir S,Rueda AM,et al.The incidence of necrotizing changes in adults with pneumococcal pneumonia.Clin Infect Dis,2012,54(1):10-16

4. MandellLA,Wunderink RG,Anzueto A,et al.Infectious Diseases Society of America/American Thoracic Society consensus guidelines on the management of community-acquired pneumonia in adults.Clin Infect Dis,2007,44:S27-72

5. Garin N,Genné D,Carballo S,et al.β-Lactam monotherapy vs β-lactam-macrolide combination treatment

in moderately severe community-acquired pneumonia：a randomized noninferiority trial.JAMA Intern Med，2014，174（12）：1894-1901

一、社区获得性肺炎发病率和预后

1. 流行病学 在美国，社区获得性肺炎（CAP）病死率排名第 8 位；每年 CAP 发病人数 200 万 ~300 万；每年因 CAP 住院患者人数 50 万；每年死亡人数超过 6 万。

病死率随病情严重程度不同而有所差异：门诊病死率 <1%，住院（普通病房）10%~14%，而 ICU 病死率 30%~40%。

2. 住院 CAP 病原学分布

（1）细菌与病毒：CAP 的病原学在不同时期、不同国家和地区分布不同。2015 年美国 CDC 统计的 CAP 病原谱分布情况显示，肺炎链球菌：挪威占 30%，芬兰为 57%，瑞典 38%，而美国仅 5%（曾为 30%）。呼吸道病毒检出率较高，芬兰为 58%。

用分子生物方法鉴定细菌性 CAP 病原学阳性率可达 81%（传统培养只有 38%），前 5 位依次为流感嗜血杆菌、肺炎链球菌、卡他莫拉菌，金黄色葡萄球菌和铜绿假单胞菌、鲍曼不动杆菌等革兰阴性杆菌。病毒性 CAP 病原学阳性率 30%，最常见病毒为鼻病毒、流感病毒和副流感病毒。

（2）宿主因素：宿主状态及其相关情况是影响 CAP 病原体分布的重要因素。酗酒患者常见肺炎链球菌和厌氧菌；慢阻肺和吸烟者常见肺炎链球菌、流感嗜血杆菌、卡他莫拉菌和嗜肺军团菌；居住在护理院患者常见肺炎链球菌、流感嗜血杆菌、革兰阴性细菌、金黄色葡萄球菌、厌氧菌、肺炎衣原体等；口腔卫生差的患者常见厌氧菌；军团菌流行地区要考虑军团菌肺炎可能；接触蝙蝠或富含鸟粪的土壤的患者有组织胞浆菌感染可能，接触鸟类要注意鹦鹉热衣原体。

3. 严重程度评估

（1）CURB-65 评分：5 项指标每项各 1 分，包括意识状态、尿素氮 >7mmol/L、呼吸频率 ≥ 30 次 /min、血压（收缩压 <90mmHg 或舒张压 ≤ 60mmHg），以及年龄 ≥ 65 岁。评分 0 或 1 分，30 天病死率 <3% 可门诊治疗；评分 2 分，30 天病死率 9%，应住院治疗；而评分 3~5 分，30 天病死率达 15%~40%，应入住 ICU。

（2）重症肺炎标准（ATS/IDSA 标准）

主要标准：需要有创机械通气和脓毒性休克需要使用血管加压素。

次要标准：呼吸频率 ≥ 30 次 /min；意识障碍；氮质血症（尿素氮 ≥ 20mg/dl）；白细胞减少（WBC<4×10^9/L）；低血压（收缩压 <90mmHg）需要积极的液体复苏；影像学多肺叶受累；PaO_2/FiO_2<250；血小板减少（血小板 <100×10^9/L）；低体温（肛温 <36℃）。

符合 1 条主要标准或 3 条次要标准属于重症肺炎。

（3）SOFA 评分：虽然上述重症肺炎的诊断标准各异，但肺炎和其他感染性疾病一样，其严重程度取决于是否合并脓毒血症。因此，根据国际脓毒血症的最新定义，以上各种标准可以根据下列指标统一计算 SOFA 分数，评估感染的严重程度，如果 SOFA 分数 ≥ 2，病死率 10%。包括以下内容：

- 呼吸：$PaO_2/FiO_2<200$。
- 凝血：INR> 1.5 或 APTT> 60s，或血小板计数 $<103 \times 10^9/L$。
- 肝功能：胆红素 > 2mg/dl（34.2mmol/L）。
- 心血管功能：收缩压 ≤ 90mmHg 或平均压 ≤ 65mmHg，或收缩压从基线降低 > 40mmHg。
- 中枢神经系统：Glascow 分数 <15。
- 肾功能：肌酐 > 2.0mg/dl（176.8mmol/L）或尿量 <0.5ml/（kg·h），持续 2h。
- 乳酸：> 2mmol/L（18.0mg/dl）。

为方便临床使用，SOFA 分数可以通过简易公式进行计算（qSOFA），每项指标为 1 分：收缩压 ≤ 100mmHg；呼吸频率 >22 次 /min；意识障碍（Glascow 分数 ≤ 13 分）。

使用新版脓毒血症 SOFA 分数评估感染严重性的意义在于：①国际统一的标准；②积极的液体复苏；③合并脓毒血症的感染应该由呼吸危重症专科医生主导治疗。美国所有医院都已经建立"脓毒血症抢救警报系统（sepsis code）"，一旦患者的 qSOFA ≥ 2 分应该立刻启动抢救，通知医生的同时即开始送检血乳酸并开始体液复苏（每千克体重 30ml 的晶体液）。这种配套行动指南可大幅降低脓毒血症感染的死亡率。

（4）生物标志物：将 CAP 病人按照降钙素原（PCT）值进行分组有助于决定是否使用抗菌药物：PCT<0.25μg/ml，不建议使用抗菌药物；PCT>1μg/ml，强烈建议使用抗菌药物。其他标记物还有 NT-proBNP 等。

目前生物标记物的临床意义尚未明确，因其既不能区别细菌或病毒感染，又不能预测细菌感染者是否会发生菌血症，也不能作为预测预后的指标。

4. CAP 初始经验抗感染治疗　正确选择初始经验性抗菌药物，并且尽早开始使用（4h 以内）是改善预后最有力的措施。

（1）门诊患者：既往无基础疾病患者用大环内酯类或四环素；有合并症者用呼吸喹诺酮，或 β- 内酰胺类 /β- 内酰胺酶抑制剂联合大环内酯类

（2）住院患者（非 ICU）：单用呼吸喹诺酮类，或 β- 内酰胺类 /β- 内酰胺酶抑制剂，如头孢曲松、头孢噻肟、厄他培南等联合大环内酯类。

（3）入住 ICU 的患者：β- 内酰胺类 /β- 内酰胺酶抑制剂联合大环内酯类，或 β- 内酰胺类 /β- 内酰胺酶抑制剂联合呼吸喹诺酮类；青霉素过敏者建议选择呼吸喹诺酮联合氨曲南。

（4）特殊考虑：如果存在铜绿假单胞菌感染危险因素，选择抗铜绿假单胞菌和抗肺炎链球菌的 β- 内酰胺类药物（哌拉西林 / 他唑巴坦、头孢吡肟、亚胺培南）联合环丙沙星 / 750mg 左氧氟沙星；或者抗铜绿假单胞菌和抗肺炎链球菌的 β- 内酰胺类药物联合氨基糖苷类再联合阿奇霉素；或者抗铜绿假单胞菌和抗肺炎链球菌的 β- 内酰胺类药物联合氨基糖苷类再联合呼吸喹诺酮；如果患者对 β- 内酰胺类药物过敏，用氨曲南替换 β- 内酰胺。

如果有 MRSA 可能，加用万古霉素或利奈唑胺。

二、肺炎链球菌肺炎

1. 总论

(1)肺炎链球菌仅感染人类,所有年龄均可见。儿童鼻咽部是肺炎链球菌理想定植地,50% 儿童可有肺炎链球菌的定植,而不致病。

(2)肺炎链球菌血清表型多达 90 多种,其中 3 型致病性最强,可引起脓毒血症、坏死性肺炎与呼吸衰竭等并发症。

(3)脓毒症休克的危险因素包括:血清型 3 型,长期使用糖皮质激素、吸烟史等。与坏死性肺炎相关的肺炎链球菌:血清型 3 型。

(4)发生呼吸衰竭的危险因素包括:年龄 >50 岁、慢性肺部疾病、慢性心脏疾病、感染血清型 3 型、19A 型和 19F 型肺炎链球菌。

2. 肺炎链球菌疫苗
成人适合接种 23 价肺炎球菌疫苗,有效率能达 74%,对病死率没有影响。13 价肺炎球菌疫苗包含具有侵袭性的血清型,包括 3 型、7 型和 19A 型,疫苗有效率达 45.56%。

3. 肺炎链球菌的抗菌药物耐药问题

(1)β- 内酰胺类药物耐药:青霉素类和二代头孢菌素全部耐药。

(2)大环内酯类耐药病例逐年增多,但耐药性分低水平(mef)和高水平(erm)型;大环内酯类药物使用史可导致耐药,其中阿奇霉素耐药最常见。

(3)喹诺酮类耐药:尚属少见,应警惕可能耐药的发生,理性使用。

4. 预后
即使治疗正确,患者病死率仍可能达 11%。死亡独立危险因素包括:长期卧床、呼吸频率 >30 次 /min、白蛋白低于 30g/L、氮质血症 BUN ≥ 7.14mmol/L、血 pH<7.35。

三、社区获得性 MRSA 肺炎

MRSA 肺炎近年有增多趋势,通常发病前期有流感样症状,起病急骤,病情发展迅速,常表现为坏死性肺炎是 MRSA 肺炎的典型影像学表现。MRSA 常表现为 SCCmec 基因型Ⅳ型和Ⅴ型(这点不同于医院获得性 MRSA),可携带 *LukSF-PV* 基因,产生杀白细胞毒素(PVL),导致病情更为严重。

药物敏感试验显示 MRSA 对包括头孢菌素、碳青霉烯类等 β- 内酰胺类药物耐药。

治疗 CA-MRSA 感染,万古霉素仍为首选药物。

坏死性肺炎(*LukSF-PV* 基因阳性菌株),可以试用能减少外毒素释放的药物,如利奈唑胺、克林霉素、利福平、夫地西酸等。但尚无证据显示这些药物与万古霉素联用有进一步增加疗效的作用。

四、其他

1. 激素的使用 住院 CAP 患者使用糖皮质激素存在争议。病情危重患者(如感染性休克、ARDS 与机械通气)可以用作试验性治疗。

2. 临床路径 美国医院已经广泛启用肺炎临床路径,其效益主要在于缩短住院时间,节省医疗费用,但对再住院率与病死率没有影响。临床路径的主要内容包括:指导患者尽早下床活动、按照临床客观指标过渡至口服抗菌药物、按照预定标准推动出院计划。

3. 难治性肺炎 占 6%~15%。大部分病例在治疗 72h 内会有所好转(如体温下降),难治性肺炎指反应时间延长(可达 30 天),常见于高龄、病情危重,或有合并症患者。但除病情恶化或有病原学数据,不应在 72h 以内更换抗菌药物。

4. 治疗失败 见于宿主反应不佳,抗菌药物无效(耐药病原、结核、真菌、诺卡菌、放线菌),或者存在并发症(如胸腔积液/脓胸、气道阻塞、脓疡)。

5. 遵循指南 规范化治疗 CAP 可以降低重症患者病死率,缩短病人住院时间。但是,指南必须参照各国甚至各医院菌群流行与耐药性情况。

五、核心知识

1. 肺炎链球菌仍然是社区获得性肺炎最常见的病原菌。
2. 临床可以借助许多方法评价病情严重程度,决定是否住院/ICU。
3. 生物标记物可帮助临床抗菌药物使用及应用疗程。
4. 应该根据当地细菌耐药情况选择合适的抗菌药物。
5. 遵循指南治疗 CAP 可以改善预后。
6. 采用临床路径能够缩短 CAP 住院时间。

复习题

1. 关于肺炎链球菌耐药,下面说法错误的是

A. 大环内酯类药物耐药可以使用第二代大环内酯类药物替代

B. 大剂量的 β 内酰胺类抗菌药物能够治疗青霉素耐药的肺炎链球菌

C. 新的肺炎疫苗能够减少细菌耐药

D. 青霉素耐药能够预测大环内酯类、磺胺等药物耐药

参考答案:A

2. 以下不是社区获得性肺炎常见的病原体是

A. 肺炎链球菌

B. 病毒

C. 铜绿假单胞菌

D. 支原体

参考答案：C

---

3. 以下说法正确的是

A. 激素能够降低社区获得性肺炎病死率

B. 肺炎链球菌可以在儿童鼻部定植而不致病

C. 生物标记物可以预测肺炎患者预后

D. 尽早使用抗菌药物一定可使得患者受益

参考答案：B

---

4. 50 岁女性患者，因"发热伴呼吸困难 4 天"就诊，既往高血压、糖尿病病史。查体：烦躁，T 39.3℃，呼吸频率 24 次 /min，心率 110 次 /min，血压 100/60mmHg，右肺可闻及湿啰音。胸部 CT 可显示右肺实变影。实验室检查：WBC 12.4×10⁹/L，N 0.78。生化：AST 56U/L，BUN 9.4mmol/L，Cr 102μmol/L，K 4.3mmol/L。关于该患者的处理正确的是

A. 门急诊输液治疗

B. 呼吸科普通病房治疗

C. 立即收入重症监护病房

D. 选择头孢他啶联合左氧氟沙星治疗

参考答案：B

---

5. 关于肺炎的抗菌治疗选择错误的是

A. 门诊可选择口服阿莫西林克拉维酸钾治疗

B. 住院患者（非 ICU）可选择静脉头孢曲松联合左氧氟沙星治疗

C. 入住 ICU 的患者需要评估铜绿假单胞菌感染风险

D. 如考虑 MRSA 感染可选择万古霉素治疗

参考答案：B

医院获得性肺炎

曹 彬

中日友好医院呼吸与危重症医学科

学习目标

1. 医院获得性肺炎与呼吸机相关肺炎的定义。

2. 识别特定人群病原菌的分布及耐药特点。

3. 掌握有效的预防手段。

4. 理解不同诊断方法的临床价值。

5. 认识不用抗菌药物治疗策略中差别,以及对预后的影响。

掌握要点

1. 医院获得性肺炎病原菌分布及耐药特点,尤其是了解鲍曼不动杆菌、肺炎克雷伯菌的耐药现状。

2. 不同耐药细菌抗菌药物选择策略。

3. 预防 HAP、VAP 的重要手段。

参考文献

1. Kalil AC, Metersky ML, Klompas M, et al.Management of Adults With Hospital-acquired and Ventilator-associated Pneumonia:2016 Clinical Practice Guidelines by the Infectious Diseases Society of America and the American Thoracic Society.Clin Infect Dis,2016,63(5):e61-e111.

2. Mehrad B, Clark NM, Zhanel GG et al.Antimicrobial resistance in hospital-acquired gram-negative bacterial infections.Chest.2015;147(5):1413-1421

3. Pitout JD, Laupland KB.Extended-spectrum beta-lactamase-producing Enterobacteriaceae:an emerging public-health concern.Lancet Infect Dis.2008;8(3):159-66.

4. Chastre J, Wolff M, Fagon JY, et al.Comparison of 8 vs 15 days of antibiotic therapy for ventilator-associated

pneumonia in adults：a randomized trial.JAMA 2003；290（19）：2588-2598.

5. Klompas M.Complications of mechanical ventilation—the CDC's new surveillance paradigm.N Engl J Med 2013；368（16）：1472-1475

6. Ego A，Preiser JC，Vincent JL.Impact of diagnostic criteria on the incidence of ventilator-associated pneumonia.Chest.2015；147（2）：347-355

一、定义

1. ATS 指南的定义

（1）医院获得性肺炎（HAP）：入院 48h 以后发生的肺炎，不包含入院时处于感染潜伏期的肺炎。

（2）呼吸机相关肺炎（VAP）：气管插管 48~72h 以后发生的肺炎。虽然大多数 HAP 发生在无人工气道和机械通气支持的患者，但二者病原学接近，而且由于 VAP 延长了患者的住院时间，增加了救治费用，相关的研究也最多。

（3）国家医疗安全网（2007~2010）公布的医疗机构相关肺炎如下

1）2007~2008 年，在医院内发生感染共 47 582 例，其中 VAP 共 6 290 人（13.2%），2009~2010 年，医院感染 69 475 例，VAP 共 6 632 人（9.5%）。VAP 使住院时间延长，医疗费用大幅升高。

2）多重耐药（MDR）：指对临床使用的三类或三类以上抗菌药物中，每类中至少有一个抗菌药物耐药。全耐药（PDR）指对所有抗菌药物种类中的所有药物不敏感。

2. 美国 CDC 定义　CDC 定义更适用于监测，未被 ATS 指南采用。

（1）呼吸机相关不良事件（VAC）：医院感染监测术语，指接受机械通气治疗稳定或改善一段时间后，患者出现氧合恶化指征：①持续 >2 天吸氧浓度较前最低吸氧浓度提高 20%；②持续 >2 天 PEEP 较前最低 PEEP 提高 $3cmH_2O$。

（2）由感染引起的呼吸机相关不良事件（IVAC）：指机械通气 ≥ 3 天且在氧合恶化的 2 天前后，满足以下两个条件：① T>38℃ 或 <36℃，或血 WBC ≥ $12 \times 10^9/L$ 或 ≤ $4 \times 10^9/L$，且②启动新的抗感染药物，持续时间 >4 天。

（3）可能 VAP：机械通气 ≥ 3 天且在氧合恶化 2 天前后，满足以下两个条件之一：

1）脓性呼吸道分泌物（来自 ≥ 1 次的标本采集）：白细胞数 >25 且上皮细胞数 <10/低倍镜视野；如果实验室报告为半定量结果，则必须高于上述阈值。

2）痰（气道吸引物）、肺灌洗液、肺组织、保护性毛刷等标本培养阳性（定性、半定量、定量均可）。

（4）拟诊 VAP：机械通气 ≥ 3 天且在氧合恶化的 2 天前后，满足以下两个条件之一：

1）脓性分泌物并符合以下之一：①痰（气道吸引物）标本培养阳性：≥ $10^5CFU/ml$ 或相当于半定量结果；②肺灌洗液标本培养阳性：≥ $10^4CFU/ml$ 或相当于半定量结果；③肺组织标本培养阳性：≥ $10^4CFU/ml$ 或相当于半定量结果；④保护性毛刷标本培养阳性：≥ $10^3CFU/ml$ 或相当于半定量结果。

2）以下之一（无须脓性分泌物）：①胸腔积液培养阳性（标本由胸腔穿刺或初始胸腔置管所得，而非长期置管）；②肺组织病理学阳性；③军团菌分子检测阳性；④以下病毒诊断性检验阳性:流感病毒、呼吸道合胞病毒(RSV)、腺病毒、副流感病毒、鼻病毒、人类偏肺病毒、冠状病毒。

3. VAP 诊断标准越严格,例数越少;而标准越严格,确诊患者病死率越高。

二、发病机制

1. 细菌定植(咽、胃、鼻窦、会咽下间隙、呼吸机回路冷凝水),这些含细菌的分泌物/积液/喷雾误吸入下气道发展成为 VAP 或反复 VAP,并可继发菌血症、脓胸、肺脓肿、Sepsis、MODS 导致患者死亡。

2. 不同阶段危险因素有所不同

(1)细菌定植:使用抑制胃酸药物,曾使用抗菌药物,经鼻气管插管,鼻胃管、营养不良、呼吸机回路冷凝水蓄积。

(2)反流误吸:仰卧位、鼻胃管、胃内容物过多(积气或积食),患者 - 呼吸机环路频繁操作、再插管。

(3)并发症:中性粒细胞数减少、呼吸机气道压力过高、初始抗菌药物治疗不充分。

三、VAP 预防措施

表 1 来自于 2011 年 *ERJ* 杂志(Morrow LE,Kolleff MH,ERJ 2011；33：74-82)对 VAP 预防策略的总结

表 1 对 VAP 预防策略

策略	推荐意见	证据级别
宣教	是	2
预防交叉感染		
洗手	是	1
环境消毒	是	1
合适的 ICU 工作人员配比	是	2
减少插管时间		
优先无创通气(避免气管插管)	是	1
避免再插管	是	2
推荐经口气管插管	是	1
早期气管切开	否	1
减少误吸		
半卧位	是	1
尽早拔除肠内营养管	是	2
早期胃造瘘	无推荐意见	
呼吸机管路定期更换	否	1

续表

策略	推荐意见	证据级别
气管插管附设声门下引流	是	1
聚氨酯气囊的气管插管	是	2
减少患者搬运	是	2
减少生物被膜定植		
镀银气管插管	是	1
运动床	无推荐意见	

四、病原体与抗菌药物选择原则

ICU常见病原菌依次为:金黄色葡萄球菌、铜绿假单胞菌、肺炎克雷伯杆菌以及肠杆菌、鲍曼不动杆菌、大肠埃希菌等,约有32%无法确定病原。早发型HAP/VAP(住院或气管插管5天以内)与晚发型(住院或气管插管超过5天)易感菌群不同。晚发型VAP往往因耐药细菌感染引起,如铜绿假单胞菌、金黄色葡萄球菌(MRSA)、鲍曼不动杆菌等。

据此,早发型HAP/VAP应该选择窄谱抗菌药物,而晚发型则应针对多重耐药细菌选择广谱抗菌药物。

但这种做法也会面临实际问题,因为临床很难判断耐药细菌感染的实际风险,因而可能导致对ICU耐药细菌感染风险高的患者抗菌药物治疗不足或对并未感染耐药菌的患者过度治疗。美国CDC新提出的呼吸机相关事件监控定义对于诊断VAP敏感性及特异性均较低。

因此,在决定VAP患者抗菌药物方案时,应当在ATS指南基础上,参照当地细菌耐药监测情况加以修订。

五、治疗

1. 抗菌药物经验治疗原则

(1)在1h之内开始抗菌药物治疗可以明确降低感染死亡率。

(2)所有医院应当定期监测并发布本院病原学流行情况,尤其ICU患者。

(3)经验性治疗方案应参照当地VAP病原学分布和耐药情况。

(4)对疑诊VAP患者,所有经验性抗感染方案均应覆盖金黄色葡萄球菌、铜绿假单胞菌和其他G-杆菌。

2. 多重耐药菌感染的危险因素

(1)VAP

1)90天内使用静脉抗菌药物。

2)VAP合并脓毒症性休克。

3)发生VAP前发生ARDS。

4) VAP 发生在住院 5 天以后(晚发型 VAP)。

5) VAP 发生前需要急性肾脏替代治疗。

(2) HAP:90 天内曾使用静脉抗菌药物。

(3) MRSA 相关 VAP/HAP:90 天内曾使用静脉抗菌药物。

(4) 耐药铜绿假单胞菌相关 VAP/HAP:90 天内曾使用静脉抗菌药物。

3. 耐甲氧西林金黄色葡萄球(MRSA)

(1) MRSA 是引起 VAP 的重要病原之一,怀疑 MRSA 为病原时,所有病例均应采用初始经验性治疗。及早开始经验性治疗后,MRSA 相关 VAP 临床预后与 MSSA 无明显统计学差异。

(2) 一次万古霉素 1g 剂量后,预期肺组织浓度在 12h 应达血清浓度的 41%,但 12h 实际测量发现 >30% 患者肺内浓度已近于 0,因此间隔 12h 给药可能不足以维持肺内 MIC。

(3) 利奈唑胺和万古霉素治疗 HAP 疗效没有显著性差异。

(4) 经验性覆盖 MRSA 原则(表 2)

1) 下列任一情况下的 VAP 均应考虑 MRSA 感染,应予经验性治疗:存在细菌耐药的危险因素;治疗场所的金黄色葡萄球耐药率 >10%,治疗场所 MRSA 的流行病学资料不详。

2) 经验治疗可使用万古霉素或利奈唑胺。

3) 如果治疗场所耐甲氧西林金黄色葡萄球比例 <10%~20% 时,且患者没有耐药危险因素,VAP 经验治疗应针对 MSSA(而不是 MRSA)。

4) 停止万古霉素经验治疗原则与其他肺炎经验性治疗类似。

4. VAP 怀疑铜绿假单胞菌感染的经验性治疗(表 2)

(1) 下列情况推荐使用 2 种不同机制的抗铜绿假单胞菌抗菌药物:存在多重耐药危险因素的患者;治疗场所 G- 杆菌耐药比例 >10%;没有 ICU 药敏数据,死亡高危风险患者。

(2) 其他 VAP 患者经验性治疗可以单药治疗铜绿假单胞菌。

表 2 经验治疗药物选择

抗 MRSA 抗菌药物	抗铜绿假单胞菌抗菌药物:β 内酰胺类	抗铜绿假单胞菌抗菌药物:非 β 内酰胺类
糖肽类: 万古霉素	抗铜绿假单孢的青霉素类: 哌拉西林他唑巴坦	喹诺酮类: 环丙沙星、左氧氟沙星
唑烷酮类: 利奈唑胺	头孢菌素类: 头孢吡肟 头孢他定 头孢哌酮	氨基糖苷类: 阿米卡星 庆大霉素 妥布霉素
	碳青霉烯类: 亚胺培南 美罗培南	多黏菌素: 多黏菌素 E(Colistin) 多黏菌素 B
	单环类: 氨曲南	

5. 超广谱 β – 内酰胺酶（ESBL）

（1）危害：产生 ESBL 的细菌能够通过水解灭活 β- 内酰胺类抗菌药物，使之失去抗菌作用。ESBLs 的水解作用导致对各种新型 β- 内酰胺类抗菌药物的耐药性，包括广谱头孢菌素和单环类（氨曲南），但不包括头霉素类（头孢西丁、头孢替坦）和碳青霉烯类药物（亚胺培南、美罗培南等）。ESBL 相关菌血症死亡率显著增高。（表 3）

表 3　β- 内酰胺酶的分类（耐药机制）

功能分类	分类名称	分子分类	靶点	举例
1	-	C	头霉素类	大肠埃希菌 AmpC 酶
2	丝氨酸 β- 内酰胺酶	A	青霉素类、头孢菌素类、氨曲南	TEM-1，TEM-2，SHV-1；包括大多数 ESBL 和一些碳青霉烯酶，如 KPC
3		D	生产 ESBL 的头孢菌素，部分碳青霉烯类	OXA 家族；包括部分碳青霉烯类
4	金属 -β- 内酰胺酶	B	碳青霉烯类	IMP 家族，VIM 家族，NDM-1

（2）治疗方案：目前还无法确定 ESBL 菌感染的最佳治疗方法。碳青霉烯类药物仍然是治疗严重血流感染的首选药物，对于敏感菌，喹诺酮类药物可能疗效相似。头孢菌素类和氨基糖苷类药物治疗效果差。目标（非经验性）的抗菌药物治疗应该基于抗菌药物敏感性试验结果和患者的具体情况。

6. 碳青霉烯酶

（1）碳青霉烯酶常见三种类型：

A 类：KPC（K. 肺炎碳青霉烯酶）是临床和流行病学上最重要的酶

D 类：包括 OXA 型碳青霉烯酶

B 类：包括金属酶

（2）推荐治疗：含碳青霉烯酶的细菌通常只对多黏菌素 E、替加环素和庆大霉素敏感。临床研究显示碳青霉烯酶菌感染导致死亡率大大增加，即使仍然敏感的抗菌药物单药治疗也不能改善，需要联合治疗。

ATS-IDSA 指南推荐：对于仅对多黏菌素敏感的碳青霉烯耐药病原体引起的 HAP/VAP 患者，建议静脉多黏菌素（多黏菌素 E 或多黏菌素 B）和辅助吸入的多黏菌素 E。吸入多黏菌素 E 优于吸入多黏菌素 B，可能改善临床预后。雾化吸入多黏菌素 E 与静脉用药联合使用可以提高临床反应，提高耐药菌清除率，降低感染相关死亡率，但不能改善总体预后及肾毒性。极端情况下，可以试用联合两种碳青霉烯类药物，假说依据是第一剂碳青霉烯类药物消耗了细菌的碳青霉烯酶，因而使得紧接着给的第二剂碳青霉烯类药物可能有效。

7. NDM-1 金属内酰胺酶
NDM-1 对几乎所有 β- 内酰胺类药物均耐药，包括碳青霉烯类药物，只有氨曲南例外。目前产生 NDM-1 的细菌主要包括大肠埃希菌和肺炎克雷伯菌。大多数 NDM-1 仍然对多黏菌素 E 和替加环素敏感。体外药敏数据显示，替加

环素的 MIC_{90} 4mg/L，敏感性 67%，而多黏菌素 E MIC_{90} 8mg/L，敏感性 100%。

8. VAP 治疗细节 抗菌药物疗程可以为 8 天（无须 15 天）。一旦得到培养结果，或者患者情况明显改善，即应考虑抗菌药物降阶梯治疗。VAP 患者降阶梯治疗应该谨慎试行。

9. 新型抗菌药物 介绍一些新的抗菌药物，头孢洛扎 / 他唑巴坦是可以覆盖肠杆菌科细菌、铜绿假单胞菌的抗菌药物，但对产丝氨酸或金属酶等碳青霉烯酶的细菌无效，对耐药鲍曼不动杆菌无效。

头孢他啶 / 阿维巴坦对产 ESBL、产丝氨酸的碳青霉烯酶的肠杆菌科细菌均有效，也是均有抗铜绿假单胞菌作用的抗菌药物，但对产金属酶的碳青霉烯酶的肠杆菌科细菌或鲍曼不动杆菌作用不大。

头孢洛林 / 阿维巴坦对 MRSA 有效，对产 ESBL、产丝氨酸的碳青霉烯酶的肠杆菌科细菌均有效，但对铜绿假单胞菌和鲍曼不动杆菌无效。

亚胺培南 /MK-7655 可针对 ESBL 及产丝氨酸的碳青霉烯酶的肠杆菌科细菌有效，但对产金属酶的肠杆菌科细菌无效。

六、总结

1. HAP/VAP 是非常重要的医院感染。

2. 恰当的初始治疗能够显著改善预后。

3. 对于 HAP/VAP 诊断不强求侵入性的如支气管镜获取病原学标本，经气管吸引物革兰染色可用于初始经验性治疗。

4. 根据多重耐药病原体危险因素选择抗菌药物，而且必须参考当地的病原学监测数据。

5. 合理制订抗感染药物剂量和疗程策略，以保证最佳效果。

6. 怀疑多重耐药病原体感染的患者应选择联合治疗。

7. 警惕新出现的多重耐药病原体。

8. 如果初始治疗选择正确，且临床疗效良好，治疗疗程可以缩短到 8 天。

9. 新的抗菌药物正在研发，但仍有很长的路要走。

复习题

1. 医院获得性肺炎危险因素不包括

A. 大量抗菌药物暴露

B. 仰卧位

C. 鼻胃管

D. 胃食管反流病史

参考答案：D

2. 预防 VAP 的策略不包括

A. 气管切开

B. 手卫生

C. 气管插管声门下引流

D. 半卧位

参考答案:A

---

3. 医院获得性肺炎常见病原体不包括

A. 铜绿假单胞菌

B. 鲍曼不动杆菌

C. 军团菌

D. 金黄色葡萄球菌

参考答案:C

---

4. 以下属于细菌耐药风险因素的是

A. 近 3 个月抗菌药物暴露

B. 老年患者

C. 合并多器官功能衰竭

D. 合并脑血管病,肢体活动无力

参考答案:A

---

5. 以下关于 HAP/VAP 正确的是

A. ESBLs 肠杆菌科细菌感染需要联合抗感染治疗

B. 碳青霉烯耐药最常见原因是产生金属酶

C. 雾化吸入多黏菌素 E 可用于治疗 HAP/VAP

D. MRSA 的治疗利奈唑胺优于万古霉素

参考答案:C

---

6. 正确认识 HAP/VAP 不包括

A. 合理制订抗感染治疗策略可以提高治疗效率

B. HAP/VAP 病原学诊断需要接受支气管镜检查

C. 新型抗菌药物多数针对碳青霉烯耐药的肠杆菌科细菌

D. 为更好地指导 HAP/VAP 治疗,需要了解当地病原学监测结果

参考答案:B

---

7. 关于医院获得性肺炎,不正确的是

A. 多继发于有各种原发疾病的危重患者,病死率高

B. 革兰阳性球菌所占比例最高,常为混合感染

C. 耐药细菌日益增多

D. 可能与大量抗菌药物暴露有关

参考答案:B

结 核 病

李燕明

北京医院呼吸与危重症医学科

学习目标

1. 全球和我国结核病流行病学趋势。

2. 结核病的危险人群。

3. 肺结核的影像学特点。

4. 结核病诊断方法。

5. 抗结核常用药物和常用的化疗方案。

6. 耐药结核病的治疗方案。

7. 特殊结核病人群的注意要点。

掌握要点

1. 结核病的影像学特点。

2. 结核菌素试验、γ- 干扰素释放试验、抗酸染色、分子病原学诊断、分子药敏检测等检测结果的解读。

3. 不同结核病的化疗方案的选择。

参考文献

1. 中华人民共和国国家卫生和计划生育委员会。中华人民共和国卫生行业标准 - 肺结核诊断（WS+288-2017/2008）。卫计委官网（http://www.nhc.gov.cn/wjw/index.shtml）。2017。

2. 中华医学会结核病学分会:肺结核诊断和治疗指南。

3. 中华医学会放射学分会:肺结核影像学及分级诊断专家共识。

4. Falzon D，Sch ü nemann HJ，Harausz E，et al.World Health Organization treatment guidelines for drug-resistant tuberculosis，2016 update.Eur Respir J，2017，49（3）。

5. Hoppe LE,Kettle R,Eisenhut M,et al.Tuberculosis—diagnosis,management,prevention,and control：summary of updated NICE guidance.BMJ,2016,352：h6747.

一、结核病的流行病学

结核病是由结核分枝杆菌引起的一种慢性感染性疾病,可累及几乎全身各个组织和器官,肺是最重要和最常见的受累器官,肺结核具有传染性。

WHO 2018 年发布的结核病全球报告显示(2017 年数据)：

1. 结核病是单病原引起的最常见感染性疾病(超过 HIV/AIDS)。

2. 160 万死亡(HIV 阴性：130 万；HIV 阳性：30 万)。

3. 新发结核病病例 1 000 万(成人：男性 580 万,女性 320 万；儿童：100 万)；2/3 的新发病例在以下 8 个国家：印度(27.4%)、中国(8.9%)、印尼、菲律宾、巴基斯坦、尼日利亚、孟加拉国和南非。

4. 新发 MDR-TB 病例 55.8 万：印度(24%)、中国(13%)和俄罗斯(10%)。

5. 全球结核杆菌潜伏感染(感染结核菌,但未发病)17 亿,占世界总人口 23%。

6. 我国是结核病高负担国家(第二),是 MDR-TB 高发国家。人口老龄化和免疫抑制人群的增加,结核防控面临巨大挑战。我国 HIV/AIDS 虽总体处于低流行、特定人群和部分重点地区高流行态势,要密切关注结核菌和 HIV 病毒的双重感染情况。

二、结核病的传播的生物学环节

1. 病原学

(1)结核分枝杆菌的形态与染色特性：细长略弯曲,不易着色,经萋-尼氏抗酸染色呈红色。

(2)培养特性：专性需氧菌；营养要求高,生长缓慢；根据接种菌多少,一般 2~4 周可见菌落生长,液体培养基内,1~2 周即可生长；易产生耐药性变异及 L 型细菌。

(3)抵抗力：对酸、碱、自然环境和干燥有抵抗力,对湿热、酒精和紫外线敏感,对抗结核药物易产生耐药性。

(4)致病性：结核分枝杆菌不产生内、外毒素。致病性可能与细菌在组织细胞内大量繁殖引起的炎症、菌体成分和代谢物质的毒性以及机体对菌体成分产生的免疫损伤有关。

2. 传染源 活动性结核病人(肺结核、喉结核),特别是高效价的痰涂片阳性、空洞型肺结核、咳嗽剧烈的患者。

3. 传播途径 呼吸道感染是主要感染途径,飞沫核传播；消化道感染是次要途径。

4. 环境因素 在温度适合的室内环境中,70% 的结核分枝杆菌可存活 3h；在干燥痰内可存活 6~8 个月；有效的过滤和紫外线可能将其从环境中清除,拥挤和不通风的环境及密切接触增加结核传播可能。

5. **易感人群（危险因素）** 结核菌暴露后是否发生活动性结核与宿主对结核菌的免疫反应和暴露时长、暴露量有关。其他增加活动性结核的风险包括：

（1）暴露时间：感染后第一年的风险最高。

（2）HIV 感染：细胞免疫功能受损导致 HIV 患者对结核分枝杆菌易感。

（3）干扰细胞介导免疫反应的治疗：如 TNF-α 抑制剂。

（4）硅沉着病（矽肺）：由于二氧化硅对肺泡巨噬细胞的影响。

（5）血液透析。

（6）糖尿病。

（7）年龄：儿童的发病率比成人高很多倍；65 岁后出现第二个发病高峰，可能由于宿主防御能力自然下降。

（8）其他导致免疫功能低下的情况：实体或血液恶性肿瘤、糖皮质激素和免疫抑制剂应用等。

6. **预防** 流行率较高的国家，包括我国儿童会常规接种卡介苗（BCG）进行预防，但其预防疗效并不明确。疫苗接种可能会保护婴幼儿，预防结核性脑膜炎和粟粒型结核病。

三、结核分枝杆菌的免疫反应

结核分枝杆菌是胞内感染菌，其保护性免疫主要是以 T 淋巴细胞介导的细胞免疫。活动性结核的发生有两种形式：一是病原感染后的早期发病；二是潜伏感染状态，休眠菌或生长受抑细菌的重新激活引起发病。

1. **免疫反应**

（1）固有免疫中巨噬细胞是结核感染主要的靶细胞，是机体抗结核感染最具有代表性的细胞群。中性粒细胞可通过氧依赖的杀菌物质和胞外捕获机制来杀灭结核菌。

（2）细胞免疫反应中，主要参与的细胞是 $CD4^+$ 和 $CD8^+$ T 细胞。$CD4^+$ T 细胞在机体抗结核感染中起重要作用，HIV 感染患者缺乏 $CD4^+$ T 细胞时，结核感染便不易控制。

2. **免疫与超敏反应**

（1）结核分枝杆菌所致免疫应答的特点：机体对结核分枝杆菌产生特异性免疫的同时，也产生了迟发型超敏反应，两者均为 T 细胞介导的结果。

（2）Koch 现象：原发感染和再感染的不同表现。再感染时局部溃疡发生快，提示在产生免疫的同时有超敏反应的参与。

四、结核病的诊断

超过 70% 的新发活动性结核病仅累及肺部，因此呼吸道症状和肺部影像学是结核病诊断的核心内容。

1. **临床表现**

（1）注意流行病史的询问和宿主危险因素的识别。

（2）肺结核多起病隐匿而缓慢，部分可无明显症状，仅在胸部影像学检查时发现。

（3）咳嗽是突出症状，早期可为干咳，病情进展出现组织坏死后可出现咳痰。

（4）咯血多提示肺实质累及较为广泛，也可由残留病灶引起的支气管扩张引起。

（5）全身症状：盗汗、疲乏、间断或持续午后低热、食欲不振、体重减轻、月经失调或闭经等；少数患者起病急骤，有中、高度发热。

（6）胸膜病变者可有刺激性咳嗽、胸痛和呼吸困难。

（7）气管、支气管病变者多有刺激性咳嗽，支气管狭窄者可出现喘鸣或呼吸困难。

（8）少数患者可伴有结核性超敏感症候群，包括结节性红斑、疱疹性结膜炎／角膜炎等。

（9）肺外结核病：相应受累脏器症状。

（10）体征不特异，较影像学表现相对轻微。

2. **影像学检查**　肺结核的影像学表现非常多样和复杂，以肺部结节（结节大小变异大）和树芽征多见。

（1）原发性肺结核：肺内原发病灶及胸内淋巴结肿大，或单纯胸内淋巴结肿大（图1）。儿童原发性肺结核可表现为空洞、干酪性肺炎及支气管淋巴瘘导致的支气管结核。

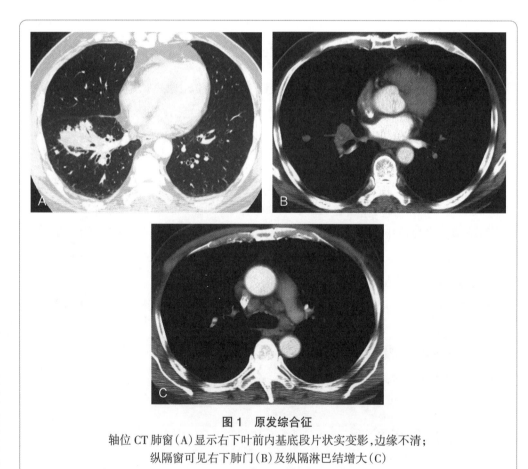

图 1　原发综合征
轴位 CT 肺窗（A）显示右下叶前内基底段片状实变影，边缘不清；
纵隔窗可见右下肺门（B）及纵隔淋巴结增大（C）

（2）血行播散性肺结核：急性表现为两肺均匀分布的大小、密度一致的粟粒阴影（图2）；亚急性或慢性血行播散性肺结核的弥漫病灶多分布于两肺上中部，大小不一，密度不等,可有融合;儿童有时仅表现为磨玻璃样影,婴幼儿粟粒病灶周围渗出明显,边缘模糊,易融合。

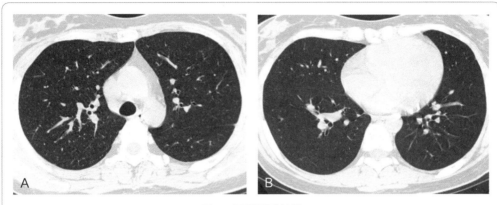

图 2　粟粒型肺结核
轴位 CT 肺窗显示两肺弥漫分布小点状影,约 1mm 大小,
呈大小均匀、分布均匀及密度均匀的典型三均匀改变

(3)继发性肺结核:表现多样(图 3~ 图 5)。轻者主要表现为斑片、结节及索条影,或表现为结核瘤或孤立空洞;重者可表现为大叶性浸润、干酪性肺炎、多发空洞形成和支气管播散等;反复迁延进展者可出现肺损毁,损毁肺组织体积缩小,其内多发纤维厚壁空洞、继发性支气管扩张,或伴有多发钙化等,邻近肺门和纵隔结构牵拉移位,胸廓塌陷,胸膜增厚粘连,其他肺组织出现代偿性肺气肿和新旧不一的支气管播散病灶等。

(4)气管、支气管结核:气管或支气管壁不规则增厚、管腔狭窄或阻塞,狭窄支气管远端肺组织可出现继发性不张或实变、支气管扩张及其他部位支气管播散病灶等(图 6)。

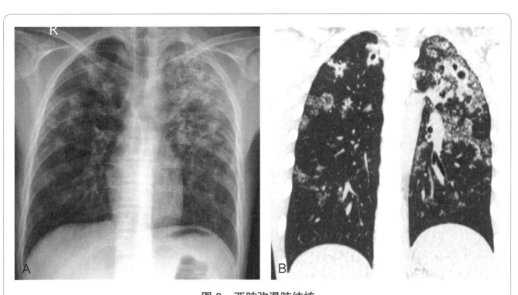

图 3　两肺弥漫肺结核
胸部正位像(A)显示两肺弥漫性病变,以中上肺分布为主,左上肺隐约可见小空洞影;冠状 CT 肺窗(B)显示两上肺多发空洞影,两肺斑片状磨玻璃影、右上叶反晕征和小实变影

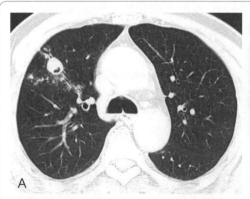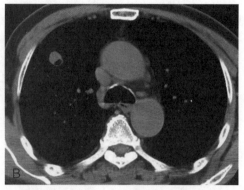

图 4　右上叶结核球

轴位肺窗（A）显示右上叶结节影，内含偏心空洞影，周围可见斑点状卫星灶；

纵隔窗（B）显示结节内实性部分密度均匀，未见纵隔淋巴结肿大

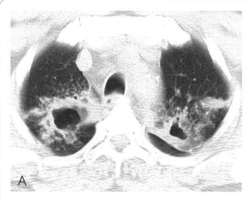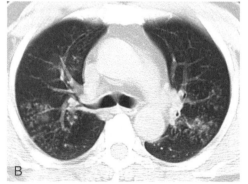

图 5　空洞型肺结核并支气管播散

轴位 CT 肺窗（A）显示两肺尖厚壁空洞影，周围可见斑状浸润影和条索影；

于气管分叉水平肺窗（B）显示两上叶后段树芽征

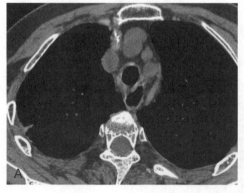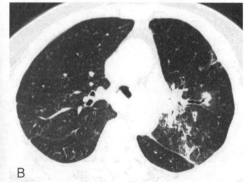

图 6　气管内膜结核

纵隔窗（A）显示气管壁环状增厚；肺窗 HRCT（B）显示气管下端不规则变窄，

左上叶可见多发小斑状致密影及条索影，沿支气管分布

3. **实验室检查** 可能出现白细胞增多和贫血。由于抗利尿激素样物质的作用,可能会发生低钠血症。

4. **病原学相关检查** 结核病的病原学检查是临床确诊结核的依据。受限于结核分枝杆菌缓慢的生长速度,结核病的病原学诊断面临挑战。近年来分子病原学和分子药敏检测的临床应用为快速早期诊断结核提供了手段。

(1)传统细菌学检查:①涂片萋-尼氏抗酸染色显微镜检查:阳性提示分枝杆菌,不能区分 TB 或 NTM。②分枝杆菌培养、菌种鉴定和药敏试验:菌种鉴定可区分 TB 和 NTM,是结核病确诊试验。同时以培养的结核菌为基础,可以进行结核菌药敏试验。

(2)分子生物学检查:目前应用的最为广泛和意义最明确的是 Xpert-MTB/RIF,是一种全自动核酸扩增检测方法。结核分枝杆菌核酸检测阳性可确诊结核病。

(3)分子药敏检测:速度快,可以弥补传统药敏的时间缺陷。但对于尚未阐明耐药机制的药物,分子药敏难以进行。目前结核分枝杆菌药敏还是以传统药敏为金标准。

(4)结核菌素皮肤试验:前臂皮内注射 5IU PPD;72h(48~96h)测量硬结;不能区分活动性和潜伏结核感染。

1)结果判读:硬结平均直径 <5mm 或无反应者为阴性;≥ 5mm 者为阳性。

一般阳性:硬结平均直径 ≥ 5mm,<10mm。

中度阳性:硬结平均直径 ≥ 10mm,<15mm。

强阳性:硬结平均直径 ≥ 15mm 或局部出现双圈、水疱、坏死及淋巴管炎。

2)结核菌素皮肤试验的假阴性反应:变态反应前期(1 个月内);免疫系统受干扰:急性传染病、免疫功能低下;结核菌素试剂失效或试验方法错误。

(5)γ- 干扰素释放试验:意义基本同 PPD 试验,不能区分活动性和潜伏结核感染。

1)与皮肤试验比较优势:对接种卡介苗者,更为特异;结果判读的变异性小。

2)缺点:价格贵;一些 NTM 可导致假阳性。

(6)结核病病理:上皮细胞样肉芽肿性炎,典型的结核病变由融合的上皮样细胞结节组成,中心为干酪样坏死,周边可见朗格汉斯多核巨细胞,外层为淋巴细胞浸润和增生的纤维结缔组织。确诊结核性病变需要在病变区找到病原菌,抗酸染色或 PCR 技术等。

五、结核病的化学治疗

1. **抗结核药物分类和常用药物** WHO 将抗结核药物分为 5 组:①一线口服抗结核药物(异烟肼、利福平、乙胺丁醇、吡嗪酰胺、利福喷汀、利福布汀);②注射类抗结核药物(卡那霉素、阿米卡星、卷曲霉素、链霉素);③氟喹诺酮类药物(莫西沙星、左氧氟沙星、氧氟沙星);④口服抑菌二线抗结核药物(乙硫异烟胺、丙硫异烟胺、环丝氨酸、特立齐酮、对氨基水杨酸钠);⑤疗效和安全性不充分的药物(贝达喹啉、德拉马尼、氯法齐明、利奈唑胺、阿莫西林 / 克拉维酸、氨硫脲、亚胺培南 / 西司他丁、美罗培南、大剂量异烟肼)

(1)异烟肼(INH,H):杀菌作用强大,对胞内、胞外菌均有作用;易产生耐药;药物分布全身组织体液,可透过血脑屏障,结核性脑膜炎的必选药物。不良反应:末梢神经炎、中枢神经系统障碍、肝损伤、变态反应、消化道反应等。

(2)利福平(RFP,R):对胞内胞外菌、任何生长状态的结核菌均有杀菌作用;血脑屏障穿透性差。不良反应:肝毒性、变态反应、类流感综合征、消化道反应、类赫氏反应。

(3)利福喷丁(Rft,L):利福霉素药物衍生物,抗菌谱同利福平,抗结核活性较利福平强;骨结核疗效肯定;不良反应较利福平少;与利福平存在交叉耐药。

(4)利福布汀(Rfb,B):利福霉素类,抗结核作用较利福平强,胞内杀菌作用强;与利福平存在不完全交叉耐药,利福布汀对 10%~20% 耐利福平菌敏感;主要用于复治结核病;不良反应类似利福平。

(5)吡嗪酰胺(PZA,Z):对酸性环境中的胞内菌作用强;分布广泛,可通过血脑屏障;不良反应:肝毒性、胃肠道症状、痛风样关节炎、变态反应等。

(6)乙胺丁醇(EMB,E):对生长活跃的细菌有抑菌作用;可在结核治疗强化期取代 SM 作为联合治疗的重要组成。不良反应:视神经损害(EMB 最严重的毒性反应,发生率与剂量成正比)、末梢神经炎、变态反应、胃肠道反应等。糖尿病已发生眼底病变的患者应禁用。

(7)链霉素(SM,S):仅对胞外菌有杀菌作用;难以通过血脑屏障,易透过胎盘屏障进入胎儿循环;不良反应:第Ⅷ对脑神经毒性作用、肾毒性、神经肌肉阻滞、变态反应等;妊娠前 3 个月禁用;可胸腔内局部应用治疗结核性脓胸。

(8)氟喹诺酮类:广谱抗菌药物,对结核分枝杆菌和除鸟胞内分枝杆菌复合群以外的 NTM 有较好的活性;用于初治、复治结核病。

(9)丙硫异烟胺(Eto):异烟酸衍生物;可通过血脑屏障和胎盘屏障;多用于复治患者;不良反应较多,与剂量相关。

(10)氯法齐明(Cfz):对麻风分枝杆菌的生长有抑菌作用,对结核分枝杆菌具有较高活性;亲脂性,与食物同服可增加吸收;脑脊液浓度低;用于耐药结核病治疗。不良反应:皮肤光敏反应、胃肠道反应、皮肤干燥、粗糙或脱屑等。

2. 结核病化疗对象的选择 痰结核分枝杆菌阳性的肺结核患者、痰菌阴性的活动性肺结核及肺外结核病。

3. 结核病化疗方案 任何方案都包括两个不同的治疗阶段。强化治疗阶段(3~5 种药物联合治疗 8~12 周)和巩固治疗阶段(2~3 种)连用,总疗程 6~12 个月。用药方式:全程每日用药;强化期每日用药,巩固期间歇用药;全程间歇用药。

4. 初治肺结核 $2HRZE/4HR$;$2HRZE/4HRE$;$2HRZE/4H_3R_3$,$2H_3R_3E_3Z_3E_3/4H_3R_3$。痰菌 2 个月未转阴者,强化疗程延长 1 个月,巩固方案不变;如 5 个月末或疗程结束没有转阴,初治失败。初治失败者根据药敏进入复治或耐药结核治疗方案。

5. 复治肺结核 需排除是否耐药,如耐药,按照耐药方案。$2HRZES/6HRE$;$3HRZES/5HRE$;$3HRZES/5H_3R_3E_3$;$3H_3R_3E_3Z_3E_3S_3/5H_3R_3E_3$。痰菌 2 个月未转阴者,强化疗程延长 1 个月,巩固方案不变;如 5 个月末或疗程结束没有转阴,复治失败。复治失败患者根据药敏结果进行个体化治疗。如 INH 或 PZA 或 RFP 不能使用,用左氧氟沙星替代。病变广泛或糖尿病患者,延长巩固期至总疗程 12 个月。

6. 肺外结核病 疗程 12 个月;$2HRZE/10HRE$;$3HRZE/9HRE$。

7. 耐药结核病的化疗方案

见下。

8. 预防性化学治疗 对感染结核分枝杆菌但未发病者,即潜伏感染者进行治疗,以减少结核病发病。

(1)主要对象:与活动性肺结核密切接触并已感染的儿童青少年;儿童及青少年结核菌素试验强阳性或新近阳转者;潜伏结核感染患者结核病的高危人群;HIV 感染合并结核分枝杆菌感染等。

(2)化疗方案:①异烟肼 0.3g/d,6~9 个月;②异烟肼 0.3g/d+ 利福平 0.45g/d,3 个月;③异烟肼 0.6g 每周 2 次 + 利福喷丁 0.6g 每周 2 次,3~6 个月;④利福平 0.45g/d,4 个月,适用于异烟肼耐药结核病患者的密切接触者。合并 HIV 感染者疗程 12 个月或更长。

六、耐药结核病(drug resistance-tuberculosis,DR-TB)

1. 分类

(1)单耐药结核病(MR-TB):对 1 种一线抗结核药物耐药的结核病。

(2)多耐药结核病(PDR-TB):对 1 种以上一线抗结核药物耐药(不包括同时对 INH 和 RFP 耐药)的结核病。

(3)耐多药结核病(MDR-TB):至少同时对 INH 和 RFP 耐药的结核病。

(4)广泛耐药结核病(XDR-TB):除了至少同时对 INH 和 RFP 耐药外,还对任何氟喹诺酮类抗菌药物产生耐药,以及 3 种二线注射类药物(卷曲霉素、卡那霉素和阿米卡星)中的至少 1 种耐药的结核病。

(5)利福平耐药结核病(RR-TB):利福平耐药的结核病,包括任何耐利福平的结核病。

2. 耐药结核病的药物分类 WHO 耐药结核病治疗指南(2016 年更新版)对治疗方案中抗结核药物进行了重新分组和分类,共分为 A、B、C、D 四组,A、B、C 组为核心二线药物,D 组为非核心的附加药物。

(1)A 组:氟喹诺酮类,包括高剂量左氧氟沙星(≥ 750mg/d)和莫西沙星,是 MDR-TB 核心方案中最重要的组成部分,若非存在绝对禁忌证,必须纳入治疗方案。对于儿童 RR-TB 和 MDR-TB(包括在中国)同样推荐使用,但 <5 岁或体重低于 10kg 的儿童慎用。莫西沙星可引起 QT 间期延长,联合有同样不良反应的药物时(如贝达喹啉、德拉马尼)需要加强监测。

(2)B 组:二线注射类药物,包括丁胺卡那霉素、卷曲霉素、卡那霉素、链霉素。若非存在严重禁忌证,建议纳入治疗方案。

(3)C 组:其他二线核心药物,包括乙硫异烟胺(或丙硫异烟胺)、环丝氨酸(或特立齐酮)、利奈唑胺和氯法齐明。WHO 首次将利奈唑胺和氯法齐明列入核心药物,强调在设计 MDR-TB 方案时,需要纳入 2 种或以上 C 组药物。

(4)D 组:可以添加的药物,不作为 MDR-TB 治疗的核心药物,分为3个亚类:①D1组:包括吡嗪酰胺、乙胺丁醇和高剂量异烟肼。② D2 组:包括贝达喹啉和德拉马尼。③ D3 组:包括对氨基水杨酸、亚胺培南 / 西司他丁、美罗培南、阿莫西林 / 克拉维酸、氨硫脲。这组药物仅在 RR-TB 或 MDR-TB 治疗时不能组成 5 种核心药物时才考虑使用。

3. 耐药肺结核治疗方案

(1)传统 RR-TB 和 MDR-TB 个体化方案:强化期 8 个月,巩固期 12 个月,总疗程 20 个月化疗方案。

1)在强化期应用包含至少 5 种有效抗结核药物的方案,包括吡嗪酰胺及 4 个核心二线抗结核药物:A 组 1 个,B 组 1 个,C 组至少 2 个。如果以上的选择仍不能组成有效方案,可以加入 1 种 D2 组药物,再从 D3 组选择其他有效药物,从而组成含 5 种有效抗结核药物的方案。

2)高剂量异烟肼和(或)乙胺丁醇可以进一步加强治疗方案:无异烟肼耐药证据或异烟肼耐药情况不确定者,治疗方案中都应该加入异烟肼。

(2)短程 RR-TB 和 MDR-TB 标准化方案:之前未接受二线药物治疗的 RR-TB 及 MDR-TB 患者,可采用 9~12 个月短程 MDR-TB 标准化方案替代 20 个月的传统方案。既往接受过 1 个月以上二线药物治疗,或对氟喹诺酮类药物和二线注射药物耐药或高度怀疑耐药的患者、妊娠、血行播散性肺结核、结核性脑膜炎不可采用标准化短程方案。强化期 4 个月(若无痰抗酸杆菌涂片阴转的证据,延长至 6 个月),巩固期 5 个月。

七、特殊人群的结核病

1. HIV 感染者　结核病是 HIV 感染人群最常见的机会性感染之一。

(1)所有 HIV 感染者合并结核病时应给予 ART;需注意抗结核药物与抗反转录病毒药物的相互作用。

(2)临床表现不典型,肺外结核多见。

(3)结核菌素试验阴性率高。

(4)影像学不典型:病变分布多广泛;双肺粟粒性病变多见,空洞少见;可表现弥漫性间质改变;可伴有多浆膜腔积液。

2. 妊娠结核病

(1)由于妊娠期不建议行性胸部影像学检查,易造成诊断延误。

(2)胸部 X 线检查:妊娠 <12 周或 >24 周者不宜进行,妊娠 3~5 个月必要时可考虑于腰腹防护下检查。

(3)妊娠早、中期及产后 1 个月内发病者多;结核中毒症状明显。

(4)影像学多显示病灶广泛,易伴空洞形成和血行播散。

(5)痰菌阳性率高、结核菌素试验阳性率高。

(6)血行播散性肺结核和结核性胸膜炎多见,产后合并肺外结核者多,结核性脑膜炎比例较高。

(7)治疗需要权衡药物作用和不良反应,可选择的药物:INH、EMB、PZA;禁用或慎用的药物:利福霉素类(妊娠早期禁忌,中晚期慎用)、氟喹诺酮类和氨基糖苷类为禁用药物。

(8)关于终止妊娠:出现下列情况建议终止妊娠,时间一般为妊娠 3 个月内。

1)出现严重呼吸道症状或中毒症状。

2)病变广泛,反复咯血者;伴有结核性脑膜炎、结核性心包炎等肺外结核者。

3)伴心、肝、肾功能不全,不能耐受妊娠、自然分娩及剖宫产术。

4)耐多药结核病、合并 HIV、合并糖尿病。

5)应用了大量可引发胎儿异常、造成新生儿先天不足的药物,如链霉素等。

3. 儿童结核病 儿童对结核菌敏感,较成人易发病。

(1)多为近期感染发展所致。

(2)临床特点

1)临床表现差异较大。

2)机体变态反应强度高,多发性浆膜炎、过敏性关节炎、结节性红斑较成人常见。

3)淋巴系统受累广泛,全身淋巴结肿大(包括肠系膜及肠壁淋巴组织),以颈、纵隔淋巴结肿大最为常见。

4)有血行播散倾向,肺外结核多见。

八、肺外结核病

免疫抑制人群和儿童是肺外结核病的高危人群,50% 合并 HIV 的结核患者有肺外受累。

1. 淋巴结结核 全身淋巴结均可累及,颈部淋巴结结核最常见(80%);淋巴源性、血源性和直接蔓延是主要的传播途径;痛性淋巴结肿大,病变蔓延可形成瘘管和溃疡;淋巴结活检可诊断;对药物的反应较肺结核差。

2. 中枢神经系统结核病 经血液循环进入脑内,最常累及脑膜,也可同时累及脑实质、动脉、神经和脊髓。

(1)可表现为头痛、发热、恶心、呕吐、颅神经受累症状,晚期嗜睡到昏迷。

(2)CSF:压力升高,淋巴细胞和蛋白增加。

(3)抗酸染色和培养多阴性,诊断依靠 CSF 的特征性表现和其他部位感染证据。

(4)结核性脑膜炎的治疗需应用糖皮质激素。

3. 骨结核 最常见的肺外结核,多源于肺结核;可累及骨、关节、滑膜、肌肉、腱鞘等,脊柱和四肢关节结核最常见。脊柱结核多发生于椎体;常因骨质破坏、脓肿窦道形成导致椎体塌陷移位,造成后突畸形和侧弯,严重者可致截瘫。

4. 肠结核 可发生在肠道任何部位,回盲部最常见;感染方式主要为肠源性、血源性和直接蔓延(盆腔或肾结核);腹痛是常见症状,溃疡性肠结核多有持续性腹泻,增殖性肠结核可有腹胀和消化不良;严重者可出现肠穿孔、出血和梗阻。

复习题

1. 以下哪种情况可以确诊结核病

A. 抗酸染色阳性

B. γ- 干扰素释放试验高效价阳性

C. Xpert-MTB/RIF 阳性

D. 病理显示上皮细胞样肉芽肿性炎

参考答案:C

2. 下列哪种描述符合耐多药结核病

A. 至少同时对 INH 和 RFP 耐药的结核病

B. 对 1 种一线抗结核药物耐药的结核病

C. 对 1 种以上一线抗结核药物耐药的结核病

D. 任何耐利福平同时耐任何一种或多种药物的结核病

参考答案:A

3. 下列哪些药物不建议用于妊娠妇女

A. 异烟肼

B. 乙胺丁醇

C. 吡嗪酰胺

D. 左氧氟沙星

参考答案:D

4. 关于合并 HIV 感染的结核病患者,下列描述不正确的是

A. 所有 HIV 感染者合并结核病时应给予 ART

B. 影像学病变分布多广泛;双肺粟粒性病变多见,空洞少见

C. 肺外结核病多见

D. 结核菌素试验阳性率高

参考答案:D

5. 结核性脑膜炎的描述中,不正确的是

A. 结核菌经血液循环进入脑内,最常累及脑膜

B. CSF 表现为压力升高,淋巴细胞和蛋白增加

C. 脑脊液抗酸染色阳性是临床常用的诊断方法

D. 结核性脑膜炎治疗需应用糖皮质激素

参考答案:C

真 菌 感 染

李燕明

北京医院呼吸与危重症医学科

学习目标

1. 肺部真菌病的主要临床特征。
2. 不同真菌病的基本诊断方法。
3. 真菌的形态学特点。
4. 真菌感染的治疗。

掌握要点

1. 了解以下真菌性疾病　曲霉病、芽生菌病、念珠菌感染、球孢子菌病、隐球菌病(新生隐球菌和哥特隐球菌)、组织胞浆菌病、毛霉病、伊氏肺孢子菌感染、孢子丝菌病。

2. 掌握每种真菌病的生长环境和流行地区、传播和感染方式、危险因素、临床表现、诊断策略、治疗选择。

参考文献

1. Diagnosis and management of Aspergillus diseases: executive summary of the 2017 ESCMID-ECMM-ERS guideline. Clin Microbiol Infect, 24 (Suplement 1): e1-e38.

2. Practice guidelines for the diagnosis and management of aspergillosis: 2016 update by the IDSA. CID, 2016, 63 (4): e1-60.

3. Clinical Practice Guideline for the Management of Candidiasis: 2016 Update by the IDSA. CID 2016 : 62 (4): e1-50.

4. Chronic pulmonary aspergillosis: rationale and clinical guidelines for diagnosis and management. Eur Respir J, 2016, 47 : 45-68.

一、真菌的形态学分类

根据形态学将真菌分为三类:酵母菌、霉和双相性真菌。

1. **酵母菌** 单细胞真菌,通过芽生或二分裂进行繁殖。

2. **霉** 多细胞真菌,由菌丝和孢子组成。

3. **双相性真菌** 双相性生长是真菌适应环境的表现。

(1)37℃:体内和体外以酵母菌和小球(spherules)形态存在。

(2)25℃:以霉的形态存在。

(3)双相性形态学变化受以下因素影响:温度、CO_2浓度、pH 值、半胱氨酸水平等。

侵袭性真菌病多发生在免疫受损宿主中,区域流行性真菌病则可影响健康或免疫缺陷宿主。细胞免疫是机体对真菌病主要的防御机制。霉感染多从肺部起病,而酵母菌病则多为血行感染,并可引起脓毒血症。

二、曲霉病

1. **曲霉的基本知识**

(1)曲霉储存库:曲霉在有土壤的地方几乎无处不在,如堆肥、杂物、灰尘、食物、腐烂的植物等。

(2)感染方式:吸入。

(3)形态学:丝状真菌。

(4)目前发现的曲霉超过 200 种,但超过 50% 的感染病例由烟曲霉引起。

(5)对人类有致病性的曲霉菌种

1)最常见:烟曲霉(Aspergillus fumigatus)、黄曲霉。

2)较少见:黑曲霉、土曲霉、杂色曲霉。

2. **肺曲霉病的临床表现** 根据宿主免疫状态和合并的基础病,吸入曲霉孢子后,肺曲霉病有 5 种临床反应形式。

(1)健康宿主:无特殊临床征象。

(2)既往有空洞性的基础肺病的患者:曲霉球。

(3)合并慢性呼吸系统疾病或轻度免疫抑制宿主:慢性坏死性曲霉病。

(4)免疫抑制宿主:侵袭性曲霉病。

(5)支气管哮喘、囊性纤维化:过敏性支气管肺曲霉病。

(一)侵袭性肺曲霉病(invasive pulmonary aspergillosis,IPA)

1. **临床特征**

(1)曲霉进入人体的主要途径:从鼻窦到下呼吸道(因此鼻部和肺是曲霉最常见、最重要的受累器官)。

(2)常见症状:发热、咳嗽、咳痰和呼吸困难。

(3)可表现为单纯的气管支气管炎(如艾滋病、肺移植受者)。

(4)血管侵犯可表现为胸膜性胸痛(小面积肺梗死)、咯血。

(5)可出现血行播散(中枢神经系统易受累)。

2. 危险因素

(1)中性粒细胞减少是 IPA 最重要的危险因素。

(2)急性白血病患者的发病率为 5%。

(3)IPA 的风险随中性粒细胞减少、病程延长而增加(前 3 周约增加 1%/ 天,3 周后约增加 4%/ 天)。

3. ICU 患者 IPA 的危险因素

(1)高危因素:粒细胞缺乏、血液系统恶性肿瘤、异基因骨髓移植。

(2)中危因素:入住 ICU 前长期应用糖皮质激素、慢性阻塞性肺疾病、同基因骨髓移植、肝硬化、患者入住 ICU>7 天、实体脏器肿瘤、HIV 感染、肺移植、系统性疾病、接受免疫抑制药物治疗。

(3)低危因素:严重烧伤、其它实体器官移植受者(心、肾、肝等)、糖皮质激素应用≤ 7 天、ICU 居住 >21 天,营养不良,心脏手术后等。

4. 诊断

(1)组织病理学:存在有分隔的锐角分枝菌丝是确诊标准(图1,镰刀菌和足放线菌病也可出现该表现)。

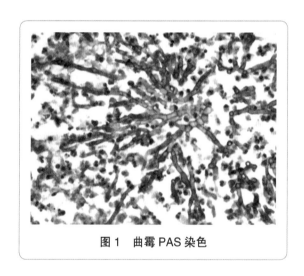

图 1　曲霉 PAS 染色

(2)痰培养:生长迅速(1~3 天),但相对不敏感。

1)痰曲霉培养阳性:可能为定植或感染。

2)白血病或骨髓移植患者的诊断效能较高:PPV(阳性预测值)80%~90%;NPV(阴性预测值)70%。

(3)血培养:阳性率低。

(4)血 β-D- 葡聚糖测定(G 试验):检测真菌细胞壁成分,但并非曲霉的特异性检查,一些抗菌药物可造成假阳性。

(5)血半乳甘露聚糖抗原检测(GM 试验):检测曲霉细胞壁的多糖。曲霉特异性抗原检测方法,敏感性和特异性较高,特别是在中性粒细胞减少的人群中。其他真菌、大米/面食饮食可造成假阳性。

（6）支气管肺泡灌洗液在 IPA 中的诊断价值

1）真菌涂片和培养：特异性 97%，敏感性 3%~50%。曲霉的菌丝呈 45° 锐角分叉，并有隔膜。

2）经支气管活检临床意义有限。

3）半乳甘露聚糖抗原（GM 试验）：不同人群应用肺泡灌洗液中 GM 试验诊断 IPA 的研究所采用的 cut-off 值不同，以 0.5 居多。敏感性 67%~100%，特异性 78%~100%，正常人群的特异性稍差。

（7）IPA 影像学表现

1）CXR：①非特异性表现：圆形浸润影、宽基底的胸膜下浸润（肺梗死）、空腔；②胸腔积液罕见。

2）CT 扫描典型表现：①多发结节；②晕征：结节周围出血引起的低密度影（多见于中性粒细胞减少患者）；③新月征：继发于坏死结节中间的月牙形透亮影。

5. 治疗　一线治疗药物为伏立康唑；两性霉素 B 和卡泊芬净可以作为备选方案。

6. 预防　泊沙康唑现已获得 FDA 批准用于患有以下疾病患者进行 IPA 预防：急性髓性白血病、骨髓增生异常综合征、异基因移植后的移植物抗宿主病。

（二）慢性坏死性肺真菌病

1. 临床表现　通常发生在合并基础肺病和/或一定程度免疫抑制的患者中；临床可表现为发热、不适、咳嗽、盗汗和体重减轻；当社区获得性肺炎治疗效果欠佳时应考虑该病。

2. 抗真菌药物　伏立康唑、伊曲康唑、两性霉素 B、卡泊芬净。

3. 去除危险因素非常重要。

（三）曲霉球

1. 曲霉球　是真菌球占据原先存在的空腔内形成的，真菌球由菌丝、纤维蛋白、黏液和细胞碎片等物质构成。

2. 临床表现　临床症状多样：轻症可无症状；重症可出现咯血，特别是在支气管扩张症患者中；发热和咳嗽不常见。

3. 特异性影像学表现　腔内的真菌球可随体位移动。

4. 治疗　无症状者可以观察；伊曲康唑治疗有效率 60%；手术切除；咯血患者可行支气管动脉栓塞。

（四）变应性支气管肺曲霉病（ABPA）

1. ABPA 是一种非侵袭性、过敏性疾病，可表现为发热、肺浸润、咳嗽，咳痰伴黏液栓常见。

2. 在以下疾病中要考虑 ABPA　难治性哮喘（即难以逐渐减少糖皮质激素使用）、囊性纤维化。

3. 治疗目标　预防恶化。

（1）治疗：糖皮质激素和/或伊曲康唑。

（2）抗 IgE 治疗可能有益。

4. ABPA 诊断标准（另章详述）。

三、芽生菌病

1. **基础知识** 芽生菌病由皮炎芽生菌感染引起,也称北美芽生菌病,在美国主要流行于北美地区。其属于双相真菌,在自然环境中以霉菌形式存在,可产生孢子。宿主通过吸入孢子或通过皮肤接触感染,在人体的体温环境中变为酵母菌相,可以定植在肺部,亦可以通过血液播散到其他器官,如皮肤、骨关节和中枢神经系统等。

2. **临床特点和并发症**

(1)临床症状谱广,从轻度至危及生命(例如 ARDS)。

(2)任何宿主都可发病,但免疫抑制宿主的疾病程度更重。

(3)大多数患者表现为慢性肺炎。

(4)影像学:可为任何表现。

(5)皮肤是第二常见的感染部位,可表现为疣状或溃疡性皮损。

3. **诊断方法**

(1)抗原检测:通过酶联免疫测定(EIA)方法检测尿液、血清或 BAL 的芽生菌抗原。与组织胞浆菌病和其他真菌性疾病可能发生交叉反应。

(2)抗体测试:免疫扩散(ID)和补体结合(CF)法,敏感性和特异性均较低。

(3)培养是诊断芽生菌病的金标准。目前已有商品化的 DNA 探针(AccuProbe,GenProbe 公司)可用于确诊。

(4)显微镜检查对芽生菌诊断很重要,可发现组织或呼吸道分泌物中的酵母样菌,芽生孢子与母孢呈宽基底连接。

(5)聚合酶链式反应(PCR):仍在试验中。

4. **治疗** 根据病情严重程度决定治疗策略,可选用两性霉素 B 或伊曲康唑。

四、侵袭性念珠菌病

1. **背景**

(1)念珠菌属可在人的消化道和皮肤定植,目前已经发现 160 多种念珠菌,其中只有少数对人类有致病性。

(2)念珠菌是血行感染的重要病原,占所有血行感染的 12%。

(3)以下为常见的念珠菌属

1)白色念珠菌:占侵袭性念珠菌病分离率的 50%~60%。

2)光滑念珠菌:对多数抗真菌药物不敏感,占分离率的 15%~20%。

3)近平滑念珠菌:多见于导管相关感染,占分离率的 10%~20%。

4)热带念珠菌:占分离率的 6%~12%。

5)克柔念珠菌:对唑类天然耐药,对两性霉素 B 亦不太敏感。

6)季也蒙念珠菌

7)葡萄牙念珠菌:对两性霉素 B 耐药。

8)都柏林念珠菌:95% 从 HIV 感染患者中分离出。

2. 念珠菌病的临床症状

(1)临床病例多数发生在 ICU 中:伴有急性播散的念珠菌血症。

1)50% 的念珠菌血症会发展为感染性休克。

2)播散部位:肾脏、肝脏、脾脏、眼、血管内结构。

(2)念珠菌腹膜炎:可发生在肠壁损伤后。

(3)念珠菌脑膜炎。

(4)从泌尿道和呼吸道分离到的念珠菌通常为定植。

3. 播散性念珠菌血症的临床特点

(1)对广谱抗菌药物没有反应的发热常常是最重要的感染线索,特别是以下情况:

1)静脉留置导管时间延长。

2)同时存在多种危险因素。

3)伴有多器官的感染。

(2)体格检查

1)皮肤结节(10%~20%)。

2)真菌性内眼炎(5%~10%)。

3)可出现感染性休克(低血压、心率增快、呼吸频率增快)。

4)因脓毒血症导致多脏器功能不全相关表现。

4. 侵袭性念珠菌病的诊断

(1)血培养:40%~60% 播散性念珠菌病为阴性,鉴定酵母阳性培养物可能需要数天时间。

(2)血清学:1,3 β-D- 葡聚糖(普通真菌细胞壁蛋白)。

1)灵敏度:75%~100%;特异性 88%~100%(FDA 批准)。

2)与下列物质存在交叉反应:曲霉、镰刀菌、顶头孢霉和其他真菌。

5. 念珠菌病的治疗

(1)拔除血管内留置导管。

(2)作为初始治疗,棘白菌素类优于唑类,后根据药敏结果可过渡到唑类。

(3)疗程

1)仅有念珠菌血症:血培养阴性后 2 周。

2)有内眼炎证据:4~6 周。

(4)预防:意见不太一致,如果存在两个或以上部位真菌定植(如尿液、痰),可以考虑应用 1 周氟康唑。

6. 耳念珠菌

(1)自 2009 年开始出现,在欧洲与美国均有报道,我国也有报道。

(2)其感染与医疗行为相关,临床难以识别和诊断。

(3)对唑类耐药,一些菌株对所有三唑类抗真菌药物均不敏感,治疗困难。

五、球孢子菌病

1. **背景** 球孢子菌病是因吸入球孢子菌属的孢子引起的真菌感染。球孢子菌属包括两个类型:粗孢子菌和波萨达斯球孢子菌。球孢子菌病主要流行于美国西南部和墨西哥、中美洲、南美洲的干旱地区,又称山谷热。

球孢子菌在自然界以菌丝形态存在,在体内是以小球体孢子型存在。自然界的孢子吸入气道后,孢子膨胀成为内孢囊分裂繁殖,成熟的内孢囊破裂并释放内生孢子,进行周期性繁殖、寄生并引起感染;显微镜下可见大个的小球体中填满内生孢子。

2. **临床特点**

(1)60% 的感染患者无症状。

(2)大多数急性病例是自限性的;即使在流行地区,1/3 的病例可能被诊断为"社区获得性肺炎"。

(3)当出现以下情况时提示患者可能不是"CAP":肺门淋巴结肿大、嗜酸性粒细胞增多、皮肤表现(如结节性红斑)。

(4)球孢子菌在传播上有种族偏好,菲律宾人和非洲裔美国人的传播风险高于白人,这种传播上的种族偏好可能是由于 HLA 复合基因的差异性引起的。

3. **诊断和治疗**

(1)诊断

1)抗体测试(ELISA,免疫扩散等)。

2)从培养物中分离小球体(容易生长)。

(2)治疗

1)免疫功能正常患者:观察。

2)如果症状持续 > 6 周,考虑启动治疗。

3)免疫抑制患者:氟康唑或两性霉素。

六、隐球菌

感染人类的隐球菌主要是新生隐球菌和格特隐球菌。

1. **新生隐球菌**

(1)全球范围内流行,存在于土壤和鸟类粪便中。

(2)免疫功能低下宿主是主要的感染人群。

(3)肺和中枢神经系统是主要的感染部位。

(4)诊断:培养、显微镜检查(经印度墨汁染色,隐球菌的多聚糖荚膜呈典型的光环状)、抗原检测(LA,EIA)。

2. **格特隐球菌** 主要流行于热带和亚热带地区以及北美太平洋海岸;需要通过培养和新生隐球菌鉴别。

3. 治疗　疗程长,一般需 6~12 个月。

(1)肺部感染:氟康唑

(2)中枢神经系统感染:两性霉素 B+ 氟康唑

七、组织胞浆菌病

1. 背景　组织胞浆菌病是由荚膜组织胞浆菌引起的真菌感染。组织胞浆菌是土壤腐生菌,鸟粪和蝙蝠粪是重要的载体;传播方式:吸入微小分生孢子;鸡舍、鸟巢和洞穴是重要的病原菌来源;主要流行于美国东南部和南美洲,我国有散发报道。

2. 临床特点

(1)大多数人仅表现为轻微 / 自限性呼吸道感染症状。

(2)严重者可出现急性呼吸衰竭,影像学表现为弥漫性浸润影。

(3)结节(PET 可阳性)。

(4)支气管结石和纤维素性纵隔炎是组织胞浆菌病的特殊临床表现,但不多见。

(5)HIV 阳性的患者可出现播散性组织胞浆菌病。

(6)致病与否取决于暴露强度、宿主免疫状态,但也存在目前尚不确定的因素。

3. 诊断

(1)抗原检测:EIA 方法检测抗原,可以检测样本包括血清、尿液、BAL、脑脊液。

(2)抗体检测:感染后 2~6 周才能出现阳性反应,因此不适用于急性病例诊断或免疫抑制患者。

(3)补体结合试验:病程 6 周以上可出现阳性;敏感性:病程每延长 1 周增加 5%~15%,到第 6 周 75%~95%;以下情况特异性降低:结节病、结核、淋巴瘤,可出现交叉阳性反应。

(4)免疫扩散试验:

1)H 型沉淀带:敏感性 10%~20%,对急性感染病例非常特异。

2)M 型沉淀带:敏感性 50%~80%,阳性持续时间长。

(5)组织和体液培养:可能需要 6 周才能生长。

(6)显微镜:可见非常小的出芽酵母,敏感性低。

4. 治疗　组织胞浆菌病的治疗需依据患者病情的严重程度。

(1)轻度或者慢性状态:观察。

(2)中度:伊曲康唑。

(3)重度:两性霉素 B。

八、毛霉病

1. 背景　毛霉属于接合菌纲毛霉目毛霉科。引起人类疾病的毛霉包括根霉属、犁头霉、毛霉属。毛霉广泛存在于自然界的土壤和腐烂的有机物质中。人通过吸入孢子感染毛霉病。

2. 毛霉病　毛霉是侵袭力非常强的病原体,以血管侵袭、血栓形成和出血性梗死为特征。根据毛霉的感染部位把毛霉病主要分为 5 型。

(1)鼻脑型:常见于中性粒细胞减少症患者和糖尿病患者。

(2)肺型:严重的中性粒细胞减少症。

(3)胃肠道型:不太常见,在新生儿中最常见。

(4)皮肤型:分为原发性和继发性。

(5)播散性:可以继发于其他型,特别是在严重的中性粒细胞减少症者。

3. 肺型毛霉的特点

(1)宿主常为合并恶性血液病患者,因应用免疫抑制剂 / 抗菌药物引起长期的严重的中性粒细胞减少。

(2)症状:咳嗽、发热、胸膜性胸痛、咳痰,部分患者出现咯血(咯血量不一)。

(3)影像学检查:肺多发结节;胸腔积液(与 IPA 相反,较 IPA 常见)。

4. 毛霉病的诊断

(1)组织学:丝状真菌,少许分裂(带状)菌丝;直角分支,无确定的隔膜(图 2)。

(2)培养:来自感染部位标本培养阳性是诊断毛霉病的金标准。

(3)1,3-β-D- 葡聚糖和半乳甘露聚糖检测在毛霉感染中均为阴性。

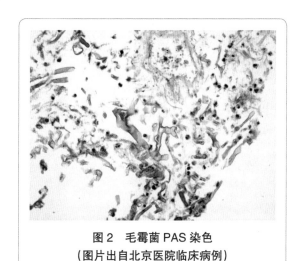

图 2　毛霉菌 PAS 染色
(图片出自北京医院临床病例)

5. 毛霉病的治疗

(1)停止去铁胺治疗。

(2)对临床怀疑的患者进行早期经验性治疗很重要。

(3)毛霉病预后差,需联合治疗

1)抗真菌药:两性霉素 B 仍然是最有效的抗菌药,其次是泊沙康唑和艾莎康唑。

2)手术切除病灶 / 感染病灶彻底清创。

3)免疫重建。

九、肺孢子菌肺炎

1. 概述

(1)PCP 是 Pneumocystis Pneumonia(肺孢子菌肺炎肺炎)的缩写。

(2)发病率低于 15 年前。

(3)患病率:住院的 HIV/AIDS 患者中为 9%;在实体器官移植受者中为 1%。

(4)HIV 感染患者临床表现:亚急性起病,症状可有发热、干咳、乏力。

(5)非 HIV 感染患者临床表现:起病更急,高热常见,临床表现更为凶险。

2. 危险因素和预防措施

(1)危险因素:HIV/AIDS(CD4$^+$T 细胞 <200/μL);使用免疫抑制剂的器官移植受者;应用糖皮质激素联合免疫抑制药物治疗的患者;接受细胞毒性药物治疗的结缔组织疾病患者。

(2)对于以下 PCP 感染的高危人群,可应用 TMP-SMX 进行预防。

1)HIV(+)患者 CD4$^+$T 细胞 <200/μL。

2)干细胞移植患者。

3)次选药物:阿托伐醌、氨苯砜、喷他脒喷雾剂。

4)如果 HIV + 患者 CD4$^+$T 细胞 <100,需联合预防弓形虫病的治疗。

3. 诊断和治疗

(1)诊断

1)在 HIV(+)患者中,经甲苯胺蓝染色后显微镜检查(最理想的是 BAL)直接发现 PCP 是非常敏感的方法。

2)PCR:可用于无症状患者的监测。

(2)治疗

1)TMP-SMX 疗程 21 天。

2)如果 A-aDO$_2$> 35mmHg,则联合糖皮质激素。

3)备选方案:①重度:克林霉素 + 伯氨喹;静脉应用喷他脒。②轻度:甲氧苄啶 + 氨苯砜;阿托伐醌。

十、少见真菌病

1. 孢子丝菌病(sporotrichosis) 是由申克孢子丝菌复合体(Sporothrixschenckii complex)感染皮肤、皮下组织、黏膜和局部淋巴系统所引起的慢性感染性疾病,偶可播散全身,引起多系统性损害。病原来源:土壤,腐烂的植被;传播:主要通过切割 / 刮擦等与皮肤接触传播,肺部吸入孢子感染少见;诊断:培养阳性诊断价值最好,血清学结果意义不大。

2. 枝孢子菌病

环境真菌可以引起皮肤、眼睛、鼻窦、脑部感染;与哮喘有关。

3. **凸脐儒孢菌**　属于霉菌(存在于草地,温暖,潮湿的地区);可累及皮肤、角膜、鼻、肺、心包、骨骼;免疫力低下的患者为主要感染人群。

十一、抗真菌治疗药物

1. **唑类**　通过羊毛甾醇脱甲基酶抑制细胞壁功能生长。

(1)提示:避免应用于妊娠患者,药物相互作用常见(细胞色素 P450)。

(2)氟康唑:口服生物利用度良好。

(3)伊曲康唑:监测血药浓度。

(4)泊沙康唑:可应用于预防,抗菌谱较广。

(5)艾莎康唑:抗菌谱较广,仅有静脉制剂,输注需要过滤器。

(6)伏立康唑:口服生物利用度良好,需监测血药浓度(对曲霉有杀菌作用)。

2. **棘白菌素**　卡泊芬净、米卡芬净、阿尼芬净。

(1)抑制细胞壁葡聚糖的合成,被认为对念珠菌有杀菌作用。

(2)口服生物利用度差。

(3)副作用较少:肝毒性(7%~14%),过敏。

3. **两性霉素**　副作用多,肾毒性是其中之一。

复习题

1. 侵袭性肺曲霉病的危险因素不包括

A. 中性粒细胞减少及中性粒细胞缺乏

B. 长期糖皮质激素应用

C. 支气管扩张

D. 血液系统恶性肿瘤

参考答案:C

2. 关于曲霉,以下说法正确的是

A. 慢生长菌

B. 菌体存在有分隔的,呈直角分枝菌丝

C. G 试验是曲霉特异性检查

D. 伏立康唑为 IPA 一线治疗用药

参考答案:D

3. 关于芽生菌病,以下说法错误的是

A. 仅免疫抑制宿主可发病

B. 肺部及皮肤是常见的感染部位

C. 影像学基本可以为任何表现

D. 治疗可选用两性霉素 B 或伊曲康唑

参考答案:A

---

4. 可引起血流感染的真菌最常见为

A. 曲霉菌

B. 念珠菌

C. 毛霉菌

D. 新生隐球菌

参考答案:B

---

5. 关于毛霉病,以下错误的是

A. 通过吸入孢子传播

B. 是侵袭力非常强的病原体,以血管侵袭,血栓形成和出血性梗死为特征

C. 1,3-β-D- 葡聚糖和半乳甘露聚糖在毛霉感染中均为阳性

D. 最有效的抗真菌药物为两性霉素 B

参考答案:C

---

6. G 试验与 GM 试验有助于毛霉菌感染确诊? 是或 否

参考答案:否

罕见肺部感染、支气管扩张、囊性纤维化

谢 菲

中国人民解放军总医院呼吸与危重症医学科

学习目标

1. 奴卡菌肺炎和放线菌肺炎的临床特征和影像学表现。
2. 奴卡菌肺炎和放线菌肺炎的治疗。
3. 支气管扩张的病因。
4. 支气管扩张的治疗策略。
5. 囊性纤维化的基因变异。
6. 囊性纤维化的治疗。

掌握要点

1. 奴卡菌肺炎和放线菌肺炎的临床表现和治疗原则。
2. 了解支气管扩张的分类。
3. 囊性纤维化的临床表现与诊断。

一、奴卡菌病

1. 奴卡菌

(1)革兰阳性需氧杆菌,不活动,寄生于土壤和腐物中。其细长菌丝呈微嗜酸染色。

(2)与人类疾病相关的有 7 种,星形奴卡菌最常见。

2. 发病机制

(1)多为机会性感染,男女比 3∶1。

(2)仅有 3% 的病例发生在健康成人。

(3)常发生在细胞免疫缺陷的患者:实体器官移植后(特别是肺移植)、HIV 感染(CD4<0.1×10^9/L)、淋巴瘤、抗 TNF 治疗。

(4)局部肺防御能力缺失:慢性阻塞性肺疾病(慢阻肺)、PAP,肉芽肿病等是发病因素,但这些情况下的糖皮质激素治疗才是最重要的危险因素。

3. 临床表现

(1)最常见的表现是亚急性肺炎。

(2)可以直接通过吸入病原起病,肺外播散常见:脑播散最常见,特别是酗酒者;其他易播散部位包括皮肤、骨、肌肉。播散常发生在 HIV 感染者和酗酒者。

4. 诊断

(1)培养,为获得更多的标本可以进行支气管镜检查。

(2)需氧培养约 4 周。

(3)免疫抑制人群 + 涂片 / 培养阳性 = 疾病确诊。

(4)DNA 检测和 PCR 技术可以缩短诊断时间。

5. 治疗

(1)首选磺胺治疗。

(2)磺胺过敏者可使用米诺环素。

(3)利奈唑胺在体外抗菌活性高,但受费用和毒性限制,多用于顽固性病例。

(4)疗程 6~12 个月。

(5)脓肿形成时应考虑外科引流。

二、放线菌病

1. 放线菌

(1)厌氧或微需氧革兰阳性杆菌。

(2)定植在口腔、结肠、阴道。

(3)常引起感染的是以色列放线菌。

(4)肺部放线菌感染常为多种微生物混合感染。

2. 放线菌病

(1)感染常发生在正常宿主:酗酒和口腔卫生不良是高危因素。

(2)男女比 3∶1。

(3)呼吸系统感染多缘于误吸,但也可由腹腔或颈部感染直接扩散而来。

(4)以小菌落和颗粒形式生长(硫磺颗粒)。

(5)胸壁侵蚀常见。

3. 放线菌病的临床表现

(1)口腔科操作后发生颈面部感染。

(2)肺部病变常为隐袭性,亚急性起病,易漏诊。

(3)发生支气管皮肤瘘者应高度怀疑放线菌感染。

(4)常与肺癌和肺结核混淆。

4. 放线菌病的诊断

(1)诊断常需组织学检查。

(2)如果没有硫磺颗粒,只在痰或支气管灌洗液中见到细菌诊断意义不大。

5. 放线菌病的影像学表现

(1)空洞常见,与奴卡菌病类似(两者比较见表1)。

(2)肺外周带和下肺好发。

(3)如有淋巴结肿大、支气管扩张、胸膜病变等表现需警惕放线菌病(而不是奴卡菌病)。

(4)肺脓肿—脓胸—肋骨骨髓炎—胸壁窦道形成(无解剖障碍直接扩展)。

6. 放线菌病治疗

(1)不治疗者最终死亡。

(2)青霉素是首选药。

(3)青霉素过敏者可使用四环素、红霉素、克林霉素。

(4)常需要延长治疗(12个月),辅助外科手术可能缩短疗程。

表1 奴卡菌病和放线菌病的比较

奴卡菌	放线菌
革兰阳性需氧	革兰阳性厌氧
发病率上升	发病率下降
男性发病率高	男性发病率高
发生在免疫抑制人群	主要发生在具有免疫能力的人群,酗酒和口腔卫生差是高危因素
主要为肺部表现	肺部表现少(大约15%)
胸壁侵蚀少见	胸壁侵蚀和骨侵蚀常见
转移播散常见(特别是脑)	转移播散少见,主要侵蚀邻近器官播散
肉芽肿形成和纤维化少见	肉芽肿和纤维化常见,可见特征性硫磺颗粒
可以通过痰、肺泡灌洗液和胸腔积液培养诊断	常需细胞学和病理学诊断
磺胺治疗	青霉素治疗
常需外科引流	单独抗感染治疗效果好

三、支气管扩张

支气管扩张属于一种综合征,指不可逆的支气管扩张和结构破坏,引流不充分,气道黏液蓄积。其特征是微生物感染和炎症反应持续存在,分为囊性纤维化型和非囊性纤维化型两种形式。

(一) 囊性纤维化

1. 流行病学

(1) 1986—2014 年美国成人和儿童囊性纤维化(CF)总体发病率逐渐升高。从患者分布看,18 岁以下患者的比例从 70.8% 降至 49.3%,成人患者的比例从 29.2% 升至 50.7%,在我国,是少见病。

(2) 2014 年的数据,小于 1 岁幼儿的诊断例数最高,但成人的累计诊断率高于幼儿。

2. 发病机制
CF 是美国人里最常见的常染色体隐性遗传病,白种人发病率最高(1/3 000 白种新生儿)。CF 基因位于第 7 对染色体长臂,代表的分子就是 CF 跨膜调节蛋白(CFTR)。

(1) CF 跨膜调节蛋白(CFTR)

1) 位于细胞表面的离子通道,调节上皮层表面的液体量。

2) 作用是促进氯分泌,抑制钠吸收,增加上皮细胞层表面的黏液容积和黏稠度,可能也调节其他细胞蛋白。

3) 目前已确定的变异超过 1 600 种。

4) Δ F508 最常见,欧洲后裔的 CF 患者 90% 是 Δ F508 变异,突变是 508 位点单个苯丙氨酸缺失。

5) 所有上皮细胞均有表达,包括肺、胰腺、汗腺、肝脏、肠道、睾丸。

(2) CFTR 的变异存在以下 5 种形式

1 型:细胞完全不能产生有功能的 CFTR。

2 型(F508):CFTR 蛋白能够合成但不能折叠,因此无法到达细胞表面。

3 型:CFTR 蛋白能够合成并到达细胞表面,但不能正常发挥功能。

4 型:CFTR 蛋白所含离子通道的开放出现问题。

5 型:CFTR 产生量不足。

每一类 CFTR 变异的位点也都不相同,而最常见的是 2 型(F508)。

(3) CFTR 功能

1) CFTR 蛋白缺陷导致离子转运障碍。

2) 呼吸道、胰腺、消化道,以及汗腺分泌液的组成发生改变,包括:容量不足;高钠浓度;碳酸氢盐的分泌下降,导致黏蛋白分子交联;炎症反应失调,自身细胞炎症状态增强。

3) 集中表现为容易发生感染。在肺部,气道黏液层性状的改变造成黏液纤毛清除效力下降,持续细菌感染,炎症反应增强(细胞残骸增多,包括 DNA 与弹性蛋白酶),气道阻塞,肺功能不断下降。

3. 诊断试验

(1) 汗液氯离子浓度升高 >60mmol/L(正常值 <40mmol/L)是诊断的金标准,这个检查必须重复至少两次,有 1% 的 CF 患者汗液氯离子水平正常。

(2) 分子诊断:CFTR 变异多达 1 600 多种,目前常根据最常见的 20~30 种进行基因检测,覆盖 90% 的患者。

(3) 跨呼吸道上皮细胞的电压变化:目前属于研究手段,协助 CF 的诊断。

(4)免疫反应性胰蛋白酶(IRT)增高:可用于新生儿的筛查。

4. CF 诊断　两次汗液检测氯离子水平升高或两个 *CFTR* 基因上均发现可致 CF 的变异或跨鼻黏膜上皮离子转运异常的特征表现联合一个以上 CF 表型特征(鼻窦和肺疾病、消化道症状、营养不良、梗阻性无精症、失钠综合征)或兄弟姐妹诊断为 CF 或新生儿筛查阳性。

基因变异不等于表型,其他遗传或非遗传因素也影响临床表现。当出现以下情况时临床应怀疑 CF:①慢性铜绿假单胞菌、金黄色葡萄球菌、非结核分枝杆菌感染;②慢性 / 复发特发性胰腺炎;③双侧输精管缺失;④慢性鼻窦炎、鼻息肉;⑤无法解释的支气管扩张。

成人诊断标准

出现上述情况同时符合以下一条:①汗液氯 >60mmol/L;② 2 个 CF 关联变异;③汗液氯 40~59mmol/L,没有或仅有一项 CF 关联变异,加上明显的临床表现或家族史。

当汗液氯 <30mmol/L,基本不考虑 CF。

5. CF 肺部表现及肺部并发症

(1)肺部并发症:咯血、气胸、非结核分枝杆菌感染、呼吸衰竭、变应性支气管肺曲霉病(ABPA)。

(2)肺部表现

1)出生时肺正常。

2)感染出现早且持续存在:①早期流感嗜血杆菌、金黄色葡萄球菌,晚期铜绿假单胞菌;②铜绿假单胞菌感染是独立预后因子;③ MRSA 感染与肺功能和存活率降低相关。

(3)持续咳嗽。

(4)气道高反应。

(5)支气管扩张和阻塞性肺病进行性加重,出现呼吸衰竭直至死亡。

6. CF 的治疗　治疗主要集中在减轻呼吸道和其他器官的下游效应、减缓快速进展、改善疾病进程,目前没有根治方法。

(1)气道分泌物的清除:适用于所有 CF 患者,利于排痰,维持肺功能,改善生活质量。包括肺部理疗、用力呼气技术、机械背心、呼气震动阀(flutter valves)。疗效类似,应配合有氧运动。

(2)支气管舒张剂:不推荐常规使用,除非:①支气管舒张试验阳性;②合并哮喘或 ABPA;③用于理疗或吸入治疗之前;④改善黏液纤毛的清除效率尚不明确,沙美特罗可能恢复氯的分泌。

(3)降低分泌物黏度:①脱氧核糖核酸酶,适于年龄 >6 岁的所有患者;②吸入高渗盐水,适于年龄 >6 岁的所有患者。

(4)抗菌药物的使用

1)以下 3 种情况可以考虑应用:①长期使用以预防某种具体病原感染;②发现新病菌时应用使其转为阴性;③缓解急性加重的感染症状。

2)对已明确感染进行长期慢性治疗:①不推荐常规预防和治疗金黄色葡萄球菌

感染;②对于肺功能中重度下降的患者强推荐吸入妥布霉素或氨曲南,轻症一般推荐;③发现铜绿假单胞菌应立即根除,吸入妥布霉素 1 个月;④没有充分证据推荐使用其他的雾化吸入药物。

(5)抗炎症反应治疗

1)6 岁以上有铜绿假单胞菌定植的患者强烈推荐使用阿奇霉素,每周 3 次;没有铜绿假单胞菌定植的大于 6 岁的患者也推荐使用。

2)6~17 岁的患儿推荐使用大剂量布洛芬。

3)白三烯调节剂不建议使用。

4)不推荐全身性激素治疗,除非有哮喘或 ABPA。

5)吸入性激素无数据,目前仅推荐哮喘或 ABPA 患者使用。

6)研究中的药物:抗氧化剂、细胞因子调节剂、细胞内信号通路阻断剂、抗蛋白酶。

(6)最新治疗方法

1)基因治疗。

2)小分子蛋白:CFTR 纠正剂(Lumacaftor,改善分子折叠),CFTR 增强剂(Ivacaftor,增强离子通道功能)。F508del 变异者联合使用 Lumacaftor 和 Ivacaftor。

3)诱导替代离子通道分子。

4)新型抗菌药物。

5)铁螯合剂阻止生物被膜的形成。

(7)CF 肺移植

1)多数患者应该考虑,须双肺移植。

2)适应证:积极治疗后仍然恶化;$FEV_1 < 30\%$;致命并发症(入住 ICU);肺动脉高压;吸氧依赖的低氧血症;功能迅速衰退,尤其年轻女性。

3)禁忌证:肺外器官衰竭、依从性差、精神不稳定、严重营养不良、活动性感染(曲霉、脓肿分枝杆菌、洋葱伯克氏菌)。

7. CF 预后

(1)1970 年时平均寿命 20 岁,2007 年为 37 岁,目前预期寿命可达 60 岁。

(2)如果 $FEV_1 < 30\%$ 预计值,2 年存活率 < 50%。

(二) 非 CF 支气管扩张

1. 非 CF 支气管扩张的特点

(1)感染、遗传、自身免疫、发育、过敏疾病等多种疾病的共同最终结局。

(2)发病原因、影响因素和预后非常多样。反复气道感染,大量中性粒细胞浸润,溶解酶释放,形成恶性循环。

(3)特征性临床表现为咳嗽、咳痰,反复呼吸道感染。

(4)X 线提示支气管永久性扩张。

2. 病因学 包括局灶性支气管扩张和弥漫性支气管扩张。

(1)局灶性支气管扩张

1)机械梗阻:误吸、外源性挤压、狭窄。

2)先天性支气管闭锁。

3）坏死性肺炎。

（2）弥漫性支气管扩张

1）中心型：ABPA；软骨缺失综合征；巨气管症，气管软化症

2）外周型（上肺）：结节病、放疗后肺纤维化、囊性肺纤维化。

3）外周型（下肺）：特发、感染后、慢性误吸、肺纤维化（牵拉性扩张）、移植后排斥、低丙种球蛋白血症／HIV 感染。

4）外周型（中叶和舌叶）：非结核分枝杆菌感染；纤毛不动综合征。

3. 诊断和评估

（1）个人史：发病年龄、气道感染频次、吸烟、肺手术史，婴幼儿期感染，结核或非结核分枝杆菌感染，哮喘，结缔组织相关性肺疾病，HIV 感染，不育症，反酸。

（2）诊断检查

1）一般检查：血常规，IgG，IgA，IgM，肺功能，HRCT。

2）病史提示检查：RF，IgE，α-1 抗胰蛋白酶，痰分枝杆菌与真菌培养，汗液氯浓度。如果有反复上呼吸道感染、耳炎、不育等应检查纤毛。

3）支气管镜：检查局部梗阻，纤毛取样电镜检查，BALF 查 NTM，活检查弥漫细支气管炎。

4. 治疗

（1）治疗原发病。

（2）气道高反应者使用支气管舒张剂。

（3）气道廓清法。

（4）黏液溶解剂（非 CF 者不推荐 DNA 酶，可试用高渗盐水吸入）。

（5）身体锻炼和康复。

（6）接种肺炎球菌和流感疫苗。

（7）抗菌药物使用情况

1）用于治疗急性加重，降低细菌负荷量。

2）与 CF 不同，气道共殖菌群相对稳定。

3）和 CF 相似，慢性铜绿假单胞菌感染与病死率相关。小数据支持规律雾化氨基糖苷类抗生素治疗，但可能诱发支气管痉挛。不推荐用于其他病菌。

（8）抗炎症反应治疗

1）吸入糖皮质激素：特别是气道高反应患者，可改善症状，减少痰量，但并不改善肺功能。

2）口服激素：仅用于急性加重期短疗程使用。

3）白三烯受体拮抗剂可以降低炎症反应，但不常规推荐。

（9）大环内酯（红霉素、阿奇霉素）

1）可以减少急性加重，改善肺功能。不导致新病菌出现。可致耐药但不影响预后。

2）使用前应排除 NTM 感染，需要监测肝功能，QT 间期与听力。

四、总结

1. 奴卡菌病和放线菌病有相似点,易漏诊,对于高风险人群应筛查。

2. 支气管扩张常见,应注意排除可治疗情况。

3. CF 患者寿命延长,治疗肺部病变极为重要。

4. 一般支气管扩张与囊性纤维化治疗多有相似。

复习题

1. 奴卡菌肺炎

A. 女性常见

B. 常发生在免疫抑制宿主

C. 常侵蚀胸壁

D. 播散少见

参考答案:B

2. 与奴卡菌病肺炎不同,放线菌肺炎常发生

A. 远处播散

B. 侵蚀胸壁

C. 可以通过痰培养诊断

D. 需要外科治疗

参考答案:B

3. 年龄超过 6 岁所有囊性纤维化患者的治疗均应包括

A. 皮质类固醇

B. 依伐卡托

C. 大剂量布洛芬

D. 脱氧核糖核酸酶

参考答案:D

4. 与囊性肺纤维化患者相似,非 CF 支气管扩张患者的治疗应该是

A. 皮质类固醇

B. 大环内酯类抗生素

C. 大剂量布洛芬

D. 脱氧核糖核酸酶

参考答案:B

5. CF 肺移植的适应证

A. 可以考虑单肺移植

B. 有致命并发症(入住 ICU)

C. 肺外器官衰竭

D. 活动性感染

参考答案:B

6. 对 CF 患者抗炎症反应治疗包括

A. 6 岁以上有铜绿假单胞菌定植的患者强烈推荐使用阿奇霉素

B. 推荐白三烯调节剂

C. 推荐全身性激素治疗

D. 推荐吸入激素无数据

参考答案:A

恶性肺部肿瘤

赵 微

中国人民解放军总医院呼吸与危重症医学科

乔人立

南加利福尼亚大学医学院呼吸与危重症专科

学习目标

1. 掌握肺癌病理分类。
2. 掌握肺癌典型影像表现。
3. 了解肺癌筛查对象、筛查方法。
4. 掌握肺癌分期原则。
5. 了解肺癌诊断途径及方法。

掌握要点

1. 各型肺癌病理。
2. 肺结节诊断流程。
3. 肺癌的分期。
4. 肺癌手术前后呼吸科的工作。
5. 肺癌治疗方法。

参考文献

1. Detterbeck FC, Lewis SZ, Diekemper R, et al. Executive Summary: Diagnosis and management of lung cancer, 3rd ed: American College of Chest Physicians evidence-based clinical practice guidelines. Chest.2013; 143: 7S-37S.

2. Rami-Porta R, Bolejack V, Crowley J, et al. The IASLC Lung Cancer Staging Project: Proposals for the

revisions of the T descriptors in the forthcoming eighth edition of the TNM classification for lung cancer.J Thorac Oncol.2015；10：990-1003.

3. MacMahon H，Naidich DP，Goo JM，et al.Guidelines for management of incidental pulmonary nodules detected on CT mages：From the Fleischner Society 2017.Radiology，2017，284：228-243.

4. Aberle DR，Adams AM，Berg CD，et al.Reduced lung-cancer mortality with low-dose computedtomographic screening.N Engl J Med，2011，365：395-409.

5. Travis WD，Brambilla E，Burke AP，et al.WHO Classification of tumours of the lung，pleura，thymusand heart.4th edition.IARC Publications.，2015.pp9-96.

一、流行病学

1. 目前肺癌是全球死亡率最高的恶性肿瘤，发病率也逐年攀升。在我国，目前肺癌发病率 36.8/10 万，高于其他癌症，更显著高于全球 16.1/10 万的肺癌发病率。

2. 肺癌的病因至今尚不明确，但与以下原因相关：①吸烟；②职业和环境接触；③电离辐射；④既往肺部慢性病史；⑤遗传；⑥大气污染。

二、分类

1. 按照大体分类，肺癌分为周围型肺癌及中心型肺癌。

(1)中心型肺癌：以鳞癌或小细胞癌多见。

(2)周围型肺癌：发生于段支气管开口以远的支气管或肺泡，以腺癌多见。

(3)肺上沟瘤：从肺尖向外生长，发展破坏肋骨、椎骨并侵害臂丛神经，也称为 Pancoast tumor。常见的症状是臂丛神经的炎性疼痛、臂部和手部肌肉萎缩、Horner's 综合征。

2. 2015 年 WHO 根据组织学调整了肺癌分类

(1)腺癌，最常见的组织类型，也是女性与非吸烟患者最常见类型。常见的组织类型包括：

－腺泡型(柱状细胞形成腺泡和小管)。

－乳头型(癌细胞以纤维血管条为核心排列)。

－原位腺癌，即以往的小支气管肺泡癌(癌细胞贴肺泡壁缓慢生长，不破坏肺泡或血管结构，形成结节或产生粘液填充肺泡腔，在 CT 上形成毛玻璃结节伴不同程度的实体成分)。

－混合型。

(2)鳞癌，吸烟人群高发，男远多于女，是癌症空腔与高钙血症的最常见原因。组织特征包括角化珠和细胞间桥。

(3)小细胞肺癌，吸烟人群高发，多数确诊时即伴有转移，是引起类癌综合征最常见的类型。

(4)大细胞神经内分泌癌。

(5)类癌。

三、肺癌的症状体征

肺癌的症状大致分为：局部症状、全身症状、肺外症状、浸润和转移症状。但一旦出现症状，肺癌多已经是晚期，因此肺癌自身的症状学在诊治中作用非常有限。

1. 副癌综合征　肺癌细胞产生的特殊活性物质（包括激素、抗原、酶等）引起的肺外症状，常可出现在其他症状之前，并且可随肿瘤的消长而消退或出现。副癌综合征不应视为原发肿瘤不能根治的指标。

2. 肺源性骨关节增生症　主要表现为杵状指（趾），对称的痛性关节病，末端小关节膜外新骨形成。发生率 1%~10%，主要见于腺癌。原发病治疗后可根除。

3. 异位促肾上腺皮质激素（ACTH）分泌综合征　由于肿瘤异位分泌 ACTH 或类肾上腺皮质激素释放因子活性物质，使血浆皮质醇增高。临床表现可有满月面容，体重增加，紫斑，近端肌无力、外周水肿、高血压、糖尿病、低钾性碱中毒等，其特点为病程进展快。该综合征多见于肺腺癌及小细胞肺癌。小细胞肺癌伴发 ACTH 分泌综合征时使化疗敏感性降低，生存期缩短。

4. 高钙血症　起因是瘤细胞分泌甲状旁腺素样蛋白分子增高维生素 D 活性与溶骨作用。最常见于鳞癌，一旦出现中位寿命只有 1 月。临床表现为高血钙、低血磷造成的脱水与肾功能受损。

5. 类癌综合征　由于肿瘤分泌 5- 羟色胺所致。表现为支气管痉挛性哮喘、皮肤潮红、阵发性心动过速和水样腹泻等。多见于腺癌。

6. 神经 - 肌肉综合征（Eaton-Lambert 综合征）　因肿瘤产生针对电压门控钙通道 P/Q 蛋白的自身抗体，阻断触突传导所致。表现为随意肌肌力减退，自下向上进展。自身抗体就是致病分子。多见于小细胞肺癌。免疫抑制剂或治疗原发病可以改善肌力。

7. 抗利尿激素分泌异常综合征　由癌组织无控制的分泌大量 ADH 或具有抗利尿作用的多肽物质所致。其主要临床特点为等容量低渗低钠血症，血尿酸稀释性降低。多见于小细胞肺癌。

8. 抗 -Hu 综合征　肺癌引起的神经系统综合征的最常见类型，在血中可以测到抗 -Hu 抗体，但该抗体并非致病原因。临床表现为脑干脑炎，眼肌 - 肢体肌痉挛，小脑退化，外周神经麻痹。癌症治疗可以缓解但不能消除症状。

9. 抗 -Yo 综合征　抗 -Yo 抗体的抗原是小脑浦肯野细胞，抗体既是诊断依据也是病因。临床表现为小脑退化。早期使用免疫球蛋白输注可以稳定病情，治疗癌症可以缓解但不能消除症状。

10. 上腔静脉综合征：多是支气管肺癌直接压迫。上腔静脉综合征不应视为紧急状态，治疗方案仍然应该建立在诊断明确之后。

四、孤立肺结节（SPNs）

SPNs 指影像学所见肺内 ≤ 3cm 的模糊阴影，至少 2/3 边缘由肺组织包绕。绝大部分是良性,1.1%~12% 为恶性。清晰的鉴别诊断至关重要,因为早期切除恶性结节可以根治,而避免切除良性病变可以免除伤害。SPNs 结节评估流程见图 1。

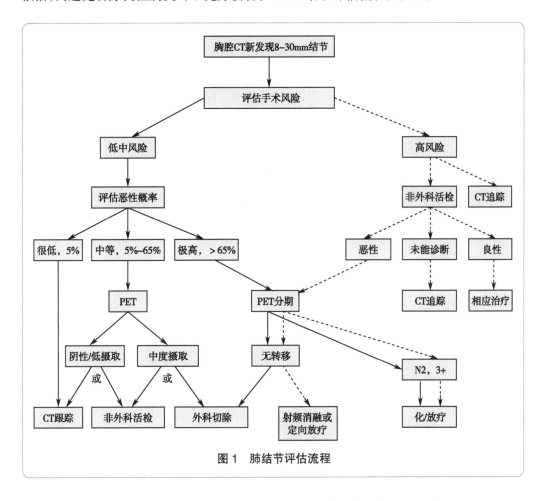

图 1　肺结节评估流程

结节可能是肿瘤,脓肿,转移,错构瘤,假瘤,淋巴瘤,放线菌,包虫,隔离肺。

1. **影像特征**:CT 扫描是 SPNs 诊断的指导,应采用 1mm 断层连续扫描,肺窗与纵隔窗影像都是必须,并且必须想方设法与以往影像进行比较。

2. **生长速度**:恶性结节体积每 20~400 天可以加倍,相当于直径增大 25%。体积加倍时间超过 400 天多为良性(也包括极缓慢生长的癌症)。20 天以内体积加倍者多为急性炎症。一般认为体积稳定 2 年以上者可视为良性。

3. **大小**:结节直径越大,恶性可能性越大。直径是决定影像随访的主要因素。

4. **形态**:

－边缘平滑:(一般是良性,但 25% 的恶性结节边缘平滑)。不规则,分叶,毛刺状的边缘表示不均衡生长,多见于恶性,但并不绝对。

－结节周围形成毛玻璃晕环提示邻近出血或贴壁生长。

－部位:恶性结节多见于上肺。

－脂肪质地:一般是错构瘤或类脂结构。

－钙化:良性钙化包括中央型(牛眼),弥漫实变型(肉芽肿类),片层(环)状,爆米花状(软骨基质,如错构瘤)。恶性者无特征型钙化格局,点状或偏心钙化常见于肺癌但并非绝对。

－ 空腔：坏死的结果，但恶性良性结节均可见到。

－ 毛玻璃结节：局部结节样模糊影，不遮盖肺组织。分为完全毛玻璃与部分实变型。实变成分越多，恶性可能性越大。生长速度偏慢，代谢率偏低，倍增时间 >2 年，PET 扫描见低或无活性。

5. PET-CT 影像

－ 结节直径 > 8-10mm 才能成像，对小结节敏感性低。

－ 高代谢活性提示恶性可能(标准摄取值 > 2.5)

－ 直径 >8-10mm 时，分辨良恶结节的敏感性 96%，特异性 79%。

－ 预估 SPNs 恶性概率中度以上者应进行 PET-CT 扫描。

－ 低代谢肿瘤，毛玻璃结节，<8-10mm 的结节假阴性高。感染与炎症状况增加假阳性率。

－ 全身 PET 扫描可以发现肺外肿瘤，以助肺癌分期。

6. 概率计算

$$恶性概率 = e^x/(1+e^x)$$

$$x = -6.827\,2 + (0.039\,1 \times 年龄) + (0.791\,7 \times 吸烟) + (1.338\,8 \times 既往癌症) +$$
$$(0.127\,4 \times 直径) + (1.040\,7 \times 毛刺) + (0.783\,8 \times 位置)$$

注解：e 为自然对数底数，年龄以年为单位，吸烟：仍然吸烟为 1，没有为 0；既往癌症：如果 5 年以前有胸腔外癌症计算为 1，否则为 0；直径以 mm 计；边缘毛刺：有为 1，没有为 0；位置：上肺叶计为 1，否则为 0。

概率 <5% 为低危险，否则为中高危险。

五、术前评估

虽然手术可以根治早期非小细胞肺癌，但只有进行仔细的术前评估才能避免短期与长期的手术并发症，让患者在充分理解效益与风险的基础上做出选择。术前评估应该由胸外科，肿瘤科，放疗科和呼吸科联合进行。必须尽力停止吸烟。

1. 吸烟的肺癌患者其心血管疾病风险同时增高，因此应该进行心血管风险评估。

2. 胸心风险指数(表 1)超过 1.5，服用任何心血管药物，新近怀疑心脏情况，运动耐力差(不能爬上二层楼)者均需要心内科正式会诊。

3. 心血管病风险低者可以进入下一步评估(图 2)。

4. 计划肺切除者应该计算术后 FEV1 与 DLCO 预计值(表 2)，并估计风险评级(表 3)。

表 1　胸心风险指数

肌酐 > 2 mg/dl = 1 分
肺全切 = 1.5 分
既往脑血管意外 = 1.5 分
既往心脏缺血性疾病 = 1.5

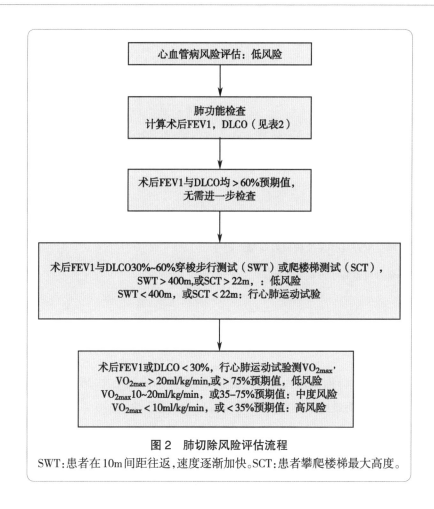

图2　肺切除风险评估流程

SWT：患者在10m间距往返，速度逐渐加快。SCT：患者攀爬楼梯最大高度。

表2　术后预期 FEV$_1$ 与 DLCO 值的计算方法

一侧肺全切

术后 FEV$_1$ = 术前 FEV$_1$ ×（1– 切除肺占总血流分数）

术后 DLCO = 术前 DLCO ×（1– 切除肺占总血流分数）

血流分数用放射性核素定量血流扫描测量

肺叶切除

术后 FEV$_1$ = 术前 FEV$_1$ ×（1–y/z）

术后 DLCO = 术前 DLCO ×（1–y/z）

注：y = 切除肺段数；z = 肺段总数；解剖方法：双侧肺总段数为19（右侧为10，左侧为9）

肺叶切除 6 个月后：

– FEV$_1$ 比术前 FEV 减小不超过 10%。

– 运动承受量（以 VO$_2$max 测量）减小不超过术前 13%。

一侧肺全切 6 个月后：

– FEV$_1$ 比术前减小 34%~41%。

– VO$_2$max 比术前减小 20%~28%。

表 3　肺切除风险分级

低风险:

　　预期死亡率 1%,可以安全切除较大肺部分

中度风险:

　　死亡率 / 致病率依肺功能分侧测定值,运动耐受力,切除大小等因素而变动

　　必须与患者详细讨论手术利弊

高风险:

　　标准量切除所伴死亡率超过 10%

　　严重心肺功能受损以及并发症的风险均难以避免

　　应该与患者充分讨论替代方案(减小切除范围)或者非手术治疗

六、肺癌筛查

1. 低剂量 CT 对肺癌高危人群进行筛查,可降低肺癌死亡率 20%。但是,广泛筛查虽然发现大量结节,而最终手术切除后只有不足 1/4 是恶性。

2. 筛查的合适人群　55 岁以上,吸烟超过 30 包年,过去 15 年以内吸烟史。此外,患者还应该没有严重并发症,可以承受可能的切除手术。

3. 仍然吸烟者不是筛查禁忌,参与筛查可能促进戒断。

七、肺癌的分期

TNM 的定义及分期见表 4、表 5。分期的意义:生存曲线在很大程度上取决于诊断初始分期(表 6),越早期预后越好。一般来说,早期情况尽量手术切除,局部进展者应予化疗加放疗,而晚期情况则以化疗加支持治疗为原则。

1. Ⅰ期　首选手术。ⅠA 期无须化疗或术后放疗。ⅠB 期,尤其肿瘤 >4cm 者,可以考虑辅助化疗。

2. Ⅱ期　肿瘤手术后应进行辅助化疗。尽量进行肺叶切除。局部切除应该限于 3cm 以下肿瘤,或者肺功能极差,高龄或合并症重多的患者。

放疗适用于不能耐受手术,或手术边缘阳性的情况。

3. ⅢA　大部分无法切除。可试用化疗和 / 或化疗。一些肿瘤只有在术中才能准确分期为ⅢA,此时应该按原计划完成手术而在术后加用辅助化疗。

4. ⅢB　化疗与放疗联合应用。

5. Ⅳ期　化疗。放疗只应用于症状缓解。

表 4 TNM 定义

T 分期	Tx	见到恶性细胞,但 CT 上原发肿瘤不可见
	T_0	无原发肿瘤证据 T_{1c}:肿瘤最大径 >2cm, ≤ 3cm
	Tis	原位癌
	T_1	肿瘤 <3cm,被肺组织或胸膜包绕,气管镜下叶支气管近侧无侵犯 T_{1a}:<2cm T_{1b}:2~3cm
	T_2	肿瘤大小或范围符合以下任一项 　–>3cm,但 <7cm 　– 累及主支气管,但离开气管隆突 >2cm 　– 侵犯脏层胸膜 　– 造成肺不张或阻塞性肺炎,但未累及整个肺 T_{2a}:3~5 cm T_{2b}:5~7 cm
	T_3	任何尺寸的肿瘤侵犯这些结构:胸壁(包括上沟瘤),膈肌,纵隔胸膜,壁层心包,或者主支气管肿瘤距离隆突不足 2cm(但未损及峡部),肺不张或阻塞性肺炎累及整侧肺,或独立结节见于同一肺叶
	T_4	任何尺寸肿瘤侵犯纵隔,心,大血管,气管,食管,椎体,或隆突;或独立肿瘤结节见于同侧不同肺叶
N 分期	N_X	区域淋巴结无法评估
	N_0	区域淋巴结无转移
	N_1	转移至同侧支气管前或同侧肺门或肺内淋巴结
	N_2	转移至同侧纵隔或隆突下淋巴结
	N_3	转移至对侧纵隔或肺门淋巴结;同侧或对侧斜角肌或锁骨上淋巴结
M 分期	M_X	无法确定是否有远处转移
	M_0	无远处转移
	M_{1a}	对侧肺结节,胸膜或心包结节,恶性胸腔或心包积液
	M_{1b}	远处转移
	M_{1c}	一个或多个器官多处转移

表 5 肺癌分期

分期	肿瘤 T 分期	淋巴结 N 分期	转移
Ⅰ A	T_{1a} 或 T_{1b}	N_0	M_0
Ⅰ B	T_{2a}	N_0	M_0
Ⅱ A	T_{1a} 或 T_{1b} 或 T_{2a} T_{2b}	N_1 N_0	M_0 M_0
Ⅱ B	T_{2b} T_3	N_1 N_0	M_0 M_0

续表

分期	肿瘤 T 分期	淋巴结 N 分期	转移
ⅢA	T_{1a}-T_{1b}	N_2	M_0
	T_3	N_1 或 N_2	M_0
	T_4	N_0 或 N_1	M_0
ⅢB	T_4	N_2	M_0
	T_{1a}~T_4	N_3	M_0
Ⅳ	任何 T	任何 N	M_{1a} 或 M_{1b}

表 6 根据当前分期系统预估的 5 年生存率

- ☐ ⅠA:73%
- ☐ ⅠB:58%
- ☐ ⅡA:46%
- ☐ ⅡB:36%
- ☐ ⅢA:24%
- ☐ ⅢB:9%
- ☐ Ⅳ:13%

八、其他预后影响因素

1. 强有利因素

- 体力好(Karnofsky scale)
- 疾病范围较小
- 年龄较小
- 无体重下降

2. 其他影响因素

- 停止吸烟
- PET 扫描标准摄取值
- 组织学亚型无预后意义。

九、治疗后追踪

门诊随访,前 2 年每 4~6 个月做一次胸部 CT,此后每年一次。

十、化疗方案

1. 靶向治疗 癌细胞中发生常染色体中的驱动基因突变,使得与细胞生长与生存的蛋白分子发生改变。

2. *EGFR* **突变** 以 EGFR 酪氨酸激酶单克隆抗体抑制剂作为初始治疗(生存率好于传统化疗。这种突变最常见于东亚裔,非吸烟女性腺癌患者)。

3. *ALK* **突变** 艾乐替尼为首选制剂。

4. *EML4-ALK* **基因融合** 艾乐替尼以 ALK、c-Met 和 ROSI 为靶,指南推荐克唑替尼为敏感突变的 NSCLC 的一线用药。

5. **血管内皮生长因子(VEGF)与 VEGF 抑制剂** 贝伐珠单抗可作为 NSCLC 一线治疗方案。

6. **免疫疗法** 正发展成为抗击晚期非小细胞肺癌的最有希望的疗法。针对 PD-1 的免疫疗法(检查点抑制剂)药物包括:派姆单抗(keytruda)、纳武单抗(opdivo)\阿特珠单抗(atezolizumab),以及度伐鲁单抗(durvalumab)。这些药物用于治疗癌细胞已转移到其他器官的肺癌患者。派姆单抗还被批准用于与化疗结合的一线疗法,专门治疗转移性非小细胞肺癌患者。这些药物的治疗目的是帮助这类患者尽最大可能延缓癌症恶化的进展。

十一、小细胞肺癌(SCLC)

1. **概述** SCLC 的特征是细胞型小,胞浆稀少,边缘不清,染色质呈黑白点状,常见细胞核明显相互挤压,有丝分裂多见。免疫染色 TF-1、CD 56、突触素和嗜铬粒蛋白阳性。

高达 98% 的 SCLC 有吸烟史。SCLC 的自然病程是转移与死亡均较早发生,而且有别于其他肺癌,SCLC 诊断一旦建立就应视为全身疾病。肝脏,骨,骨髓与中枢神经是最常受累的肺外脏器。

2. **治疗** SCLC 对化疗反应迅速,但一律复发。

无治疗,限于胸内者中期存活期 4~6 个月,已转移者 5~9 周。

3. **SCLC 分期** 虽然 TNM 系统也适用,但临床常用的是二级分期,具有预后价值。

(1)局限期(25%~30% 的患者):疾病限于单侧胸腔或是一个放疗野以内。

(2)广泛期(70%~75% 的患者):单侧胸腔以外的任何病况。

4. **化疗**

(1)局限期疾病:化疗与放疗反应率 70%~80%,50%~60% 可见彻底反应。放疗应该在第一或第二次化疗时同时进行。化疗 4~6 次之后,放疗不再有叠加效益。

(2)广泛期疾病:放疗反应率 60%~80%,仅 20% 可见彻底反应。标准疗程是化疗 4~6 次,继以进展评估。放疗应该严格限于姑息治疗或症状缓解。

顺铂联合依托泊苷及卡铂联合依托泊苷是 SCLC 一线标准方案,疗效相似,且后者的耐受性方面优于前者。靶向治疗尚处于积极开发阶段。

一般情况尚好的患者应该考虑脑部预防性放疗。

十二、黏膜相关淋巴样组织型（MALT）淋巴瘤（指原发于肺的淋巴瘤。）

1. 原发性肺淋巴瘤的 70%~90%。

2. 形状单一的小淋巴细胞广泛浸润，生长形式为典型的淋巴管分布，沿着气道血管束与小叶间隔播散形成实性小结节，填充肺泡。

3. 发病年龄 45 岁以上，男性略多。年轻者多见于免疫抑制患者，如艾滋病。

4. 影像学表现如同肺炎的肺泡实变加气道充气征，有时表现为结节状阴影或浸润。

5. 病程缓慢，预后良好，5 年生存率 >80%。

6. 处理原则　无症状者观察，局部病变可切除，广泛病变病变以利妥昔单抗为主的化疗。

复习题

1. 下列有关上腔静脉综合征的描述正确的是

A. 如不紧急处理经常导致脑水肿

B. 最常见于小细胞癌

C. 最常见于鳞癌

D. 影响静脉回流而伴发低血压

参考答案：B

2. 下列患者中，属于肺癌切除高风险（不宜手术）的是

A. FEV_1 术后预期值 <40%

B. DLCO 术后预期值 <40%

C. VO_2max<35% 预期值

D. 静息 $PaCO_2$>65mmHg

参考答案：C

3. 下列患者中不应进行肺癌筛查的是

A. 66 岁男性戒烟 10 年

B. 66 岁男性吸烟 30 年，仍然继续

C. 57 岁男性，FEV_1 值为预期值 45%

D. 70 岁吸烟患者左室射血分数 15%

参考答案：D

4. 高血钙副癌综合征最容易见于哪类肺癌

A. 鳞癌

B. 类癌

C. 小细胞癌

D. 腺癌

参考答案:A

5. 非吸烟女性患者最常见的肺癌类型是

A. 鳞癌

B. 腺癌

C. 小细胞癌

D. 大细胞癌

参考答案:B

肺动脉高压

谢万木

中日友好医院呼吸与危重症医学科

学习目标

1. 掌握肺动脉高压的分类、血流动力学定义。
2. 了解动脉性肺动脉高压的病理生理机制。
3. 掌握肺动脉高压的诊断与评估策略。
4. 掌握肺动脉高压的治疗方案。

掌握要点

1. 肺动脉高压是一种血流动力学异常状态,肺血管重塑是重要病理特点。
2. 超声心动图是肺动脉高压的最佳初诊方法,右心导管是唯一确诊依据。
3. 特发性肺动脉高压(IPAH)是逐一排除继发原因后的诊断,尤其注意排除慢性血栓栓塞性肺动脉高压(CTEPH)。
4. 根据肺动脉高压的不同类型和危险分层选择适宜的治疗方案,肺动脉血栓内膜剥脱手术是 CTEPH 的首选治疗,药物治疗是 IPAH 的主要方法,最大药物治疗达不到效果时才考虑肺移植。

参考文献

1. Simonneau G, Montani D, Celermajer DS, et al. Haemodynamic definitions and updated clinical classification of pulmonary hypertension. Eur Respir J. 2019;24;53(1).1801913.

2. Hoeper MM, Bogaard HJ, Condliffe R, et al. Definitions and diagnosis of pulmonary hypertension. J Am Coll Cardiol. 2013;62(25 Suppl):D42-50.

3. Simonneau G, Gatzoulis MA, Adatia I, et al. Updated classification of pulmonary hypertension. J Am Coll Cardiol, 2013, 62(25s):34-41.

4. Klinger JR, Elliott CG, Levine DJ, et al. Therapy for Pulmonary Arterial Hypertension in Adults: Update of the CHEST Guideline and Expert Panel Report. Chest. 2019; 155(3): 565-586.

5. Kovacs G, Dumitrescu D, Barner A, et al. Definition, clinical classification and initial diagnosis of pulmonary hypertension: Updated recommendations from the Cologne Consensus Conference 2018. Int J Cardiol. 2018; 272S: 11-19.

一、定义

肺动脉高压是指肺动脉压力异常升高的一种血流动力学状态,并非是一种独立的疾病。肺动脉压力的升高既可来源于肺血管自身的病变,也可继发于心、肺或系统性疾病。

二、肺动脉高压的血流动力学诊断标准

mPAP ≥ 25mmHg。

成年人静息状态下 mPAP 正常值为(14 ± 3.3) mmHg。mPAP 超过 20mmHg,即使不足 25mmHg,同样属于异常状态。因此,2018 年最新提议将肺动脉高压的诊断标准修订为 mPAP>20mmHg。这种轻度的压力升高是否应该接受治疗尚缺乏资料。

肺血管阻力(PVR)计算公式:PVR(Wood 单位:mmHg/L/min)=(mPAP–PAWP)/CO。

三、肺动脉高压分组

Ⅰ动脉性肺动脉高压(PAH)

Ⅱ左心疾病相关性肺动脉高压

Ⅲ肺部疾病和 / 或低氧相关性肺动脉高压

Ⅳ慢性血栓栓塞性肺动脉高压(CTEPH)

Ⅴ其他多种未明机制所致肺动脉高压

1. 动脉性肺动脉高压(PAH) 是一大类具有特征性肺动脉病变的疾病,特征性病变为肺小动脉中层肥厚、内膜增殖与纤维化、外膜增厚(丛状病变)。

(1)病因分类:特发性(IPAH)、遗传性(HPAH)、药物或毒素诱导性以及疾病相关性。I' 亚型里包括肺静脉闭塞病(PVOD)与肺毛细血管瘤样增生症(PCH)。I" 亚型特指新生儿肺动脉高压持续状态。

PAH 的定义除 mPAP ≥ 25mmHg 外,还包括肺动脉楔压(PAWP)<15mmHg,肺血管阻力 >3WU。正常的 PAWP 排除毛细血管后肺动脉高压。

(2)发病机制

1)危险因子与相关疾病落于有遗传易感体质患者身上。

2)血管受损(内皮与平滑肌细胞功能紊乱)。

3)血管重塑与丛状病变(不可逆期)。

4）基因异常：*BMPR2* 突变见于 IPAH、HPAH、PVOD，*ALK-1* 基因突变也见于 HPAH。

5）内皮细胞信号传导异常：内皮素通路（血管收缩，细胞增生）、NO 通路、前列腺素通路，三者均为药物治疗的作用靶点。

可引起 PAH 的药物分为确定风险（降体重药芬弗拉明与阿米雷司、有毒菜籽油，新生儿使用 SSRI），与可能风险（可卡因、苯丙醇胺、化疗药、干扰素、安非他命类等）。

多种结缔组织疾病可以伴发 PAH。硬皮病最常见且最为严重，可以直接引起 PAH，或通过肺纤维化缺氧作用，还可以伴发 PVOD/PCH。

门脉高压相关肺动脉高压（PoPH）。肝移植是改善 PoPH 缺氧与生存率的唯一确定手段，肝移植后 PoPH 可持续 6~12 个月。

艾滋病合并 PAH 发病机制不清楚。发病率不高，因此无需筛查所有艾滋病患者，但如果发生 PAH，使死亡率增高。

PVOD 与 PCH 均属罕见但预后最差，二者表现与病理均类似（通常无丛状病变），因此共同归类为 I' 亚型。PAH 药物治疗在两者均有导致肺水肿的风险。I'PAH 诊断一旦建立就应该考虑肺移植。

先天性心脏病有关的 PAH 预后最好。

2. 左心疾病相关性肺动脉高压 左心疾病相关性肺动脉高压是最常见的肺动脉高压类型，由于左心（收缩或舒张）功能不全、心脏瓣膜病等造成心室舒张末期压力升高引起肺静脉压力增高，进而逆行导致肺动脉压力升高。

部分患者由于肺动脉压力持续异常，也可以引发肺小动脉血管重塑及丛状病变。因此，该类肺动脉高压可以同时存在毛细血管前和毛细血管后因素。

区分是否存在毛细血管前性肺动脉高压因素需要计算跨肺压差（TPG=mPAP–mPAWP）与 PVR。

3. 肺部疾病和 / 或低氧相关性肺动脉高压 第 Ⅲ 类肺动脉高压是继发于肺部疾病（损伤肺实质的同时也破坏肺血管床）及缺氧肺血管收缩，见于 COPD、肺间质病、睡眠呼吸障碍综合征、慢性高原病等。

慢性肺部疾病患者同时存在肺动脉高压时，DLCO 降低程度超过肺容量改变。

此类肺动脉高压通常为轻中度增高，如肺动脉压力过高，与基础肺部疾病不成比例，应考虑并存动脉性肺动脉高压病因。

治疗主要是针对肺部疾病。

伴发肺动脉高压的慢性肺疾病患者预后降低。

4. 慢性血栓栓塞性肺动脉高压（CTEPH） CTEPH 继发于慢性肺栓塞，栓子机化、肺动脉管腔狭窄或闭塞。

第一次急性肺栓塞（PE）后，CTEPH 发生率为 0.5%~3.8%，复发 PE 者发生率增至 10%。为何只有部分 PE 患者发生 CTEPH 原因不清。

将近半数患者未知肺栓塞既往史。

V/Q 扫描诊断 CTEPH 的敏感性优于 CTPA，是筛查首选方法，但 CTPA 可以同时评估肺部疾病。

CTEPH 患者只要没有禁忌证，需长期抗凝治疗；对所有 CTEPH 患者进行肺动脉血栓内膜剥脱手术评估,适合手术的患者首选手术治疗,部分 CPETH 通过手术可以治愈。不能手术的患者可选择肺动脉球囊成形介入治疗及药物治疗。

四、肺动脉高压的临床诊断策略

1. 根据症状、体征临床疑诊肺动脉高压;活动后气短是最常见的症状,杵状指不是 IPAH 特征。

2. 超声心动图建立初步诊断,评估右心功能。

3. 肺动脉高压诊断中的各种临床检查目的是逐一排除可能病因的过程(左心功能、肺病、睡眠呼吸障碍、慢性血栓栓塞、结缔组织病、先天性心脏病,肝病等)。

4. 右心导管确立诊断,评估血流动力学改变,排除先天性心脏病,还可以进行急性血管反应试验。

急性血管反应试验阳性标准:使用对肺血管选择性相对强的血管扩张剂(吸入 NO、依洛前列素或静脉前列环素)后,心排血量保持不降低前提下,mPAP 降低超过 10mmHg,且绝对值降到 40mmHg 以下。阳性反应者预后较好,但阳性者比例较低,只占 IPAH 患者 10% 左右。

五、肺动脉高压的严重程度评估

1. 按照 WHO 标准进行功能四级分级。

2. 6 分钟步行试验。

3. 脑钠肽水平。

4. 影像学检查、超声心动图、肺导管等。

建立基线值后,定期重复以监测进展。

六、肺动脉高压的治疗

肺动脉高压的治疗原则是降低肺血管阻力,减缓血管收缩与重塑,改善心功能。

1. 支持治疗

(1)氧疗:减轻低氧导致的肺血管收缩。

(2)抗凝:可预防肺动脉原位血栓形成,对于 CTEPH 患者需要治疗剂量抗凝治疗。

(3)利尿剂:降低心脏前负荷。

(4)地高辛:长期效益未确定。

2. 针对肺动脉高压的治疗

(1)钙离子通道拮抗剂(如硝苯地平、地尔硫䓬):只应试用于急性血管反应阳性患者,严重右心衰竭时应慎重使用。

(2)前列环素类药物(如依洛前列素、曲前列尼尔):现有静脉、皮下、吸入与口服各种制剂)。前列腺素类是治疗肺动脉高压最强效的药物。

(3)内皮素受体拮抗剂(如波生坦、安立生坦、马昔腾坦);孕妇忌用(致畸胎),肝功不全者慎用。

(4)磷酸二酯酶-5抑制剂(如西地那非、他达拉非):副作用相对小,但与NO合用时可以导致严重低血压;

(5)可溶性鸟苷酸环化酶激动剂(如利奥西呱):适用于PAH和CTEPH,孕妇禁用。

(6)前列环素受体激活剂:司来帕格(Selexipag)。

(7)房间隔造口术:通过建立心内右向左分流,减轻右心后负荷,但分流可导致严重缺氧。用于等待肺移植过渡期。

3. 肺移植或心肺联合移植

(1)适应于最大药物治疗仍然处于WHO分级Ⅲ或Ⅳ级,或病情进展迅速,以及所有I'型(PVOD与PCH)的患者。

(2)移植改善生活质量但不能延长寿命。

复习题

1. 现行的动脉性肺动脉高压(PAH)的诊断标准包括

A. 右心导管测mPAP ≥ 25mmHg

B. DLCO<50% 预期值

C. PAWP<15mmHg

D. 肺血管阻力 >3WU

E. 骨形成蛋白2型受体基因突变

参考答案:ACD

2. 关于肺动脉高压的描述,错误的是

A. 目前认为,慢性血栓栓塞性肺动脉高压是急性肺栓塞的一个远期并发症

B. 左心疾病相关肺动脉高压既可以是毛细血管后性肺动脉高压,也可同时存在毛细血管前和毛细血管后混合因素导致的肺动脉高压

C. CT肺动脉造影(CTPA)是慢性血栓栓塞性肺动脉高压的一线筛查方法,阴性可除外诊断

D. 应用钙拮抗剂治疗特发性肺动脉高压前,应当行急性血管反应试验

参考答案:C

3. 哪一类药物禁与NO合用

A. 钙离子拮抗剂(如硝苯地平)

B. 前列环素类药物(如曲前列尼尔)

C. 内皮素受体拮抗剂(如波生坦、安立生坦)

D. 磷酸二酯酶-5抑制剂(如西地那非、他达拉非)

E. 可溶性鸟苷酸环化酶激动剂(如利奥西呱)

参考答案:D

---

4. 以下哪一类肺动脉高压预后最好

A. 先心病引起的肺高压

B. 硬皮病引起的 PAH

C. 艾滋病有关的 PAH

D. 门脉高压引起的 PAH

参考答案:A

---

5. 目前用于 CTEPH 的治疗方法,包括

A. 抗凝治疗

B. 肺动脉血栓内膜剥脱手术

C. 肺动脉球囊成形术

D. 可溶性鸟苷酸环化酶激动剂

E. 钙离子拮抗剂

参考答案:ABCD

肺血栓栓塞症

许小毛

北京医院呼吸与危重症医学科

学习目标

1. 识别静脉血栓栓塞性疾病（VTE）的危险因素。
2. 掌握 VTE 的诊断流程和确诊方法。
3. 掌握肺血栓栓塞症（pulmonary thromboembolism，PTE）治疗方案。
4. 了解 VTE 的预防策略。

掌握要点

1. VTE 的危险因素。
2. VTE 的诊断流程和确诊方法，CTPA、肺通气灌注扫描、下肢深静脉超声。
3. 肺血栓栓塞的危险分层和治疗方案，溶栓和抗凝的方案以及常用药物。
4. 高风险患者 VTE 的预防策略。

参考文献

1. Konstantinides SV, Torbicki A, Agnelli G, et al.2014 ESC guidelines on the diagnosis and management of acute pulmonary embolism.Eur Heart J, 2014, 35 (43): 3033-3069, 3069a-3069k.

2. Guyatt GH, Akl EA, Crowther M, et al.Antithrombotic and thrombolytic therapy: American College of Chest Physicians Evidence-Based Clinical Practice Guidelines (9th Edition).Chest, 2012, 141 : 7S-47S.

3. Kearon C, Akl EA, Ornelas J, et al.Antithrombotic therapy for VTE disease: CHEST guideline and expert panel report.Chest, 2016, 149 (2): 315-352.

4. Howard LS, Barden S, Condliffe R, et al.British Thoracic Society Guideline for the initial outpatient management of pulmonary embolism.BMJ Open Respir Res.2018 ; 5 (1): e000281.

5. Lewis S, Glen J, Dawoud D, et al.Venous thromboembolism prophylaxis strategies for people undergoing

elective total knee replacement：a systematic review and network meta-analysis.Lancet Haematol.2019.pii：S2352-3026(19)30155-3.

一、VTE 危险因素

VTE 发生的危险因素同时也是 DVT 和 PE 的危险因素。危险因素包括获得性和遗传性危险因素(表 1)。

表 1　VTE 常见危险因素

遗传性危险因素	获得性危险因素		
	血液高凝状态	血管内皮损伤	静脉血流瘀滞
抗凝血酶缺乏	高龄	手术(多见于全髋关节或膝关节置换)	瘫痪
蛋白 S 缺乏	恶性肿瘤	创伤/骨折(多见于髋部骨折和脊髓损伤)	长途航空或乘车旅行
蛋白 C 缺乏	抗磷脂抗体综合征	中心静脉置管或起搏器	急性内科疾病住院
V 因子 Leiden 突变(活性蛋白 C 抵抗)	口服避孕药	吸烟	居家养老护理
凝血酶原 20210A 基因变异	妊娠/产褥期	高同型半胱氨酸血症	
XII 因子缺乏	静脉血栓个人史/家族史	肿瘤静脉内化疗	
纤溶酶原缺乏	肥胖		
纤溶酶原不良血症	炎症性肠病		
血栓调节蛋白异常	肝素诱导血小板减少症		
纤溶酶原激活物抑制因子过量	肾病综合征		
非"O"血型	真性红细胞增多症		
	巨球蛋白血症		
	植入人工假体		

二、临床表现

急性 PTE 临床表现多种多样,均缺乏特异性,容易被忽视或误诊,其严重程度亦有很大差别,从轻者无症状到重者出现血流动力学不稳定,甚或猝死(表 2)。

表 2　PTE 的临床表现

症状	体征
呼吸困难及气促(80%~90%)	呼吸急促(52%)
胸膜炎性胸痛(40%~70%)	哮鸣音(5%~9%);细湿啰音(18%~51%);血管杂音
晕厥(11%~20%)	发绀(11%~35%)
烦躁不安、惊恐甚至濒死感(15%~55%)	发热(24%~43%),多为低热,少数患者可有中度以上的发热(11%)

续表

症状	体征
咳嗽(20%~56%)	颈静脉充盈或搏动(12%~20%)
咯血(11%~30%)	心动过速(28%~40%)
心悸(10%~32%)	血压变化,血压下降甚至休克
低血压或休克(1%~5%)	胸腔积液体征(24%~30%)
猝死(<1%)	肺动脉瓣区第二心音亢进(P2>A2)或分裂(23%~42%)
	三尖瓣区收缩期杂音

三、VTE 的诊断

1. 临床可能性评估 根据临床情况进行临床可能性评估,可以提高疑诊 PTE 的准确性(表 3)。最常用的包括简化 Wells 评分、修订版 Geneva 评分量表。

表 3 PTE 临床可能性评分表

简化 Wells 评分	计分	修订版 Geneva 评分*	计分
PTE 或 DVT 病史	1	PTE 或 DVT 病史	1
4 周内制动或手术	1	1 个月内手术或骨折	1
活动性肿瘤	1	活动性肿瘤	1
心率(次 /min)		心率(次 /min)	
≥ 100	1	75~94	1
咯血	1	≥ 95	2
DVT 症状或体征	1	咯血	1
其他鉴别诊断的可能性低于 PTE	1	单侧下肢疼痛	1
		下肢深静脉触痛及单侧下肢水肿	1
		年龄 >65 岁	1
临床可能性		临床可能性	
低度可能	0~1	低度可能	0~2
高度可能	≥ 2	高度可能	≥ 3

*Penaloza A, Verschuren F, Meyer G, et al. Comparison of the unstructured clinician gestalt, the wells score, and the revised Geneva score to estimate pretest probability for suspected pulmonary embolism. Ann Emerg Med. 2013 ;62(2):117-124.e2.

2. D- 二聚体 交联纤维蛋白的降解产物,灵敏度高(98%),但特异度低(<60%)。如果 PTE/DVT 临床低度可能,D- 二聚体阴性(通过 ELISA 测得 <500ng/ml)可基本排除 PTE/DVT。但如果 PTE/DVT 临床高度可能,则无需 D- 二聚体检查,而直接进行确诊检查。

对于复发的 VTE 患者、老年患者(50 岁以上)和住院病人,D- 二聚体的特异度可能会较低,但灵敏度仍然很高。根据患者年龄和状况调整 D- 二聚体的阈值,将会增加特异度和临床实用性。最新的研究结果证实,基于年龄校准 D- 二聚体水平(10 × 年龄 Ug/L)

既安全,又可提高诊断率。

VTE 症状超过 14 天的患者、疑似 VTE 并接受肝素治疗的患者和接受口服抗凝治疗的患者,D- 二聚体的准确性不可靠。

大量临床数据表明,对于 Wells 评分低度可能性和 D- 二聚体阴性的患者,可以停止抗凝。对于临床评估高度可能性或 D- 二聚体水平异常的 PTE 患者,需要进一步的影像学检查。

3. 诊断方法

(1) DVT 的诊断方法:超声加压扫描是诊断 DVT 的金标准,CT 引导下静脉造影的敏感度 95%,特异度 96%,其他检测包括 MRI、纤维蛋白原扫描和电阻抗体积描记。

(2) PTE 的诊断方法:计算机多排螺旋断层扫描肺动脉造影(CTPA)可直观地显示肺动脉内血栓形态、部位及血管堵塞程度,对 PTE 诊断的敏感性(>83%)和特异性(96%)均较高,无创便捷,且可以同步评估胸腔其他情况,目前已成为确诊 PTE 的首选检查方法。

肺通气灌注扫描(V/Q 扫描)是 PE 重要的诊断方法。典型征象是呈肺段分布的肺灌注缺损,并与通气显像不匹配(V/Q 图像不匹配),具有较高的阴性预测价值。适应证包括:低度或高度 PTE 和胸片正常的患者,对造影剂过敏或肾功能不全的患者,胸片正常的年轻女性,妊娠期,作为随访,以及评估慢性血栓栓塞性肺动脉高压。

超声加压静脉扫描是诊断 DVT 的首选方法。在 PTE 诊断中,主要用于有 DVT 症状 / 体征、CTPA 禁忌证和无法进行 V/Q 扫描的患者。

肺动脉造影虽是金标准,但由于有创性,目前较少采用。

PTE 临床诊断流程见图 1,图 2。

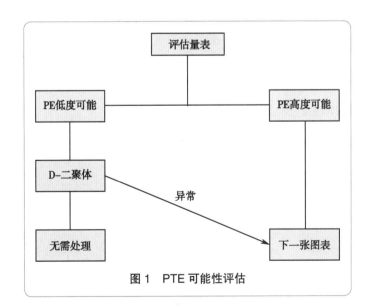

图 1　PTE 可能性评估

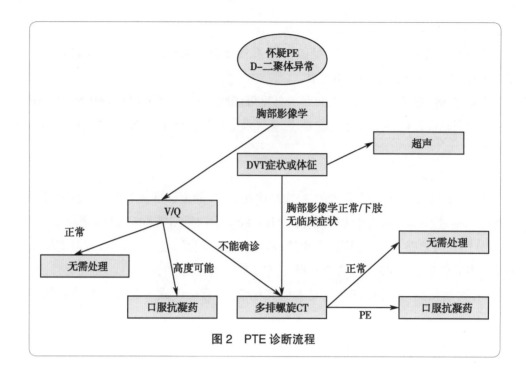

图 2　PTE 诊断流程

四、PTE 管理

危险分层对于 PTE 患者治疗方案选择非常重要;治疗目的是使肺血管再灌注;出现持续血流动力学不稳定(高危)的患者应给予溶栓治疗;超过 95% 的急性 PTE 患者血流动力学是稳定的。

(一)根据危险分层评估制订治疗方案

低危患者可以门诊处理,中低危患者需要住院治疗,给予常规抗凝;中高危患者需要住院密切监测,当病情恶化时给予溶栓治疗;高危患者应在 ICU 环境下给予溶栓治疗。

(二)评价严重程度的指标

许多数据可以提示 PTE 严重程度,例如心电图改变(包括 $S_1Q_3T_3$),BNP,心肌酶,同时发现 DVT 等。部分被指南采用,推荐的评估指标包括以下几项。

1. 简化肺栓塞严重指数(sPESI)(表 4)

表 4　简化肺栓塞严重指数(sPESI)

年龄 >80	1 分
肿瘤	1 分
慢性心力衰竭 / 肺部疾病	1 分
脉搏≥ 110 次 / 分	1 分
收缩压 <100mmHg	1 分
动脉血氧饱和度 <90%	1 分

注:0 分,30 天死亡率 1.0%;≥ 1 分,30 天死亡率 10.9%。

2. 右心室功能评估指标　包括：①超声心动图：右心室直径、右室 / 左室比例、游离壁功能减退、三尖瓣反流射流速度、三尖瓣环平面收缩期偏移（TAPSE）等；② CTPA：右室的大小、右室 / 左室比例、下腔静脉 / 上腔静脉比例和反流等。

3. 心肌损伤评估指标　包括心肌肌钙蛋白、高度敏感的肌钙蛋白和心脏型脂肪酸结合蛋白（H-FABP）。

4. 血栓负荷评估　包括是否伴随 DVT、D- 二聚体水平和 CTPA 检测的血栓负荷。

（三）治疗

1. 低风险患者通常可以门诊治疗。

2. 抗凝药物包括肝素、低分子量肝素、华法林，但直接口服抗凝药（表 5）无须检测 INR，逐渐成为急性 VTE 的首选治疗。抗凝疗程在初发者至少为 3 个月，复发者考虑延长疗程。

表 5　常用抗凝药物

	初始阶段	长期维持	延展期	不推荐使用
利伐沙班	15mg 每日两次	20mg 每日一次	20mg 每日一次	肌酐清除率 <30ml/min 肝功能损害 联合 P-gp 和 CYP3A4 抑制剂或诱导剂
达比加群	150mg 每日两次 *	150mg 每日两次	150mg 每日两次	肌酐清除率 <30ml/min 联合 P-gp 抑制剂或诱导剂和肌酐清除率 <50ml/min
阿哌沙班	10mg 每日两次 使用七天	5mg 每日两次	2.5mg 每日两次	肌酐清除率 <15ml/min 严重的肝功能损害 联合 CYP3A4 和 P-gp
依度沙班	60mg 每日一次 *	60mg 每日一次	60mg 每日一次	肌酐清除率 <15ml/min 肝功能损害 联合利福平

注：* 应与胃肠外抗凝重叠 5~10 天

3. 对于高危患者和中高危患者，若出现休克，而无溶栓禁忌证的患者可选择溶栓治疗；常用药物包括链激酶、尿激酶、rt-PA。溶栓治疗可以在 36h 内迅速溶解部分或全部血栓，恢复肺组织再灌注，减小肺动脉阻力，降低肺动脉压，改善右心室功能。

对于血流动力学稳定且没有右心功能不全表现的患者不宜溶栓。溶栓过程中要警惕出血风险。

对于出血风险较高，但有溶栓或抗凝禁忌的患者可选择导管内溶栓、导管破栓或外科取栓。

4. 下腔静脉滤网　不主张常规放置下腔静脉滤网（表 6）。PE 危险性改善后，下腔静脉滤网应该尽早取出。抗凝禁忌消除后，应尽早恢复抗凝。

表 6　放置下腔静脉滤网的绝对和相对适应证

绝对适应证	相对适应证
抗凝充分,但 VTE 仍复发	髂股静脉 DVT
有抗凝禁忌证	巨大、游离的近端 DVT
有抗凝治疗的并发症	用溶栓剂 / 血栓切除术治疗的高危 PE
无法实现 / 维持充分的抗凝效果	肺动脉内膜剥脱术治疗的慢性 PE
	心肺储备功能差的 VTE 患者
	抗凝治疗依从性差或风险太高者

(四) 预防

主要从 VTE 发生风险和出血风险进行评估。

1. 低危　罹患 VTE 风险 <10%,无须预防,鼓励尽早下床活动。

2. 中危　罹患 VTE 风险约 40%;多见于大部分普通的外科患者和内科卧床的患者;可采用低分子肝素、低剂量普通肝素、磺达肝癸钠预防。如果出血风险高应用机械预防。

3. 高危　多见于骨科、严重创伤、脊髓损伤患者;可采用低分子肝素、磺达肝癸钠、利伐沙班。如果出血风险高应用机械预防。

五、小结

1. 现代 VTE 诊断非常迅速且无创。

2. PE 治疗方法可望进一步发展,治疗决定主要依据血流动力学和右心功能状况。

3. 无论 PE 还是 DVT,抗凝疗程至少 3 个月,必要时考虑终生抗凝。

4. 需要更加积极地进行 VTE 的预防。

复习题

1. 下列哪项是继发性 VTE 的易感因素

A. 抗凝血酶缺乏

B. 蛋白 S 缺乏

C. 蛋白 C 缺乏

D. V 因子 Leiden 突变 (活性蛋白 C 抵抗)

E. 恶性肿瘤

参考答案:E

2. PE 确诊的首选检查方式是

A. CTPA

B. V/Q

C. 肺动脉造影

D. 加压超声

E. 胸片

参考答案：A

---

3. PE 最常见的临床症状是

A. 咯血

B. 胸痛

C. 呼吸困难

D. 晕厥

E. 发热

参考答案：C

---

4. 溶栓治疗适合于哪类 PE 患者

A. 高危

B. 中高位

C. 中危

D. 低危

E. 均适用

参考答案：A

---

5. 下列不需要放置下腔静脉滤网的是

A. 虽然经过充分的抗凝治疗，但仍复发 VTE

B. 有抗凝禁忌证

C. PE 合并 DVT

D. 有抗凝治疗的并发症

E. 无法实现／维持充分的抗凝

参考答案：C

间质性肺疾病

任雁宏

中日友好医院呼吸与危重症医学科

学习目标

1. 描述间质性肺疾病（ILD）的诊断方法。
2. 了解特发性肺纤维化（IPF）的诊断及治疗方法。
3. 了解特发性间质性肺炎（IIP）的类型及临床意义。
4. 明确间质性肺疾病与结缔组织病的相关性。
5. 了解结节病的诊断、分类和治疗。

掌握要点

1. 一般概念和分类。
2. 诊断方法。
3. 特发性间质性肺炎，重点关注 IPF，同时描述其他类型 IIP。
4. 吸烟相关 ILD。
5. 肺泡蛋白沉积症。

参考文献

1. Ryerson CJ1，Collard HR.Update on the diagnosis and classification of ILD.Curr Opin Pulm Med.2013Sep；19（5）：453-459.

2. Antin-Ozerkis D1，Rubinowitz A，Evans J，Homer RJ，Matthay RA.Interstitial lung disease in the connective tissue diseases.Clin Chest Med.2012 Mar；33（1）：123-149.

3. Mathai SC1，Danoff SK.Management of interstitial lung disease associated with connective tissue disease.BMJ.2016 Feb 24 ；352 ：h6819.

4. Raghu G，Collard HR，Egan JJ，et al.An official ATS/ERS/JRS/ALAT statement：idiopathic pulmonary

fibrosis:evidence-based guidelines for diagnosis and management.Am J Respir Crit Care Med.2011 Mar 15;183(6):788-824.

一、间质性肺疾病概论

(一)定义

1. 间质性肺疾病也称弥漫性肺疾病、弥漫性实质性肺疾病、弥漫性实质性浸润性肺疾病。

2. 间质性肺疾病包含多种临床具体疾病,目前已知有 200 种以上。

3. 患病率(70~78)/100 000。

(二)分类

1. **已知原因的间质性肺疾病**　包括结缔组织病相关 ILD、药物相关 ILD 等。

2. **特发性间质性肺炎**　包括特发性肺纤维化、非特异性间质性肺炎、脱屑性间质性肺炎、呼吸性细支气管炎伴间质性肺炎、急性间质性肺炎、隐源性机化性肺炎、淋巴细胞性间质性肺炎、胸膜肺实质弹力纤维增生症。

3. **肉芽肿相关间质性肺疾病**　如结节病。

4. **少见类型间质性肺疾病**　如肺泡蛋白沉积症、淋巴管平滑肌瘤病等。

(三)临床表现

1. 咳嗽,气短。

2. 吸气末爆裂音。

3. 影像表现为弥漫性肺部浸润影,不能以肺水肿、感染及肿瘤性病变解释。

4. 肺功能主要表现为弥散功能障碍。

5. 易感因素包括结缔组织病、特殊职业暴露、家族史等。

(四)诊断评价

1. 临床医师关注要点

(1)临床特点,包括血清学检查和肺功能。

(2)疾病进展特点,如急性、亚急性、慢性等。

(3)影像学特点,包括病变分布、病变性质以及相关表现。

2. 诊断评价

(1)胸片 10% 正常,可能会与形态学改变大相径庭。

(2)肺功能通常为限制性通气功能障碍、弥散量减低,也可表现为阻塞性或混合性通气功能障碍(如 PLCH、GPA、CPFE)。

3. **肺泡灌洗**

(1)多数 ILD 不能依靠肺泡灌洗单独诊断,但是该检查可以支持或缩窄 ILD 鉴别诊断范围(如职业、环境暴露)。

(2)可以通过肺泡灌洗诊断的疾病包括恶性肿瘤,表现为 ILD 的感染性疾病,少见的 ILD(如 PAP、PLCH、脂质性肺炎)。

4. 肺活检方法

(1)经气管镜肺活检。

(2)外科肺活检。

5. 肺泡灌洗液分类

(1)正常肺泡灌洗液:巨噬细胞 >85%、淋巴细胞 10%~15%、中性粒细胞 ≤ 3%、嗜酸性粒细胞 ≤ 1%、上皮细胞 ≤ 5%。

(2)淋巴细胞 >15%:可见于结节病、非特异性间质性肺炎、过敏性肺炎、药物导致间质性肺炎、放射性肺炎、隐源性机化性肺炎、放射性肺炎等。

(3)嗜酸性粒细胞 >1%:可见于嗜酸性粒细胞性肺炎、支气管哮喘、变应性支气管肺曲霉病等。

(4)中性粒细胞 >3%:可见 CTD 相关间质性肺疾病、IPF、吸入性肺炎、感染、ARDS 等。

6. ILD 的外科活检

(1)活检部位最好覆盖正常组织和病变明显组织,最好跨越多个叶段。

(2)病理分析重点观察分布及病变性质

病变类型:如机化;特异性组织类型:如朗格汉斯组织细胞,组织学表现并非诊断必需。

(3)住院病死率 6.4%,危险因素包括男性、高龄、多并发症、开胸肺活检多于胸腔镜,诊断为 IPF 或 CTD 相关间质性肺疾病。

二、特发性间质性肺炎

(一)特发性间质性肺炎定义及分类

1. 定义 可以通过病史、查体、血清学检查及病理与其他类型 DPLD 鉴别。特发性是指原因不明,间质性肺炎指肺实质不同程度炎症及纤维化表现,与临床常见的感染性肺炎形成对比。

2. 特发性间质性肺炎分类（2013 年）

(1)主要 IIP

特发性肺纤维化(寻常型间质性肺炎)(IPF)

特发性非特异性间质性肺炎(NSIP)

呼吸性细支气管炎相关间质性肺炎(RB-ILD)

脱屑性间质性肺炎(DIP)

隐源性机化性肺炎(COP)

急性间质性肺炎(AIP)

(2)少见 IIPs

特发性淋巴细胞性间质性肺炎(LIP)

特发性胸膜肺实质弹力纤维增生症(PPFE)

(3)不能分类的 IIP

（二）特发性肺纤维化

1. 概论

(1)美国患病率(16~43)/10 000,发病率(7~16)/100 000。

(2)发病年龄多在 50~80 岁,50 岁以下发病者少见。

(3)临床多表现为劳力性呼吸困难、咳嗽。

(4)查体可闻及吸气相爆裂音,50% 患者可见杵状指。

(5)肺功能特点:限制性通气功能障碍。

(6)影像学特点:UIP 或可能 UIP。

(7)外科活检病理:可能表现为典型 UIP,可能 UIP,不能分类的纤维化。

(8)中位生存期:3 年。

2. HRCT 典型 UIP 表现(图 1)

(1)主要分布于胸膜下、肺底。

(2)网格样改变。

(3)蜂窝样改变,伴或不伴支气管扩张。

同时缺乏以下特征:①上肺或中肺分布为主;②支气管血管束周围分布为主;③广泛分布的磨玻璃;④多发结节;⑤多发囊性变;⑥气体陷闭 / 马赛克;⑦段叶分布的实变。

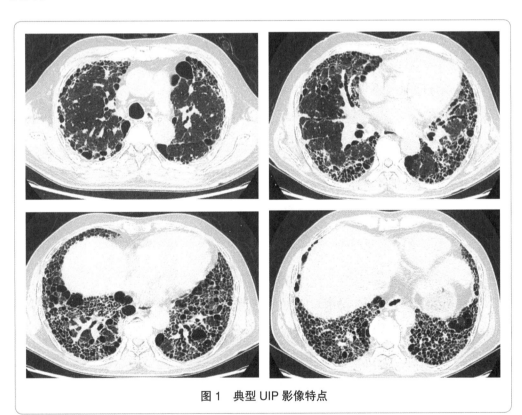

图 1　典型 UIP 影像特点

3. UIP 的病理特征

(1)纤维化、肺结构破坏,伴或不伴蜂窝肺,主要分布在胸膜下。

(2)纤维化片状分布。

(3)成纤维细胞灶。

(4)无以下表现:①透明膜;②机化性肺炎;③肉芽肿;④明显炎细胞浸润;⑤气道中心分布。

4. IPF 诊断标准

(1)除外已知原因,如职业、环境暴露、药物、放射损伤、CTD 相关。

(2)HRCT 表现为典型 UIP 或 HRCT 表现与外科肺活检联合诊断。

5. IPF 急性加重

(1)定义(2007 年):近 30 天内呼吸困难加重或肺功能恶化,不能用其他原因解释。

(2)原因未知。

(3)约 46%IPF 患者死于急性加重事件。

(4)中位生存期 3~4 个月,住院病死率 50%~90%。

(5)缺乏有效治疗方法。

(6)吡非尼酮和尼达尼布可能预防 IPF 急性加重。

(7)修订后定义(2016 年):急性加重的呼吸困难,肺内新发弥漫分布的渗出影,不再强调除外其他诱因。

6. IPF 治疗

(1)强不推荐:抗凝药物,伊马替尼,泼尼松 + 硫唑嘌呤 + 乙酰半胱氨酸,选择性内皮素受体拮抗剂(安倍生坦)。

(2)有条件不推荐(弱不推荐):磷酸二酯酶抑制剂(西地那非)、双重内皮素受体拮抗剂(马西替坦、波生坦)。

(3)有条件推荐:尼达尼布、吡非尼酮。

(4)建议 IPF 患者规律使用抑酸药物。

(5)对于 IPF 患者终末期肺移植选择单肺或者双肺未做推荐。

(6)IPF 患者合并肺动脉高压的治疗未做推荐。

7. IPF 与胃食管反流性疾病(GERD)

(1)IPF 患者中胃食管反流发生率 60%~90%。

(2)大多数(60%~90%)胃食管反流无症状,在有症状合并 GERD 的 IPF 患者,在病变分布不对称的 IPF 患者中,GERD 和急性加重发生都显著高于对照组。

(3)反流的严重性与 CT 纤维化严重程度呈正相关。

(4)IPF 急性加重患者中肺泡灌洗液胃蛋白酶水平增高。研究显示,IPF 患者积极干预 GERD 是远期生存率增加、FVC 下降速度减慢、急性发作减少的预测因素。

(三)非特异性间质性肺炎(NSIP)

1. NSIP 也是慢性间质性肺炎的组织学形式,与其他类型的间质性肺炎,尤其是 IPF 不同。

2. 主要表现为不同程度的炎症和纤维化,病变相对均一。

3. HRCT 表现 磨玻璃或细网格,通常以两下肺和胸膜下分布为主,蜂窝肺少见(图 2)。

4. NSIP 可以是特发性的,也可以继发于其他疾病,如结缔组织病、药物、环境或职业暴露、免疫抑制宿主病、感染等。

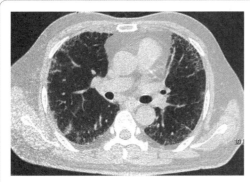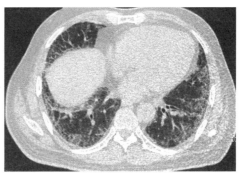

图 2　双肺弥漫分布磨玻璃、细网格影，以下肺为重，影像符合 NSIP 样改变

（四）隐源性机化性肺炎（COP）

1. COP 好发于中年人，亚急性起病，临床可表现为咳嗽、活动后气短，可伴随全身症状，听诊可闻及吸气末爆裂音。

2. 组织病理主要表现为纤维结缔组织栓填充于肺泡或细支气管腔。

3. HRCT 表现为片状实变或磨玻璃（图 3）。

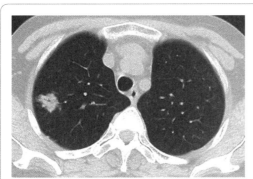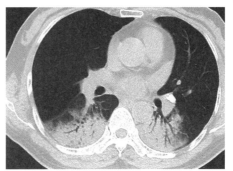

图 3　COP 影像可表现为实性结节、多发实变

4. 肺功能主要表现为限制性通气功能障碍。TBLB 或外科活检病理主要表现为机化样改变。糖皮质激素是主要治疗方案，疗程 6~12 个月，预后多数较好。

5. 未知原因的机化性肺炎称作 COP，COP 也可以继发于其他疾病，如结缔组织病、药物、放射性损伤、感染、过敏性肺炎、吸入性肺炎、慢性嗜酸粒细胞性肺炎、弥漫性肺泡损伤等。

（五）弥漫性肺泡损伤（DAD）

1. 弥漫性肺泡损伤（DAD）急性期组织病理主要表现为弥漫性水肿、透明膜形成，机化期可表现为疏松的纤维结缔组织和 II 型肺泡上皮细胞增生。

2. HRCT 表现为弥漫的磨玻璃或实变（图 4）。

3. 治疗取决于临床背景，常会用到糖皮质激素，死亡率极高。

4. 未知原因的弥漫性肺泡损伤也称为急性间质性肺炎(AIP)。

5. DAD 也可继发于感染、毒物吸入、药物、结缔组织病和急性放射性损伤等。

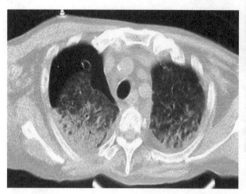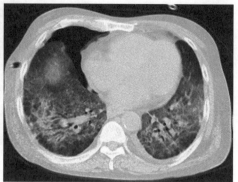

图 4 弥漫分布的磨玻璃影合并气胸,符合 DAD 影像表现

(六)淋巴细胞性间质性肺炎(LIP)

1. 组织病理主要表现为间质内 T 淋巴细胞、浆细胞和组织细胞浸润。

2. HRCT 表现为磨玻璃影、边界模糊的结节和囊性变(图 5)。

3. 临床治疗常选择糖皮质激素、免疫抑制剂,预后多数较好,也有部分进展。

4. LIP 可以为特发,也可继发于其他疾病。

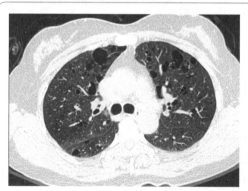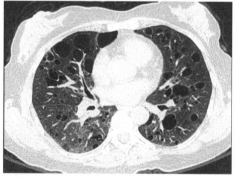

图 5 LIP 影像可表现为磨玻璃样病变,多发的大小不等的囊性变

(七)胸膜肺实质弹力纤维增生症(PPFE)

1. 组织病理主要表现为胸膜和胸膜纤维化伴小叶间隔弹力纤维增生,病变主要分布于两上肺。

2. HRCT 主要表现为双侧胸膜不规则增厚,以上肺和中肺比较明显。

3. 目前临床并无有效治疗方案,预后较差。PPFE 可为特发,也可继发于其他疾病。

(八)急性纤维素性机化性肺炎(AFOP)

1. 组织病理主要表现为肺泡腔内纤维素沉积同时伴随机化性肺炎的表现。

2. HRCT 主要表现为实变或磨玻璃样改变,肺底较明显。

3. AFOP 可特发,也可继发于其他疾病。

（九）呼吸性细支气管炎相关间质性肺炎（RB-ILD）

1. 组织病理主要表现为色素沉着的巨噬细胞在细支气管腔、周围间质及邻近肺泡腔聚集。

2. RB-ILD 几乎均与吸烟相关。

3. HRCT 可表现为磨玻璃影和边界不清的小结节。

4. 戒烟是主要的治疗方法，临床预后较好。

（十）脱屑性间质性肺炎（DIP）

1. 组织病理主要表现为大量色素沉着巨噬细胞在肺泡腔内聚集。

2. DIP 多数与吸烟相关。

3. 治疗方法为戒烟，必要时使用糖皮质激素。

4. 预后　多达 30% 患者死亡。

（十一）吸烟相关的间质性肺疾病

1. 呼吸性细支气管炎。

2. 脱屑性间质性肺炎。

3. 肺朗格汉斯组织细胞增生症

4. 急性嗜酸性粒细胞性肺炎

5. 肺纤维化合并肺气肿

6. 吸烟相关间质纤维化

（十二）肺纤维化合并肺气肿（CPFE）

CPFE 主要表现为下肺纤维化，同时合并上肺肺气肿，多见于男性吸烟患者。纤维化包括 UIP、NSIP、RB-ILD、DIP 等，CPFE 合并肺动脉高压的发病率及病死率增加。

（十三）肺泡蛋白沉积症（PAP）

1. 主要特点是脂蛋白样物质在肺泡腔内沉积。90% 患者为自身免疫性，其余 10% 为先天性或继发性。GM-CSF 信号传导通路异常，导致巨噬细胞清除表面活性物质能力受损与自身免疫性 PAP 发病有关。

2. 自身免疫性 PAP 好发年龄为 20~60 岁，中位发病年龄 40 岁，临床可表现为活动后气短、咳嗽，有时无症状。20%~50% 的患者可闻及吸气相爆裂音。部分患者血清 LDH、表面活性物质 A/D、KL-6 增高。自身免疫性 PAP 患者血清或肺泡灌洗液中 GM-CSF 抗体阳性。

3. HRCT 可表现为磨玻璃样改变、实变。典型影像特征为"铺路石征"，但并非特异性改变（图 6）。肺功能特点为限制性通气功能障碍并弥散功能减低。

4. 牛乳样肺泡灌洗液及组织病理肺泡腔内无定形物质沉积可协助诊断（图 6）。

5. 对于中重度活动后气短的 PAP 患者可选用全肺灌洗，GM-CSF 吸入或皮下注射也可用于 PAP 患者。终末期 PAP 患者可选择肺移植，移植后 PAP 可复发。

（十四）总结

1. ILD 诊断需要临床、影像与病理相互结合。

2. 特发性间质性肺炎的各种病理表现与潜在病因有关。

3. RB-ILD 和 DIP 多与吸烟相关。

4. 多数 PAP 患者为自身免疫性,与 GM-CSF 信号通路异常有关。

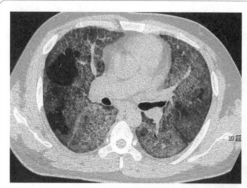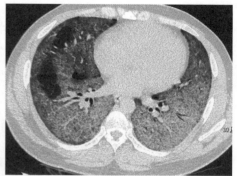
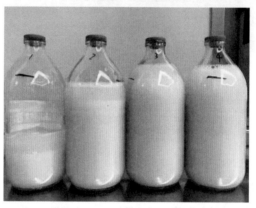

图 6 肺泡蛋白沉积症影像可表现为铺路石征,灌洗液呈乳白色,静置可分层

三、CTD 相关的间质性肺疾病

(一) CTD 呼吸系统受累的常见表现

1. CTD 合并肺内间质性病变很常见,并且导致患者病死率增高。(表 1)

表 1 CTD 相关 ILD

风湿性疾病	间质性肺疾病发生率	备注
类风湿关节炎	20%~30%	吸烟患者发生率增加
皮肌炎 / 多发性肌炎	20%~50%	抗合成酶综合征更容易合并间质性肺炎
系统性硬化	45%(临床意义重要)	更常见于弥漫性疾病;拓扑异构酶 -1 抗体阳性
系统性红斑狼疮	2%~8%	通常见于多系统疾病患者
混合结缔组织病	20%~60%	
干燥综合征	<25%	

2. CTD 可累及呼吸系统各部位,包括上呼吸道、肺实质、肺血管、胸膜和呼吸肌。

3. 肺脏受累有时是结缔组织病的重要特征。

4. 肺实质受累可表现为间质性肺疾病、结节、肺大疱。

5. 胸膜受累可表现为胸膜炎、胸腔积液、气胸。

6. 气道受累可表现为支气管扩张、支气管炎、上呼吸道受累。

7. 肺血管受累表现为肺动脉高压、肺泡出血、血管炎。

8. 呼吸肌受累可表现为疲劳、乏力。

(二) 类风湿关节炎肺受累

1. 除关节明显变形外,类风湿关节炎肺实质受累可表现为间质性肺疾病,其中最常见为UIP(图7),其次分别为NSIP和OP,另外还可以表现为类风湿结节和Caplan综合征。

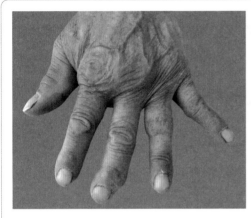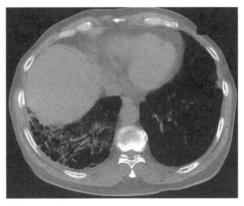

图 7　类风湿关节炎合并间质性肺炎,手关节变形,肺影像符合 UIP

2. 气道受累可表现为支气管扩张、支气管炎(缩窄性支气管炎或淋巴滤泡性支气管炎)、上气道受累。

3. 肺血管受累可表现为肺动脉高压、血管炎、咯血。

4. 胸膜受累表现为胸膜炎、胸腔积液、脓胸、气胸。

5. 还可以出现肺尖肺大疱、淀粉样变、纵隔淋巴结增大、胸廓病变。

(三) 干燥综合征肺受累

1. 肺实质受累表现为间质性肺疾病(NSIP>LIP>UIP/OP),淀粉样变。

2. 气道受累表现为气道干燥、支气管扩张、支气管炎(缩窄性支气管炎或淋巴滤泡性支气管炎)。

3. 胸膜疾病可表现为胸膜炎、胸腔积液、胸膜增厚。

4. 肺血管受累表现为肺动脉高压、血管炎。

5. 还需警惕淋巴瘤。

(四) 抗合成酶综合征肺受累

1. 16%~30% 皮肌炎 / 多发肌炎患者是抗合成酶综合征。

2. 特征表现为急性发作、全身症状多、雷诺现象、技工手、关节炎、间质性肺疾病(图 8)。

3. 主要为氨基酰 tRNA 合成酶阳性,最常见是抗 JO-1 抗体阳性。

4. 这类患者中 ILD 高发。

5. 与其他 PM/DM 相关 ILD 相比治疗更困难。

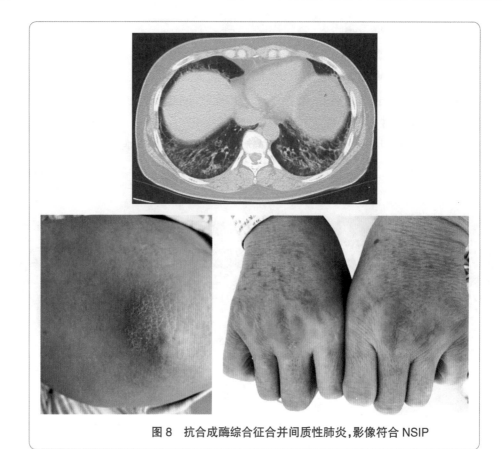

图 8　抗合成酶综合征合并间质性肺炎,影像符合 NSIP

(五) CTD 相关 ILD

1. 概述

(1)在 CTD-ILD 中,免疫炎症在发病机制中发挥主要作用:糖皮质激素和免疫抑制剂是主要治疗选择。

(2)CTD-ILD 组织学表现类型多种多样。

(3)ILD 表现类型主要依赖所继发的结缔组织病:通常 NSIP>UIP>OP,有时是 LIP、DAD 等。

(4)并不能通过肺活检组织学表现诊断潜在 CTD。

(5)肺组织病理表现对治疗和预后具有提示意义。

(6)高分辨 CT 能够反映潜在的病理学表现。

(7)诊断:描述已知 CTD 且除外其他原因(药物诱导、吸入或环境因素)所致的 ILD 的高分辨 CT 特征。

(8)除外极个别不典型病例,绝大多数 CTD-ILD 诊断并不一定要肺活检。

2. 治疗

(1)需要关注问题

1)症状的严重程度。

2)肺部疾病的严重程度和进展速度。

3)潜在的结缔组织病。

4)ILD 的表现类型(主要通过 HRCT)。

5) 既往对治疗的反应。

6) 合并症和肺外表现。

7) 药物相关不良反应发生的危险因素。

8) 患者的偏好。

9) 临床医生对药物的熟悉程度。

(2) 治疗时间:至少 3~6 个月。

(3) 药物治疗

1) 类风湿关节炎:糖皮质激素,改善病情的抗风湿药物(如羟基氯喹、磺胺吡啶、甲氨蝶呤、来氟米特、米诺环素、TNF-α 抑制剂、IL-1 受体拮抗剂、其他生物制剂)。

2) 皮肌炎/多发性肌炎:糖皮质激素,糖皮质激素保留制剂(如硫唑嘌呤、甲氨蝶呤),其他(利妥昔单抗、静脉注射免疫球蛋白、环孢菌素、他克莫司、霉酚酸酯、环磷酰胺、TNF-α 抑制剂)。

3) 硬皮病:环磷酰胺 + 糖皮质激素、霉酚酸酯、伊马替尼。

4) 干燥综合征:糖皮质激素、硫唑嘌呤、环磷酰胺。

5) 系统性红斑狼疮:糖皮质激素、环磷酰胺、硫唑嘌呤、霉酚酸酯。

四、结节病

(一) 定义

1. 结节病是一种可累及多系统、原因不明的疾病,病理主要表现为非坏死性上皮样肉芽肿形成。

2. 肉芽肿原因不明。

3. 可以除外其他表现为肉芽肿的疾病。

(二) 流行病学特点

1. 结节病占间质性肺疾病的 20%~30%

2. 发病率为 (4~10)/100 000 人,患病率为 (10~20)/100 000。

3. 有种族差异,非裔美国人(3~4 倍)和斯堪的纳维亚人种中高发。

4. 女性多于男性。

5. 4%~9% 患者有家族聚集性。

(三) 肉芽肿形成原因

1. 感染 分枝杆菌、真菌及其他。

2. 环境和职业暴露 过敏性肺炎、尘肺、铍肺病。

3. 药物。

4. 吸入。

5. 免疫疾病 原发性硬化性胆管炎、克罗恩病。

6. 类肉瘤反应。

(四) 肺肉芽肿病因

1. 结节病(27%)。

2. 分枝杆菌或真菌(25%)。

3. 过敏性肺炎(3%)。

4. 坏死性肉芽肿型血管炎(1%)。

5. 其他(2%)。

6. 无法识别(42%)。

（五）结节病临床表现

1. 发病年龄 20~60 岁。

2. 约一半患者影像学检查偶然发现。

3. 约 4% 患者可听到爆裂音。

4. 当气道受累后可能闻及哮鸣音。

5. 杵状指少见。

6. 90% 以上病例累及肺。

7. 肺外受累脏器包括皮肤、淋巴结、眼、肝脏、脾脏、神经系统、心脏、肾脏等,部分患者还可出现高血钙、高尿钙症。

（六）结节病胸部影像特点

1. 肺门、纵隔淋巴结增大。

2. 沿支气管血管束分布的结节。

3. 中上肺分布为主。

4. 肺门向上牵拉的纤维化表现。

肺门周围的实性团块(可有空洞形成,图 9,图 10)。

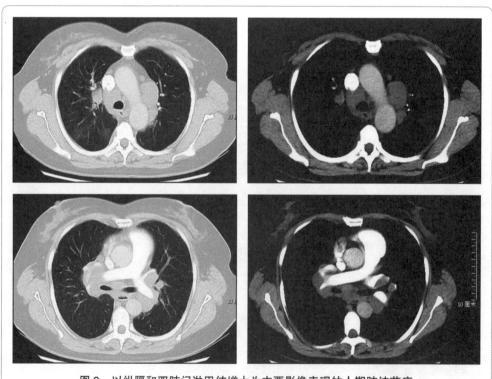

图 9　以纵隔和双肺门淋巴结增大为主要影像表现的 I 期肺结节病

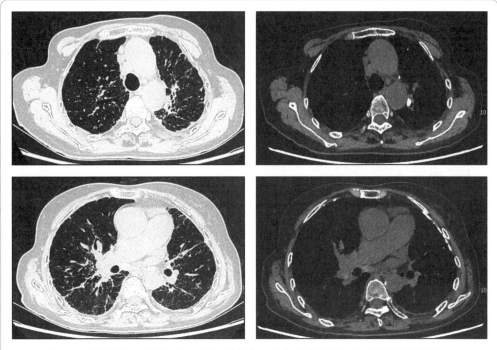

图 10　以纵隔淋巴结增大和双肺弥漫分布小结节为主要影像表现的 II 期肺结节病

（七）结节病诊断

1. 临床和影像特点。

2. 病理表现为非坏死性肉芽肿。

（1）多数病例需要活检。

（2）特殊情况：无症状的双侧肺门淋巴结增大（Ⅰ期结节病）、Lofgren 综合征（发热、结节性红斑、关节炎、双侧肺门淋巴结肿大）。

3. 除外其他原因　属于排除性诊断。

（1）未发现引起结节病的其他原因。

（2）未发现有类似表现的其他疾病。

4. 属于系统性疾病（多脏器受累）。

（八）组织活检

1. 首先选择最易获取标本的部位，如皮肤病变。

2. 肺

（1）肺泡灌洗液细胞计数分类：如果无其他类型细胞计数增加，单纯淋巴细胞 >15%，且 $CD4^+/CD8^+>4$ 对诊断结节病有高度特异性。

（2）黏膜活检诊断：敏感性约 25%。

3. 经支气管肺活检诊断　敏感性 50%~90%。

4. EBUS-TBNA 诊断　敏感性约 80%。

5. 通常不需要外科活检。

（九）肺结节病分期

0 期：肺外结节病，无肺部受累（8%）。

Ⅰ期:双肺门淋巴结增大,无肺组织浸润(40%)。

Ⅱ期:双肺门淋巴结受累,同时合并肺实质浸润(37%)。

Ⅲ期:肺实质浸润,无肺门淋巴结肿大(10%)。

Ⅳ期:以弥漫纤维化为主要表现(5%)。

(十)结节病预后

1. 多数患者不会因结节病致残。

2. 肺结节病部分患者可自愈。

Ⅰ期:60%~85%

Ⅱ期:30%~60%

Ⅲ期:20%~30%

Ⅳ期:0

3. 病死率   1%~5%。主要死因包括逐渐进展的肺纤维化、结节病累及心脏、曲霉病出血。

(十一)结节病药物治疗适应证

1. **肺结节病**   有症状的Ⅱ期、Ⅲ期结节病患者,同时合并肺功能下降或有疾病进展证据者需要治疗。

2. **肺外结节病**   心脏受累、神经系统受累、眼睛受累、高钙血症。

(十二)结节病治疗

1. 泼尼松 20~40mg/d,4~6 周,逐渐减量,总疗程 6~12 个月。

(1)对于Ⅰ期、Ⅱ期主要表现为咳嗽的患者可试用吸入糖皮质激素。

(2)心脏受累的患者:起始剂量 40~60mg/d,逐渐减量。

2. **其他免疫抑制剂**   甲氨蝶呤、硫唑嘌呤、来氟米特、TNF-α 抑制剂等。

3. **肺移植**

复习题

1. 下列关于特发性肺纤维化(IPF)的描述正确的是

A. 所有特发性肺纤维化患者均表现为 UIP 或可能 UIP

B. IPF 的诊断通常需要外科肺活检

C. 糖皮质激素加或不加细胞毒性药物对 IPF 治疗有效

D. 几乎所有 IPF 患者均表现为缓慢进展的病程

参考答案:A

2. 下列关于非特异性间质性肺炎(NSIP)的描述正确的是

A. NSIP 是一种特殊的疾病实体

B. NSIP 与 UIP 疾病进展过程类似

C. NSIP 常见于结缔组织病

D. NSIP 在 HRCT 上可变现为囊性变

参考答案:C

3. 下列哪些间质性肺疾病与吸烟无关

A. 急性嗜酸粒细胞性肺炎

B. 脱屑性间质性肺炎

C. 呼吸性细支气管炎

D. 肺泡蛋白沉积症

参考答案:D

4. 下列关于结缔组织病呼吸系统受累的表述,正确的是

A. 阻塞性肺疾病与结缔组织病无关

B. CTD 相关的间质性肺疾病需要明确病理活检

C. 系统性红斑狼疮较其他类型 CTD 更容易累及肺组织

D. CTD 相关间质性肺疾病可以出现急性加重

参考答案:D

血管炎与肺泡出血

周 敏

上海交通大学医学院附属瑞金医院呼吸与危重症医学科

学习目标

1. 一般血管炎的概念。
2. 抗中性粒细胞胞质抗体（ANCA）相关血管炎。
3. 弥漫性肺泡出血（DAH）的鉴别诊断方法。
4. 强调 DAH 的病因。

掌握要点

1. 掌握血管炎的新分类方法。
2. 常见的血管炎的特点及临床表现。
3. ANCA 相关血管炎的病因、临床症状、病理特征、诊断、鉴别诊断及治疗，以及 ANCA 检测的要点，强调 EGPA 的特殊临床表现和治疗。
4. DAH 的发病机制、实验室检查、诊断及治疗策略，强调 DAH 的病因学在治疗中的指导价值。

参考文献

1. Jennette JC, Falk RJ, Bacon PA, et al.2012 revised International Chapel Hill Consensus Conference Nomenclature of Vasculitides.Arthritis Rheum, 2013, 65 : 1–11.

2. Finkielman JD, Merkel PA, Schroeder D, et al.Antiproteinase 3 antineutrophil cytoplasmic antibodies and disease activity in Wegener granulomatosis.Ann Intern Med, 2007, 147 : 611–9.

3. Keogh KA, Specks U..Churg-Strauss syndrome.Respir Crit Care 2006 ; 27 : 148.

一、血管炎

（一）根据血管直径分类

1. 大血管炎

大动脉炎（高安大动脉炎）

巨细胞动脉炎

2. 中动脉炎

结节性多动脉炎

川崎病

3. 小血管炎

（1）ANCA 相关小动脉炎（极少或无免疫复合物）

显微镜下多血管炎（MPA）

肉芽肿性多血管炎（GPA）

嗜酸性肉芽肿性多血管炎（EGPA）

（2）免疫复合物性小血管炎

冷球蛋白性血管炎

过敏性紫癜（亨诺 - 许兰综合征）

低补体荨麻疹性血管炎

抗肾小球基膜病

（二）巨细胞性大动脉炎（GCA）的呼吸道表现

1. 最常见的血管炎　发病率 25/10 万。

2. 老年人多发。

3. 血沉（ESR）增快、精神萎靡、肌痛、发热、头痛、视觉障碍。

4. 呼吸道症状很少见，但可能是第一个症状。

5. 咳嗽、喉咙痛、声音沙哑。

6. 肺结节、间质浸润、支气管肉芽肿（需与肉芽肿性多血管炎鉴别）。

（三）高安大动脉炎的呼吸道表现

1. 累及大血管　主动脉和分支。

2. 好发于 40 岁以下的女性。

3. 跛行、肠系膜缺血、肾动脉狭窄。

4. 肉芽肿性跨壁炎症，类似 GCA。

5. 不同种族好发部位不同。

6. 高达 50% 的患者有肺动脉受损，包括管腔狭窄及肺动脉高压。

7. V/Q 扫描和 MR 血管造影可助诊断。

（四）典型结节性多动脉炎（PAN）的呼吸道症状

1. 在 1995 年以前的文献中，并不是所有被称为结节性多动脉炎的案例都是典型的 PAN。

2. 中型动脉坏死性动脉炎。

3. 多系统受累:皮肤、神经、胃肠道和肾脏多发病灶。

4. 罕见。

5. "3 无" 无 ANCA、无肾小球肾炎、无肺毛细血管炎(若涉及肺,可能不是 PAN)。

6. 通常与乙肝有关。

7. 偶见支气管动脉受累导致肺出血。

8. 通常不会复发。

二、ANCA 相关性血管炎

(一) ANCA 相关血管炎的临床特征

1. 全身性坏死性小血管炎。

2. ANCA 检测通常阳性

(1)确诊无须 ANCA 阳性。

(2)认为 ANCA 抗体就是病因(影响疾病表型)。

3. GPA 与 MPA 有时存在重叠的临床表现。

4. 临床表现

(1)小血管炎和毛细管炎(常见 MPA 和 GPA);病情较重时,可累及全身。

(2)明显的紫癜,白细胞碎屑性脉管炎。

(3)病理显示微量免疫复合物沉积,局灶或节段性、坏死性肉芽肿结节。

(4)单发或多发的感觉神经炎。

5. GPA 影像学表现 双肺多发结节灶,大小不等的结节影、空洞(图 1)。

6. GPA 病理 界限不清的肉芽肿结节,局部可见血管壁内淋巴细胞及浆细胞浸润(图 2)。

(二) 关于 ANCA 检测的要点

1. 免疫荧光和抗原检测。

2. c-ANCA(PR3)、p-ANCA(MPO)对 AAV 诊断有高特异性和阳性预测率。

3. 在低预测值情况下,不加选择地进行测试可以导致假阳性结果。

4. 连续 ANCA 水平测定不能预测疾病活动性。

5. ANCA 水平升高对疾病复发的阳性预测值很低。

6. 治疗方案不应单纯基于 ANCA 水平。

(三) GPA 和 AAV 的治疗策略

1. 多学科结合。

2. 个性化治疗

(1)非严重(局限)疾病(无生命 / 器官威胁)。

(2)严重疾病(全身性或威胁生命 / 器官)。

3. 诱导缓解治疗 区分非严重型和病情快速恶化的 AAV 的缓解诱导方案的异同,明确环磷酰胺的使用指征。

4. 缓解维持治疗 明确利妥昔单抗在维持治疗中的地位。

5. 预防药物毒性。

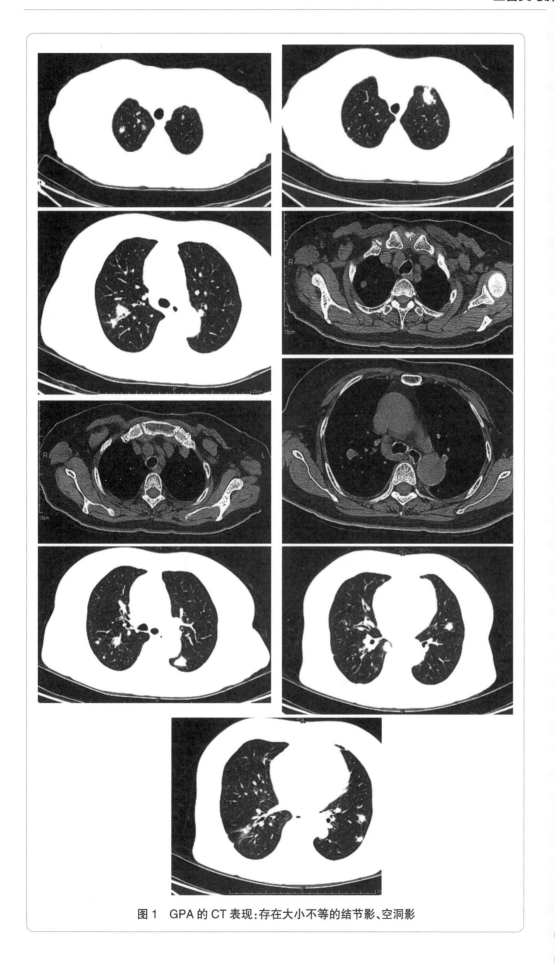

图 1　GPA 的 CT 表现：存在大小不等的结节影、空洞影

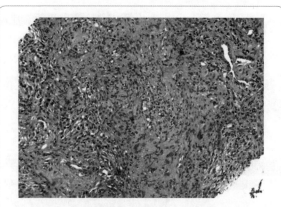

图 2　GPA 的病理表现：可见界限不清的肉芽肿结节

6. 治疗后遗症。

（四）AAV 的诱导缓解方案

1. 局限（非严重）GPA 的缓解诱导方案　甲氨蝶呤＋糖皮质激素。

2. 对于新诊断的重度 GPA 或 MPA 患者的缓解诱导

（1）环磷酰胺＋糖皮质激素，或利妥昔＋糖皮质激素。

（2）利妥昔单抗对病情严重的患者比环磷酰胺更有效。

（3）环磷酰胺每日口服或静脉推注（用于快速进展的 GPA 或 MPA）。

（4）对于 MPO 阳性且有严重肾脏疾病的患者，环磷酰胺慎用。

（5）严重弥漫性肺泡出血疗效不确定（RAVE 和 RITUXVAX 临床试验均未包括 DAH）。

（6）选择利妥昔单抗还是环磷酰胺时考虑是否有生育要求、费用等问题。

3. 对于病情快速恶化的 GPA 或 MPA 患者的缓解诱导　考虑加用血浆置换治疗

（五）AAV 的维持治疗方案

环磷酰胺诱导缓解后，甲氨蝶呤或硫唑嘌呤优于吗替麦考酚酯。

利妥昔单抗诱导缓解后，暂无维持方案。

对于难处理的 GPA 和 GPA/MPA 的严重复发：利妥昔加糖皮质激素诱导。

维持治疗：利妥昔单抗。

三、嗜酸性肉芽肿性多血管炎

嗜酸性肉芽肿性多血管炎（EGPA），即 Churg-Strauss 综合征。

（一）三大特征

1. 有哮喘或过敏性疾病病史。

2. 血液和组织中嗜酸性粒细胞增高。

3. 血管炎与组织坏死。

（二）主要临床表现

1. 哮喘（>99%）。

2. 周围神经损害(77%)。

3. 鼻窦损害(>60%)。

4. 皮肤损害(>50%)。

5. 肺部损害(>38%)。

6. 肺泡出血(3%)。

7. 胃肠道损害(>30%)。

8. 肾脏损害(>25%)。

9. 心脏损害(>10%)。

10. 中枢神经系统损害(>8%)。

(三) 影像学表现

1. 多变的游走性病变,激素治疗后短时间内变化明显。

2. 常见的影像学异常包括广泛的支气管壁增厚、斑片状磨玻璃影和肺纹理增粗,还可出现多发小叶中心结节、树芽征、小结节、空气潴留、支气管痰栓、肺气肿、实变灶、支气管扩张、肺小血管纹理增粗、肺不张、肺间质性改变、纵隔淋巴结肿大、胸腔积液及胸膜增厚等(图 3)。

3. 这些肺部影像学表现是 EGPA 与难治性哮喘鉴别的重要依据之一。

(四) 病理学表现

高嗜酸性细胞含量的肉芽肿性血管炎(图 4)。

(五) 治疗

1. 目标　减少炎症和嗜酸性粒细胞增多所致器官损伤。

2. 遵循治疗 AAV 的原则。

3. 糖皮质激素是治疗的主要药物。

4. 激素副作用太大时试用　甲氨蝶呤、硫唑嘌呤。

(1)病情严重患者(有生命或器官衰竭危险者,例如心脏受累、中枢神经系统受累、多发性单支感觉神经炎、严重肾脏损伤等)必须使用甲氨蝶呤。

(2)利妥昔单抗可作为 MPO-ANCA 阳性患者的替代药物。

(3)抗 IL-5 治疗可减少激素使用量。

(六) 知识要点

1. ANCA 阳性占 40%~70%,通常为 MPO/P-ANCA 阳性。

2. ANCA 与血管炎的活动性相关,预示着更多的 "血管炎" 表现。

3. 白三烯受体拮抗剂治疗揭示血管炎征象(因为激素使用减少),但并不诱发之。

4. 当血管炎成功治疗后,往往哮喘仍然难以控制。

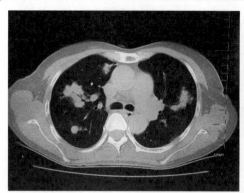
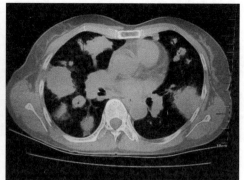

①多发斑片影

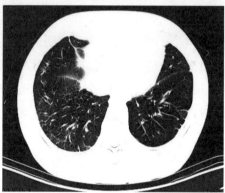

②支气管扩张

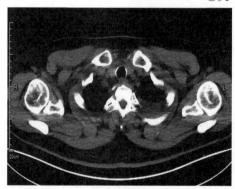
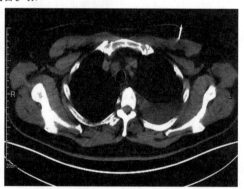

③胸腔积液　　　　　　　　　④纵隔淋巴结肿大

图 3　EGPA 的不同影像学表现

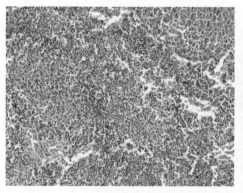
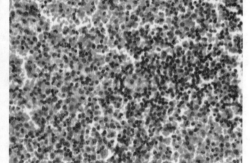

图 4　EGPA 的病理改变：嗜酸性肉芽肿性血管炎

四、弥漫性肺泡出血

（一）定义

弥漫性肺泡出血（DAH）指源自肺泡毛细血管的红细胞在肺泡腔内积聚的综合征。无活动出血时，BALF 中含铁血黄素阳性的肺泡巨噬细胞超过 20%。

（二）临床表现

1. 咯血（多达 30% 的 DAH 并无咯血）。

2. 呼吸困难和血氧不足。

3. 影像学提示弥漫性肺泡浸润。

4. 血红蛋白降低和 / 或持续下降。

（三）病因

1. 毛细管压力增高（出血量一般较少）。

2. 弥漫性肺泡损伤。

3. 免疫介导的毛细管炎。

常见型：①显微镜下多血管炎（MPA）；②肉芽肿性多血管炎（GPA）。

罕见型：①嗜酸细胞肉芽肿性多血管炎（EGPA）；②抗肾小球基膜病（毛细血管炎不是主要病理）；③过敏性紫癜亨诺 - 许兰综合征；④继发性血管炎（红斑狼疮、类风湿性关节炎、抗磷脂综合征、冷球蛋白异常沉积）；⑤贝赫切特病（白塞病）；⑥药物性血管炎（PTU、美沙唑、别嘌醇）；⑦孤发肺毛细管炎。

（四）弥漫性肺泡出血为免疫相关病因的早期诊断

1. 呼吸症状出现 ≥ 11 天（+2 分）。

2. 疲劳和 / 或体重下降（+2 分）。

3. 关节痛 / 关节炎（+3 分）。

4. 尿蛋白 ≥ 1g/L（+3 分）。

总分 ≥ 4 时免疫相关病因可能性大。

（五）诊断步骤

步骤 1：确定疾病严重程度与进展速度，确认是否有其他器官受累。

实验室检查：①血常规和血红蛋白系列定量；②血清肌酐和尿素氮；③尿液分析和尿镜检。

步骤 2：寻找具体病因。

实验室检查：① ANCA；②抗核抗体（ANA）和抗双链 DNA 抗体；③血清补体水平（CH50、C3、C4）；④抗肾小球基膜抗体；⑤抗磷脂抗体；⑥肌酸激酶；⑦类风湿因子、抗环瓜氨酸肽抗体；⑧冷球蛋白。

步骤 3：病理学诊断。

肺活检方法选择需结合临床情况，经气管镜肺活检样本太小，且在正压通气时禁忌，而患者病情往往不能耐受胸腔镜所必需的肺塌陷，开胸活检风险非常大。如果活检，一部分样本应速冻直接用来做免疫荧光显微镜检。

（六）系统性红斑性狼疮（SLE）患者的弥漫性肺泡出血

1. SLE 的肺泡出血发生率 <5%，且不是首发症状。

2. 肾脏受累时 DAH 的风险增加。

3. 临床表现从无症状到大咯血，高达 50% 无咯血。

4. 通常伴有发热，易与肺炎混淆。

5. 死亡率 0~90%。

6. 不良预后因素　感染、环磷酰胺使用、需要机械通气的患者。

7. 幸存者可进展为肺纤维化。

8. 病理见毛细血管炎，免疫复合物沉积。

9. 治疗

（1）目前为止无较好的治疗方法。

（2）大剂量类固醇激素（效果并不理想）。

（3）一般都必须使用细胞毒性药物（环磷酰胺）。

（4）血浆置换的疗效仅见于个例报道。

（5）应该同步使用血浆置换和静脉环磷酰胺。

（6）有利妥昔单抗治疗成功的案例报道。

（七）原发性抗磷脂综合征（APS）合并弥漫性肺泡出血

1. 罕见，具体机制不明。

2. 很少（但可能）是 APS 的首发症状。

（1）通常危及生命—高致死率。

（2）微血管血栓 ± 毛细管炎导致坏死与出血。

3. 皮质类固醇是首选治疗（早期有效）。

4. 考虑早期使用环磷酰胺或利妥昔单抗。

5. 可考虑血浆置换。

（八）抗肾小球基膜病合并弥漫性肺泡出血

1. 抗基膜抗体的抗原是Ⅳ型胶原 3 链非胶原区 1。

2. 抗体就是致病原　该抗体转给动物可以致病，去除抗体可缓解病情。

3. 疾病表现依靶抗原的分布而定　局限于肺和肾脏。

4. 环境因素（吸烟，吸入毒素）可以触发。

5. 诊断时的肾病严重程度决定预后。

6. 治疗药物　类固醇激素、环磷酰胺、利妥昔单抗。

（九）过敏性紫癜（亨诺 - 许兰综合征）合并弥漫性肺泡出血

1. 多见于儿童和年轻人。

2. 发热、紫癜、关节炎（大关节、腹绞痛、腹膜炎、黑便、肾炎）。

3. 增生性坏死性肾小球肾炎　通常病理改变较轻，且自限。

4. 肺出血有报道，但极为罕见。

5. 特征性 IgA 沉积（见于皮肤与肾脏）。

（十）特发性肺血黄素沉积（IPH）合并弥漫性肺泡出血

1. 排除诊断（1990 年以前报道的病例许多可能是 AAV）。

2. 局限于肺。

3. 反复性咯血，肺部毛玻璃样浸润。

4. 重要特征　缺铁性贫血。

5. 组织病理学改变较轻，慢性病程可见肺纤维化。

6. 以儿童为主，成人（20~40 岁）只占 20%。

7. 治疗　免疫抑制，血浆置换。

8. 与谷蛋白敏感的口炎有关，所有 IPH 患者均应进行血清检测（抗神经胶蛋白和抗内皮细胞抗体）。此种情况下无麸质饮食是治疗和预防复发的关键。

（十一）弥漫性肺泡出血的治疗（取决于病因）

1. 支持性治疗。

2. 甲泼尼龙　结合临床。

3. 血浆置换　结合临床。

4. 其他治疗　可以考虑环磷酰胺或利妥昔单抗。

复习题

1. 以下关于 ANCA 相关血管炎的说法，正确的是

A. 诊断 ANCA 相关的血管炎需要一个阳性的 ANCA 检测结果

B. 需要活检以确定 ANCA 相关血管炎的诊断

C. P-ANCA/MPO-ANCA 的患者比 C-ANCA/PR3-ANCA 的患者更容易复发

D. 肺泡出血患者，肺内发现 2 个结节，C-ANCA/PR3-ANCA 检测结果阳性，无其他脏器受累，评估为"局限或非严重疾病"

E. 大约 25% 的 GPA 或 MPA 患者会发生肺泡出血

参考答案：E

2. 关于 ANCA 检测的观点，错误的是

A. C-ANCA-PR3、P-ANCA-MPO 对 ANCA 相关动脉炎有较高的特异性和阳性的预测率

B. 在低预测值情况下，不加选择地进行测试可以导致假阳性结果

C. 连续 ANCA 水平测定可以预测疾病活性

D. ANCA 水平升高对复发的阳性预测值较低

E. 治疗决定不应仅基于 ANCA 水平

参考答案：C

3. 对于 EGPA 的描述，正确的是

A. 哮喘症状通常先于嗜酸性粒细胞增多症和血管炎发生。

B. ANCA 在 EGPA 中少见,EGPA 为 C-ANCA 型

C. 肺泡出血在 EGPA 非常常见(>50%)

D. 当 EGPA 出现心脏受累时,应联合糖皮质激素及硫唑嘌呤

E. 白三烯受体拮抗剂在 EGPA 中与 ANCA 水平相关

参考答案:A

嗜酸性粒细胞性肺病

阙呈立

北京大学第一医院呼吸与危重症医学科

学习目标

1. 学习主要的嗜酸性粒细胞性肺病。
2. 能够鉴别急性嗜酸性粒细胞性肺炎（AEP）和慢性嗜酸性粒细胞性肺炎（CEP）。
3. 熟悉 AEP、CEP、ABPA、EGPA 和高嗜酸性粒细胞综合征的常见表现。

掌握要点

1. 嗜酸性粒细胞性肺病是一组表现为嗜酸性粒细胞增高并参与发病过程的疾病，可以急性或慢性起病，也可以一过性，如 Loffler 综合征。
2. 嗜酸性粒细胞性肺病的诊断基于临床、影像特征及支气管肺泡灌洗液的嗜酸性粒细胞超过 10%。
3. 大多数嗜酸性粒细胞性肺病有外周血嗜酸性粒细胞绝对数增高，但急性嗜酸性粒细胞性肺炎可以不高。
4. 所有可能导致嗜酸性粒细胞增高的原因（尤其是真菌或寄生虫感染、药物或毒物的暴露）都应彻底排除。
5. 绝大多数疾病需要糖皮质激素治疗。

参考文献

1. Cottin V, Cordier JF.Murray & Nadel's Textbook of respiratory medicine.6th ed.2015 :1221-1242.
2. Cottin V.Eosinophilic lung disease.Clin Chest Med,2016,37 :535-556.
3. Weissler JC.Eosinophilic lung disease.Am J Med Sci,2017,354(4):339-349.

4. Churg A, Muller NL.Atlas of interstitial lung disease pathology.Lippincott Williams & Wilkins, Philadelphia, 2014.

5. Bhatt NY, Allen JN.Update on eosinophilic lung diseases.Semin Respir Crit Care Med, 2012, 33 : 555–571.

6. Weissler JC.Eosinophilic lung disease.Am J Med Sci, 2017, 354 (4): 339–349.

一、嗜酸性粒细胞性肺病

（一）定义

一组具有异质性以肺实质和气道嗜酸性粒细胞异常增高为表现的疾病,表现为肺部影像和肺功能异常,伴或不伴外周血嗜酸性粒细胞增多。可以是肺部原发或继发于系统性疾病或感染等原因。

（二）分类

根据解剖分类:

1. **气道受累** 哮喘、嗜酸性粒细胞性支气管炎、ABPA、支气管中心肉芽肿。

2. **实质受累** 特发性(原发性)及已知原因(继发性)。

(1)原发性嗜酸性粒细胞性肺病(原因不清)

1)仅限于肺:急性嗜酸性粒细胞性肺炎(AEP)、慢性嗜酸性粒细胞性肺炎(CEP)。

2)系统性:高嗜酸性粒细胞综合征、嗜酸性粒细胞性肉芽肿性多血管炎(EGPA)。

(2)继发性嗜酸性粒细胞性肺病

1)感染性:寄生虫、细菌、真菌(曲霉、球孢子菌)。

2)药物 / 毒素。

3)肿瘤:淋巴瘤、肺癌、白血病、MDS。

4)ILD-HP、LCH、COP、结节病。

二、Loffler 综合征

（一）疾病特征

肺部游走性浸润性阴影伴外周血嗜酸性粒细胞增高,也称单纯肺嗜酸性粒细胞增多。

（二）病因

寄生虫(蛔虫、钩虫、类管圆线虫),药物,特发性。

（三）临床表现

低热,咳嗽,喘息,呼吸困难,很少咯血,可以没有症状。

（四）实验室检查

外周血嗜酸细胞增高。支气管肺泡灌洗液嗜酸性粒细胞增高。

（五）胸部影像

均匀、边界不清的、节段分布的浸润影,病灶呈一过性或游走性。

（六）病理

肺嗜酸性粒细胞浸润,可伴间质和肺泡水肿。

（七）诊断

需要除外一过性疾病的病因，如药物或寄生虫感染。

（八）治疗

自限，一般不超过 1 个月，极少需要糖皮质激素治疗。

三、急性嗜酸性粒细胞性肺炎

（一）疾病特征

急性嗜酸性粒细胞性肺炎（AEP）指一种急性起病、外周血嗜酸性粒细胞不高、可以导致严重呼吸衰竭，糖皮质激素治疗有效的嗜酸性粒细胞性肺病。

（二）临床表现

1. 急性起病（多在 5~7 天内），不超过 1 个月。

2. 患者通常没有哮喘病史。

3. 可以有开始或重启吸烟或大量烟尘暴露史。

4. 咳嗽、发热、可以伴肌痛，呼吸困难。

5. 低氧，可以出现 I 型呼吸衰竭。

（三）胸部影像学

弥漫斑片状磨玻璃影，小叶间隔增厚、气腔实变及双侧胸腔积液。如图 1。

（四）实验室检查

支气管肺泡灌洗液中嗜酸性粒细胞 > 25%，而外周血嗜酸性粒细胞通常不高。

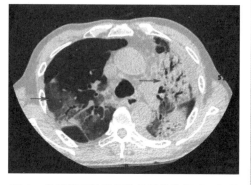

图 1　急性嗜酸性粒细胞性肺炎胸部 CT 表现
73 岁男性咳嗽，咳痰，发热 2 周。外周血嗜酸细胞正常，胸部 CT（轴位）显示双肺斑片状实变内支气管气相（蓝色粗箭头）、磨玻璃影（红色细箭头）及双侧胸腔积液，抗菌药物治疗无效，左上叶支气管肺泡灌洗提示嗜酸性粒细胞：31%，诊断 AEP

（五）组织病理学

表现为弥漫性肺泡损伤伴间质和肺泡内的嗜酸性粒细胞增多，可有机化，但没有肉芽肿。

（六）诊断标准

1. 急性起病的发热伴呼吸道症状（<1 个月，尤其是 7 天内）。

2. 影像学表现　双侧弥漫间质浸润。

3. 低氧血症　吸空气氧 PaO_2<60mmHg（8kPa），或 PaO_2/FiO_2<300mmHg（40kPa），或 SpO_2<90%。

4. 肺 BAL 液嗜酸性粒细胞 >25%（或肺活检显示嗜酸性粒细胞性肺炎）。

5. 没有感染或其他已知的可以导致肺嗜酸性粒细胞增高的因素，特别是使用过引起肺嗜酸性粒细胞增高的药物的历史。

（七）治疗

对糖皮质激素的反应迅速（48~72h）而完全，停药不复发。

四、慢性嗜酸性粒细胞性肺炎（CEP）

（一）疾病特征

慢性嗜酸性粒细胞性肺炎（CEP）是一种原因不明的肺内及外周血嗜酸性粒细胞显著增多，糖皮质激素有效但可能复发的嗜酸性粒细胞性肺疾病。

（二）流行病学

多发生在有特异质的中年女性（50%~60% 的患者有哮喘，常为新近起病诊断）。

（三）临床特点

1. 慢性起病，表现为数周到数月的呼吸困难、咳嗽、发热和喘息。

2. 胸部影像学通常显示双侧外周或胸膜下的阴影，"反肺水肿征"。

3. 外周血和支气管肺泡灌洗液中嗜酸性粒细胞增高，后者多 >25%。

4. 血清 IgE 升高。

（四）肺功能

阻塞型或限制型通气功能障碍，弥散功能下降。

（五）组织病理学：

肺间质和肺泡腔显著的嗜酸性粒细胞浸润，伴纤维素性渗出，肺泡结构保存。闭塞性细支气管炎伴机化性肺炎（BOOP）极为常见，还可见到嗜酸性粒细胞微脓肿、非坏死性非肉芽肿性血管炎。

（六）诊断

1. 影像　弥漫性肺泡实变伴支气管气相和 / 或磨玻璃影，尤其以外周分布为主。

2. 支气管肺泡灌洗中嗜酸性粒细胞增多 >40%（或外周血嗜酸性粒细胞 $>1 \times 10^9$/L）。

3. 呼吸道症状至少已有 2~4 周。

4. 没有已知的引起嗜酸性粒细胞性肺病的原因（尤其是容易引起肺嗜酸性粒细胞增高的药物的暴露）。

（七）鉴别诊断

1. 药物或毒物引起的嗜酸性粒细胞性肺炎。

2. 感染。

3. EGPA、ABPA、隐源性机化性肺炎（COP）。

（八）治疗

多数患者可口服强的松 0.5mg/（kg·d）。对迅速进展，特别是引起呼吸衰竭的 CEP，可使用大剂量激素 3~5 天后转为口服。

五、嗜酸性粒细胞性肉芽肿性多血管炎

（一）疾病特征

嗜酸性粒细胞性肉芽肿性多血管炎（EGPA）累及中、小型肌性动脉的 ANCA 相关性、系统性血管炎，常伴有血管和血管外肉芽肿。几乎仅见于哮喘患者，曾称 Churg-Strauss 综合征。

（二）流行病学

少见，多见于 38~50 岁，男 > 女。

（三）疾病分期（可以重叠）

哮喘期（8~10 年前驱）：过敏性鼻炎，特异质。

嗜酸性粒细胞增高期：外周和组织嗜酸性粒细胞增高，肺、消化道、皮肤表现。

血管炎期：中小血管坏死性血管炎，血管外肉芽肿 - 系统性症状。

（四）临床表现

1. 哮喘（99%~100%）。

2. 血管炎表型　大部分为 p-ANCA，抗 MPO（+）；肾小球疾病、外周神经病、紫癜、活检证实血管炎

3. 嗜酸性粒细胞组织疾病表型　ANCA 阴性；心脏受累（嗜酸性粒细胞性心肌炎），嗜酸性粒细胞性肺炎，发热。

（五）肺部影像学

游走性的肺部浸润（边界不清的阴影，外周分布，密度从磨玻璃到气腔实变以及气道壁增厚，可以有小叶中心结节，小叶间隔增厚），如图 2 及图 3。

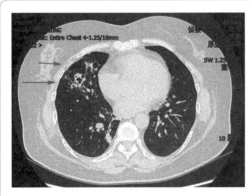

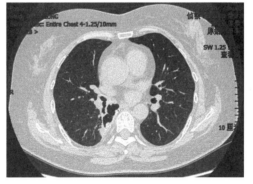

图 2　嗜酸性粒细胞性肉芽肿性多血管炎胸部 CT 表现 1

61 岁女性，咳嗽、咳痰 7 年余，加重伴双下肢麻木 2 个月。FEV$_1$/FVC：0.66，FEV$_1$：1.73L（80.8%p），FEV$_1$ 改善 12.1%（200ml），DLco：5.68（78.5%p），外周血嗜酸性粒细胞 16.3%（960），ANCA（ELISA）：MPO：123RU/ml，胸 CT 提示右中叶斑片状渗出影（红色细箭头），右上叶及右中叶支气管扩张（蓝色粗箭头）。

图 3　嗜酸性粒细胞性肉芽肿性多血管炎胸部 CT 表现 2

同一患者因右下叶背段空洞（红色细箭头），经皮右下叶穿刺，提示小动脉壁破坏，纤维素性坏死，血管周围纤维增生，嗜酸细胞浸润。诊断 EGPA

（六）病理

坏死性血管炎，累及中等肺动脉；血管周围的肉芽肿；嗜酸细胞组织浸润

（七）实验室检查

1. 外周血嗜酸性粒细胞增高，IgE 升高但缺乏特异性。

2. BAL 嗜酸性粒细胞增高。

3. 约 40% 的患者 P-ANCA、MPO-ANCA 阳性，可能与血管炎相关。

4. ANCA/MPO 阴性可能与嗜酸细胞组织浸润相关。

（八）肺功能

多为阻塞型通气障碍。

（九）诊断

最早没有 ANCA 时曾经采用 4/6 的 ACR 分类标准，目前有作者采取"工作诊断"：

1. 哮喘。

2. 外周血嗜酸性粒细胞增高（>10%）和 / 或肺泡嗜酸性粒细胞 >25%。

3. 存在以下之一的肺外临床表现（除鼻 - 鼻窦炎）

（1）疾病典型的系统性表现：多神经单神经炎，或很可能由嗜酸性粒细胞性疾病导致的心肌病，或可触及的紫癜。

（2）任何有组织病理学证据的肺外表现，尤其是来自皮肤、肌肉或神经活检。

（3）任何有 ANCA 伴 MPO 或 PR3 特异性抗体证据的肺外表现。

（十）治疗（不治疗预后差）

1. 糖皮质激素、硫唑嘌呤、甲氨蝶呤——复发常见。

2. 严重 / 难治性疾病——利妥昔单抗（RTX）、环磷酰胺（CYC）、血浆置换治疗。

3. 抗 IL-5 单克隆抗体。

六、高嗜酸性粒细胞综合征

（一）定义

高嗜酸性粒细胞综合征（HES）是一个髓系增生性疾病，表现为持续的外周血嗜酸性粒细胞增高及其导致的嗜酸性粒细胞介导的一个或多个脏器的损伤。

目前认为有两个变种：①"髓增殖性变种"（约 20% 的病例）；②"淋巴细胞变种"（约 30% 的病例），还有至少一半的病例仍然是特发性。

（二）临床表现

1. 严重程度各异。

2. 多器官系统受累　皮肤、肺、消化道、心脏、神经系统。

3. 缺乏寄生虫、过敏或其他已知可导致嗜酸性粒细胞增高的原因的证据。

4. 骨髓检查　骨髓中嗜酸性粒细胞占全部有核细胞的百分比 >20%。

（三）诊断

嗜酸性粒细胞增高（难以解释的 > 1.500×10^9/L 持续超过 6 个月或在 1 个月中超过 2 次检查发现升高），和 / 或病理证实的组织嗜酸性粒细胞增高（终末器官功能不全）。

（四）治疗

1. 糖皮质激素（反应各异）　是治疗淋巴细胞型变种的基石，伊马替尼是治疗髓增殖性变种（慢性嗜酸性粒细胞白血病）的一线治疗。

2. 其他　IFN-α、化疗、羟基脲。

3. 美泊利单抗(IL-5 的单克隆抗体)应用也在增加。

七、特发性高嗜酸性粒细胞性闭塞性细支气管炎

特发性高嗜酸性粒细胞性闭塞性细支气管炎是一个新的疾病名称。目前定义为以细支气管炎、外周血和 / 或肺泡嗜酸性粒细胞增高,及尽管吸入大剂量的支气管扩张剂和激素仍有持续的气流阻塞为特点的疾病。

可以出现在 EGPA、ABPA 和药物引起的嗜酸性粒细胞性肺病,也可以是原发的。

八、已知原因的嗜酸性粒细胞性肺病

(一)寄生虫引起的嗜酸性粒细胞性肺炎
世界范围最常见的嗜酸性粒细胞性肺炎,主要由蛔虫感染引起,特别是线虫。热带嗜酸性粒细胞增多症。

(二)其他感染引起的嗜酸性粒细胞性肺炎
1. **真菌** 粗球孢子菌、澳大利亚双极霉、黑曲霉、伊氏肺孢子菌。
2. **细菌** 结核分枝杆菌、布鲁菌病。
3. **病毒** 呼吸道合胞病毒、流感病毒。

(三)药物、毒物及射线引起的嗜酸细胞性肺炎
1. **药物** 药物引起的嗜酸性粒细胞性肺炎在某些发达国家中占嗜酸性粒细胞性肺病的首位。常见的药物如非甾体抗炎药(NSAIDs,如阿司匹林),抗抑郁药,抗惊厥药,抗菌药物如米诺环素、达托霉素、呋喃妥因等。www.pneumotox.com 列出了近 200 种可以导致嗜酸性粒细胞性肺病的药物。
2. **毒物** 苯胺(污染芥花油)、L- 色甘酸,可卡因、海洛因等。
3. **射线** 乳腺癌放疗(类似射线引起的机化性肺炎)。

九、变应性支气管肺曲霉菌病(ABPA)

(一)定义
变应性支气管肺曲霉菌病(ABPA)是一种主要发生在对真菌(尤其是曲霉)高度敏感的哮喘或囊性纤维化患者,对定植在气道中的真菌复杂的过敏和免疫反应,导致的反复支气管阻塞、炎症和黏液嵌塞引起的支气管扩张及呼吸障碍。

(二)临床表现
1. 咳嗽、喘息、咳出黄粘痰栓,可伴发热、不适或体重下降等全身症状。
2. 外周血嗜酸性粒细胞增高伴 IgE 升高。
3. 影像学表现 上肺为主的近端柱状支气管扩张伴支气管壁增厚,部分患者可见黏液嵌塞的征象。如图 4。

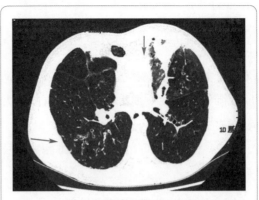

图 4　过敏性支气管肺曲霉菌病胸部 CT 表现
51 岁男性,发作性喘憋、咳嗽、咳痰 20 余年,加重 7 年。血嗜酸性粒细胞:25.3%,总 IgE:>5 000KU/L,烟曲霉特异性 IgE:4 级,FEV$_1$/FVC:0.23,FEV$_1$:0.63L(17.9%p),舒张后 FEV$_1$ 改善 28%(170ml),轴位胸 CT 提示双肺多发支气管扩张(红色细箭头),左上叶舌段高密度影(蓝色粗箭头)-痰栓可能,符合 ABPA

（三）诊断标准

1. 易发因素　起病前有多年哮喘或囊性纤维化的病史。

2. 必要条件

(1) Ⅰ型变态反应,曲霉特异性 IgE 升高或皮肤点刺试验阳性。

(2) 血清总 IgE 升高　>1 000IU/ml,但如果其他条件均符合,IgE 可以 <1 000IU/ml)。

3. 其他条件　需满足 2/3。

(1) 影像学符合 ABPA 的特征:如上叶为主的近端支气管扩张,黏液嵌塞的征象。

(2) 血清中存在对曲霉沉淀抗体或 IgG。

(3) 外周血嗜酸性粒细胞 >500/μl。

（四）并发症

ABPA 可以导致急性侵袭性肺曲霉病、曲霉球、慢性曲霉病等。

（五）治疗

控制急性炎症,减少肺功能的损失。

1. 对于急性或反复 ABPA 的加重,建议全身糖皮质激素治疗。起始可给予泼尼松 0.5mg/kg×14 天,随后逐渐减量,3~6 个月内减停。

2. 同时可以给予长达 4 个月的抗真菌(曲霉)治疗,特别是对激素难以减量或有 ABPA 加重的患者。

3. 可通过监测血清 IgE 观察疗效和预警复发。

复习题（多选题）

1. 哪几种嗜酸性粒细胞性肺病常有特异质或哮喘病史

A. 慢性过敏性肺炎

B. 急性过敏性肺炎

C. 过敏性支气管肺曲霉菌病

D. 嗜酸性粒细胞性肉芽肿性多血管炎

E. 高嗜酸性粒细胞综合征

参考答案：ACD

2. 外周血嗜酸细胞可以不升高的是

A. 过敏性支气管肺曲霉菌病

B. 寄生虫感染引起的嗜酸性粒细胞性肺炎

C. 急性嗜酸性粒细胞性肺炎

D. 慢性嗜酸性粒细胞性肺炎

E. 嗜酸性粒细胞性肉芽肿性多血管炎

参考答案：C

3. 通常出现气道阻塞的疾病包括

A. ABPA

B. EGPA

C. 高嗜酸性粒细胞性闭塞性细支气管炎

D. 慢性嗜酸性粒细胞性肺炎

E. Loffler 综合征

参考答案：ABCD

4. 下面说法中错误的是

A. 刺激嗜酸性粒细胞生长、分化和分泌的特异性细胞因子是 IL-5 及 GM-CSF

B. 嗜酸性粒细胞通过释放毒性颗粒物（如主要碱性蛋白，嗜酸性粒细胞阳离子蛋白等）、脂质、细胞因子造成组织损伤

C. 嗜酸性粒细胞最常见的靶器官是皮肤，消化道，气道，心脏和神经也可受累

D. IgE 是在 IL-4 和 IL-13 的刺激下由 B 细胞生成的

E. Ⅰ型变态反应是由 IgE 介导的由肥大细胞和嗜碱性粒细胞脱颗粒造成的免疫反应

参考答案：A

药物诱导肺疾病

韩 茜

广州医科大学附属第一医院呼吸与危重症学科

学习目标

1. 了解药物诱导肺疾病的多种临床表现。
2. 理解疑诊药物诱导肺疾病的检查流程。
3. 复习化疗药物引起的常见异常表现。
4. 了解非化疗药物引起的肺部损伤的典型表现。

掌握要点

1. 引起药源性肺疾病的药物。
2. 药物诱导肺疾病临床表现。
3. 药物诱导肺疾病影像学分类及其表现。
4. 药物诱导肺疾病的处理流程。
5. 特殊药物诱导的肺部疾病。

参考文献

1. Akira M, Ishikawa H, Yamamoto S.Drug-induced pneumonitis：thin-section CT findings in 60 patients. Radiology.2002；224：852-60.

2. Müller NL, White DA, Jiang H, et al.Diagnosis and management of drug-associated interstitial lung disease.Br J Can.2004；91 Suppl 2：S24-30.

3. Higenbottam T, Kuwano K, Nemery B, et al.Understanding the mechanisms of drug-associated interstitial lung disease.Br J Cancer.2004；91 Suppl 2：S31-7.

4. Bartal C, Sagy I, Barski L.Drug-induced eosinophilic pneumonia：A review of 196 case reports.Medicine（Baltimore）.2018；97（4）：e9688.

5. Curtis JR，Sarsour K，Napalkov P，et al.Incidence and complications of interstitial lung disease in users of tocilizumab，rituximab，abatacept and anti-tumor necrosis factor α agents，a retrospective cohort study. Arthritis Res Ther.2015；17：319.

一、概论

1. 排除性诊断（感染、肿瘤等）。
2. 无特异的临床、实验室、生理学、影像学和病理学表现。
3. 与药物暴露时间或剂量无明确相关性。
4. 可于暴露数年后发生。
5. 尚无明确危险因素。
6. 混杂因素较多（如吸氧、肾透析、其他药物等），且不推荐药物重试。

二、引起药源性肺疾病的药物

1. 抗肿瘤化疗药物　包括细胞毒性抗生素、烷化剂抗肿瘤药、抗代谢药物、亚硝脲类细胞毒药物和生物治疗制剂等。

2. 抗菌药物　包括呋喃妥因、柳氮磺吡啶等。

3. 心血管药物　包括血管紧张素转换酶抑制剂、胺碘酮、β 受体阻滞剂、妥卡尼和氟卡尼等。

4. 抗炎药物　包括阿司匹林、金制剂、青霉胺等。

三、主要临床综合征

最常见慢性纤维化、过敏性肺炎、非心源性肺水肿；其他表现包括机化性肺炎、支气管痉挛、肺血管炎、肺动脉高压、药物诱导 SLE 等。

1. 慢性间质肺炎 / 纤维化

（1）引起慢性纤维化的药物包括化疗药物（BCNU、博来霉素、白消安、环磷酰胺、甲氨蝶呤等）和非化疗药物（胺碘酮、可卡因、他汀类等）。

（2）主要临床表现为隐匿性的咳嗽和气促。

（3）影像学为弥漫性的网格影、磨玻璃影和蜂窝肺。

（4）肺功能表现为肺容积缩小和弥散功能下降。

（5）肺组织病理特征为肺泡间隔和支气管周围淋巴细胞聚集以及浆细胞浸润，可见间质纤维化。与 UIP 比较，药物导致 NSIP 中的间质炎症更明显、病变更均一。总体来说，肺间质纤维化常呈进行性加重，且对激素治疗反应差。

2. 过敏性肺炎

（1）引起过敏性肺炎的药物包括化疗药物（BCNU、博来霉素、白消安、紫杉烷类、甲氨蝶呤等）和非化疗药物（抗菌药物、异烟肼、苯妥英钠、利妥昔单抗、肿瘤坏死因子靶向药物等)。

(2)急性表现为 Loffler 综合征:咳嗽、气促、发热、皮疹及血嗜酸性粒细胞升高;慢性表现为慢性嗜酸性粒细胞肺炎:咳嗽、气促、体重下降及血嗜酸性粒细胞升高。

(3)影像学表现:游走性浸润影、磨玻璃影、边界不清的小结节影;慢性病程可显示蜂窝肺和牵张性支气管扩张等纤维化病变。

(4)诊断依赖支气管镜活检或胸腔镜活检,病理表现为沿终末细支气管边缘分布的疏松的肉芽肿伴肺泡壁淋巴细胞和浆细胞的浸润;也可表现 UIP 样或 NSIP 样改变。最重要的处理原则是停用致病性药物,部分患者对于激素反应较好。

3. 非心源性肺水肿

(1)引起非心源性肺水肿的药物包括化疗药物(硫唑嘌呤、吉西他滨、白介素、甲氨蝶呤、全反维甲酸等)和非化疗药物(胺碘酮、可卡因、NSIAD 等)。

(2)临床表现:急性咳嗽、呼吸困难。

(3)影像学:肺泡浸润影、磨玻璃影,但无心脏肥大和血流重新分配现象。

(4)处理:立即停药、氧疗和利尿,激素的治疗作用还不明确。

4. 支气管痉挛

(1)雾化吸入、口服、静脉滴注和外用等方式的用药均可诱发支气管痉挛。导致支气管痉挛的常见药物包括非激素抗炎药物(NSAIDs)、阿司匹林、β受体阻滞剂、血管紧张素转换酶抑制剂等。

(2)临床表现:喘息和呼吸困难。

(3)影像学:肺过度充气状态。

5. 药物诱导的肺血管疾病(肺动脉高压/血管炎) 减肥药与肺动脉高压明确相关(安非他命、氯苯丙胺);哮喘患者使用白三烯受体阻滞剂后因为激素减量,可能会使原有的 EGPA 表现出来。

6. 药物诱导 SLE

(1)5%~12%SLE 是由于药物诱导所致,下列 5 种药物最为常见:普鲁卡因、异烟肼、奎尼丁、青霉胺和肼屈嗪。

(2)临床表现:呼吸困难、发热、皮疹、关节痛、关节肿胀和全身症状;抗核抗体或抗组蛋白抗体多显示阳性,而抗 DNAs 抗体阴性。

(3)影像学:双肺渗出性病灶、肺炎、肺不张和胸腔积液。

(4)最重要的处理原则是停用致病性药物,但如无其他药物取代,可在应用最小剂量的同时联合激素治疗。

四、特殊药物诱导的肺部疾病

1. 卡莫思汀 隶属于亚硝基脲家族,可穿透血脑屏障。危险因素:剂量 >1 500mg/m^2;机制为氧化应激诱导的损伤/间质炎症;临床表现常为隐匿起病的干咳和呼吸困难;病死率较高(约 90%)。发病率 >20%,合用环磷酰胺、放疗,原有肺疾病者风险更高。

2. 博来霉素 为细胞毒性抗生素;可在皮肤和肺部蓄积;肺部毒性发生率

3%~40%,致死率1%~2%;临床表现:慢性纤维化(10%,用药数周至6个月后),过敏性肺炎。表现为低度发热、干咳和呼吸困难,偶有胸骨下或胸膜炎性胸痛,20% 患者无任何症状。

3. **甲氨蝶呤**　为叶酸拮抗剂;发生率无明确量效关系;在用药后 10 天~4 个月发生;临床表现为发热、咳嗽、气促、皮疹;胸片提示弥漫性间质改变,少见结节样浸润或胸腔积液;HRCT 提示磨玻璃影改变;约 40% 患者外周血中嗜酸性粒细胞计数升高;肺泡灌洗液 T 淋巴细胞为主。危险因素:合用环磷酰胺、糖尿病、年龄 >50 岁、类风湿患者。与剂量及给药方式无关。

4. **胺碘酮**　肺损伤 3%~10%(可波及眼、肝、甲状腺、中枢神经),多见于 >60 岁,剂量 400mg 超过 12 个月。可表现为间质肺炎/纤维化,弥漫性肺泡损伤、机化性肺炎、肿块/空腔、嗜酸细胞性肺炎、肺泡出血、胸腔积液。组织学检查见肺泡泡沫巨噬细胞内含偏层小体,间质炎症。发病机制是细胞凋亡,免疫损伤,线粒体自由氧基释放。处理除停药外可试用激素。

五、新型抗肿瘤药物引起的肺损伤

1. 常见临床类型

(1)过敏性肺炎:紫杉烷类、酪氨酸激酶抑制剂。

(2)非特异性间质性肺炎:吉西他滨、紫杉烷类、托泊替康、酪氨酸激酶抑制剂(伊马替尼、吉非替尼)、利妥昔单抗。

(3)肺纤维化:紫杉烷类、酪氨酸激酶抑制剂、吉西他滨。

(4)咯血:贝伐珠单抗。

2. 少见临床类型

(1)弥漫性肺泡损伤:吉西他滨、紫杉烷类、托泊替康、酪氨酸激酶抑制剂。

(2)胸腔积液:吉西他滨、紫杉烷类、酪氨酸激酶抑制剂。

六、生物反应调节剂(BRMs)引起的肺部损伤

1. **药物种类**　包括多种作用于不同靶点的药物:EGFR(吉非替尼、厄洛替尼、西妥昔单抗)、VEGF(贝伐单抗)、BcrAbl(伊马替尼、达沙替尼)、Proteasome(硼替佐米)、TNF(英夫利昔单抗、依那西普)、CD20(利妥昔单抗)。

2. **主要临床综合征**　与一般药物相似;常见慢性纤维化、过敏性肺炎、非心源性肺水肿、机化性肺炎、支气管痉挛、肺血管炎、药物诱导 SLE、肺泡出血等。

七、药物诱导肺疾病的诊断流程

1. 高度临床疑诊。

2. 药物应用必须于临床症状出现之前,药物应用至出现临床症状的时间因发病机制不同有较大的差异,如发生支气管痉挛的时间很短,而发生肺纤维化则大多需要几年

时间(如 BCNU、CTX)。

3. 排他性诊断 无固定诊断标准。

4. 是否有临床症状 ILD、HP、肺水肿等。

5. 非侵入性检查手段 影像学、肺功能、心脏彩超、EOS 计数、结缔组织病检查、痰检查。

6. 侵入性检查 经支气管镜肺活检或外科肺活检(图 1)。

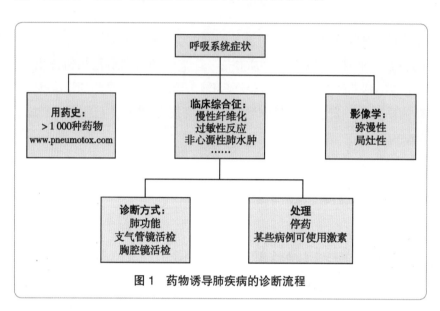

图 1 药物诱导肺疾病的诊断流程

复习题

1. 下列临床综合征与药物诱导性肺损伤无关的是

A. 慢性肺纤维化

B. 肺动脉高压

C. 支气管扩张

D. 过敏性肺炎

E. 胸腔积液

参考答案:C

2. 关于卡莫思汀诱导的肺损伤描述正确的是

A. 表现为急性发作的咳嗽咳痰

B. 累计剂量 >1 500mg/m² 增加风险

C. 少见网格状影结节影

D. 环磷酰胺不会增加发病的风险

E. 死亡率较低

参考答案:B

3. 关于药物诱导性过敏性肺炎错误的是

A. 引起过敏性肺炎的药物包括化疗药物和非化疗药物

B. 影像学表现多为磨玻璃影、边界不清的小结节影

C. 慢性病程主要表现为游走性浸润影和结节影

D. 最重要的处理原则是停用致病性药物,部分患者对激素反应较好

E. 如进行病理检查,表现为终末细支气管边缘清晰的疏松的肉芽肿伴肺泡壁淋巴细胞和浆细胞的浸润

参考答案:C

4. 下列化疗药中,不常引发间质肺炎 / 纤维化的是

A. 博来霉素

B. 胞嘧啶阿拉伯糖苷(ara-C)

C. 白消安

D. 甲氨蝶呤

E. BCNU

参考答案:B

5. 药物诱导肺疾病的诊断流程是什么?

参考答案:

(1)高度临床疑诊:药物应用必须于临床症状出现之前,药物应用至出现临床症状的时间因发病机制不同有较大的差异,如发生支气管痉挛的时间很短,而发生肺纤维化则大多需要几年时间(如 BCNU、CTX)。

(2)排除其他。

(3)临床症状:ILD、HP、肺水肿等。

(4)非侵入性检查手段:影像学、肺功能、心脏彩超、EOS 计数、结缔组织病检查、痰检查;侵入性检查:经支气管镜肺活检或外科肺活检。

环境与职业性肺部疾病

孟 婕

中南大学湘雅医院呼吸与危重症医学科

学习目标

1. 认识到职业性肺部疾病中评估暴露与处理行政工作的复杂性。
2. 了解诊断和治疗各种与工作有关疾病的基本概念。
3. 熟悉高原生理学、高山病和潜水医学/高压氧治疗的基本概念。
4. 了解尼古丁的作用和戒烟方法。

掌握要点

1. 职业性或环境性肺部疾病的评估。
2. 工作相关哮喘的定义、分类和病因。
3. 毒性吸入气体种类以及致病机制。
4. 过敏性肺炎的临床特征。
5. 其他环境与职业性肺疾病种类与特点。
6. 高原生理学与潜水医学的病因、机制和特点。
7. 高压氧治疗的适应证和机制。

参考文献

1. Tarlo SM, Balmes J, Balkissoon R, et al.Diagnosis and management of work-related asthma: American College Of Chest Physicians Consensus Statement.Chest.2008, 134 (3 Suppl): 1S-41S.

2. 乔人立, 刘双. 急性高山病的预防与治疗. 国际呼吸杂志, 2007, 27 (16): 1276-1280.

3. Baur X, Sanyal S, Abraham JL.Mixed-dust pneumoconiosis: Review of diagnostic and classification problems with presentation of a work-related case.Sci Total Environ.2019, 652 : 413-421.

4. Leavey JF, Dubin RL, Singh N, et al.Silo-Filler's disease, the acute respiratory distress syndrome, and

oxides of nitrogen.Ann Intern Med,2004,141(5):410-411.

5. Mohr LC.Hypersensitivity pneumonitis.Curr Opin Pulm Med,2004,10(5):401-411.

一、职业性或环境性肺部疾病的评估

认识环境所致疾病只能通过详细病史！

1. 评估内容 暴露与发病的时间关系、有无其他工人受累、是否事先已有事故报告、当前及既往职业、有无个人防护措施、有无其他兼职工作、有无特殊嗜好或其他暴露环境、目前及过往工作时长、有无工作性质变化。

2. 相关法案 处理环境或职业疾病不可避免涉及行政事务,需要认识各种规定与赔偿系统,而医生通常没有接触这些事务。以下所列都是美国法案,仅供参考。

(1)家人医疗假法案(FMLA):允许"合格"的雇员在任何 12 个月期间因有孩子出生或收养,或雇员自身有严重的健康状况,或家庭成员需要照顾,可以休假 12 周。

(2)材料安全数据表(MSDS):关于特定物质性质的数据表(如熔点、沸点、闪点、毒性、健康影响、急救、溢出处理程序等),旨在为工人和急救人员提供如何处理或如何安全使用该物质的程序。

(3)损伤与失能:世界卫生组织(WHO)在 1980 年提出的术语,损伤是一种结构或功能的异常(例如肺气量气流阻塞),失能是损伤的功能后果(以与残疾区别)。

(4)工伤补偿: 属于"不究过错"的保险,为在雇佣期间受伤的雇员提供医疗费用补偿,接受此福利者必须强制性放弃起诉雇主疏忽的权利。

(5)美国失能人士法案(ADA):在 1990 年签署的法案,禁止雇主在工作申请程序、雇佣、解雇、晋升、工资、职业培训和其他雇佣事项中歧视合格的失能人。

(6)OSHA:是美国劳工部的监管机构。

(7)NIOSH:疾病防控中心的分支,负责研究和推荐如何预防工作相关疾病和伤害。

二、工作相关性哮喘

1. 定义 在工作场合发生或加剧的哮喘,有哮喘史者称"工作加重性哮喘",新发生者称"职业性哮喘"。

2. 流行病学 工作相关性哮喘发病率占所有形式哮喘的 9%~15%。

3. 分类

(1)有潜伏期哮喘:免疫诱导哮喘,抗原分为高分子(>5 000D)与低分子。

1)高分子抗原哮喘更常见,如植物／动物蛋白;IgE 介导的变态反应;许多变应原有皮肤点刺试验或 RAST 放射变应原吸附试验;多立刻引起哮喘反应;过敏体质是一个危险因素;符合"外源性"哮喘模式。

2)低分子抗原哮喘略少见,包括化学物质与金属(铂、镍),非 IgE 介导,无测试方法,过敏体质不是危险因素。这些分子作为半抗原与体内蛋白结合而诱发免疫反应。

(2)无潜伏期哮喘:刺激性哮喘(非免疫介导),最具代表性的是 RADS。

4. 反应性气道功能障碍综合征（reactive airways dysfunction syndrome，RADS）一种哮喘样疾病，在一次工作场所事故后、由高浓度的呼吸道刺激物（蒸汽、烟雾）诱发，症状多突发或在数小时内发生，可使乙酰胆碱激发反应转为阳性。症状和气道高反应性往往持续 1 年以上，甚至永久。

5. 工作相关性哮喘的诊断　尽早发现并脱离接触有利于恢复。按照一般标准确诊有无哮喘、更重要的是建立时间关系。现实中工人往往已经离开工作场所，且已经恢复，有时"回顾性症状"可能掺杂求偿动机。确诊职业哮喘应该分步骤进行：①收集详细的职业暴露史；②确诊哮喘（同其他类型哮喘）；③系列试验（峰流速、FEV_1、气道刺激试验、皮试）；④必要时做具体有害物质的气道刺激试验。

6. 治疗　与其他哮喘同，但需强调改善工作环境与保护措施。

三、有毒气体吸入

有毒气体水溶性越高，颗粒越大，呼吸道损伤的位置就越高。

1. 氯、氯胺和盐酸　广泛用于漂白、防腐、水净化。家用剂量远低于工业。氯化氢和次氯酸反应产物可以直接毒害气道，也可刺激神经末梢而诱发支气管痉挛，电离后可在细胞内形成活性化学物质。治疗：对症支持治疗，必要时可行碳酸氢钠雾化。

2. 氨气　应用广泛，因此常见。水溶性高，损伤近段气道（如咽喉），形成羟基，液化组织，吸出细胞内水分而使反应持久；可导致碱灼伤，亦可因放热反应引起烧伤；浓度 > 1 000ppm（10^{-6}/L）时可直接焦灼气道；吸入高浓度可致命。治疗：清除刺激源，保护气道，大量水冲洗所有暴露表面（尤其眼睛），对症支持治疗。无需常规使用激素和抗菌药物。

3. 氮氧化物　见于内燃机排放，水解生成硝酸和亚硝酸，是导致"填仓者病"的病因。前驱症状只有轻微咳嗽、疲劳和恶心；随后可出现强烈的肺水肿及 ARDS 样反应，继之可能发生闭塞性细支气管炎，并可能致死。治疗：需密切监测，对症支持治疗。

4. 光气　一战毒气，现用于农药、聚氨酯和染料生产。水溶性低、对上呼吸道黏膜无刺激性，可见远端气道上皮坏死（光气与水反应生成 HCl 和 CO_2，可迅速乙酰化组织蛋白）。轻微潜伏期 30min 至 8h 后，可出现肺水肿。

5. 臭氧　无色无味气体，水溶性低，雾霾中的主要氧化污染物。反应生成高活性氮，破坏细胞膜脂，引发肺水肿。

6. 烟雾吸入　见于火灾、上呼吸道温度加化学烧伤。现代燃料与建筑材料燃烧可释放 HCl、光气、CO，引起全身中毒。治疗关键是维护气道与烧伤处理。

四、其他职业和环境相关的呼吸系统疾病

1. 棉尘肺　原因不明的气道反应性疾病。见于接触未加工原棉的工人，胸闷和呼吸困难在第一个工作日最重，然后逐渐消退。

2. 金属烟热　主要致病物质是氧化锌，见于焊接工种。表现为急性变态反应，通常在 48h 内自愈。

3. 有机粉尘毒性综合征　又称"霉菌毒素肺泡炎",但属于非感染性发热,见于高浓度有机尘接触后,如猪舍。症状多轻微,自限。

4. 饲鸟病(鹦鹉热)　鸟粪便中的鹦鹉热衣原体,少见。治疗用多西环素。

5. 慢性铍尘病　潜伏期长,通常损伤上呼吸道,但高浓度暴露可能导致化学性间质肺炎,病理为肺肉芽肿样变,症状与影像均与结节病非常相似。必须详细询问直接或间接接触史。明确诊断需要证实肉芽肿反应和铍敏感性(铍可刺激 BAL 中 CD4 淋巴细胞增生)。治疗除脱离暴露环境外,常需要糖皮质激素。

6. 硬金属肺病　硬度极强的碳化钨和钴的合金,用于钻头、切割工具。其粉尘引起气道疾病(职业性哮喘)和间质性肺病(巨细胞间质肺炎),没有肉芽肿。治疗:避免暴露,可试用全身性皮质类固醇。

五、过敏性肺炎

1. 定义　免疫诱导但非 IgE 介导的肺部炎性疾病,与多种有机粉尘吸入致敏及随后的反复暴露有关。1932 年首次报道后,目前已识别超过 400 种不同的致病物质。常见变应原:微生物孢子(嗜热放线菌),引起农民肺、加湿器肺;畜产品:饲鸽者肺(鸟粪或羽毛所含禽蛋白)、沙鼠肺、腐生真菌(棒曲霉)、麦芽工人肺(曲霉菌);其他:澡盆肺(MAC)、金属加工液、偏苯三酸酐、TDI、HDI。

暴露发生后,大部分人都不会发病。发病者 95% 是不吸烟者。患者多不是过敏体质。常伴发病毒感染。

2. 分类

(1)急性过敏性肺炎:一过性病程。

(2)亚急性过敏性肺炎:最典型,常见,常被误诊而进展为慢性。

(3)慢性过敏性肺炎:类似肺纤维化。

3. 诊断和治疗

(1)诊断:依靠病史与各种检查证据的组合。CT 示肺中上部有边界不清的小叶中央性微结节和广泛的磨玻璃样影(图 1);肺功能示限制性通气功能障碍,伴 DLCO 下降;皮肤相关检测多无法辅助诊断;BAL 回收液见淋巴细胞增多(65%,正常人 6%),CD4/CD8 比值降低;浆细胞增多提示 HP;可见低氧血症表现;肺活检病理见:细胞性细支气管炎,沿细支气管分布的淋巴细胞性间质性肺炎,结构疏松的非干酪性肉芽肿。

(2)治疗:最重要的是解除过敏原暴露;对症支持治疗,如输氧、退热等;糖皮质激素有短期效果。

六、楼房有关病况

大楼密闭环境空气流通不足所致黏膜刺激病况,这种情况会越来越多见。非特异者占 75%,称为"楼房病综合征",与楼内氡气或石棉状纤维粉尘空气污染有关。有 25% 可以找到病原或刺激物。改换环境症状好转。

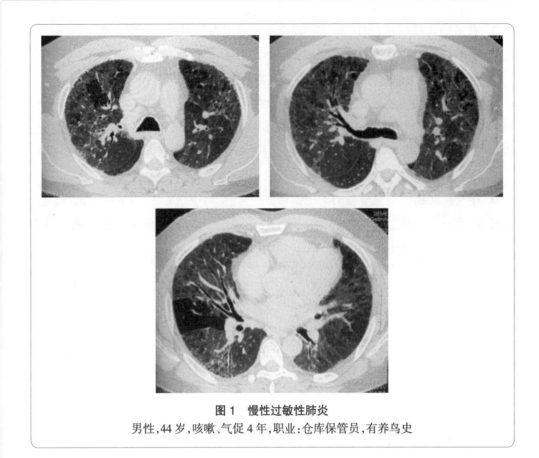

图 1   慢性过敏性肺炎
男性,44 岁,咳嗽、气促 4 年,职业:仓库保管员,有养鸟史

七、温度伤

1. **烧伤烫伤**   烧伤面积超过体表 20% 会引发烧伤休克,主要表现为毛细血管通透性剧增,水肿与循环血量不足,必须积极进行液体复苏。容量恢复后,机体在一段时间里仍会处于高代谢与炎症状态,其严重程度与伤口面积与深度直接相关,并影响伤口愈合及免疫力。除了伤口处理,液体复苏,补足营养与感染防治是烧伤医疗大幅度改善的基石。

2. **冻伤**   寒冷造成的组织液冰冻大量吸取细胞内液,此外小血管损伤造成微循环严重障碍,形成伤处远端苍白继以紫绀,近端严重充血,出现水泡与黑斑。冻伤坏疽一般数周后发生,难以预测。即使坏死不发生,局部血管病仍会留下长期局部症状。冻伤的特点是伤口处理与坚持理疗可以保留大片貌似不良的组织,因此截肢的决定应该尽量延后(数月)。

八、高原生理学,飞行与潜水医学

1. 急性高原病

(1)症状:高海拔伤害人体的根本原因是低气压造成的氧分压降低。高原病因个体反应不一而症状严重程度不一。大部分人因为缺氧(脑血管舒张)和高通气造成呼吸性碱中毒(脑血管收缩),引起头痛、失眠、不适,称为高原反应,2~3 天后缓解。但是,严重者可发生高原肺水肿、高原脑水肿等致命情况。升高速度快,高海拔,在高海拔剧烈活动,使急性高原病发病率增大。

(2)治疗:补氧并立刻下降至低海拔是严重高原反应的决定性措施。利尿剂乙酰唑胺是一种碳酸酐酶抑制剂,通过增加碳酸氢根经肾排出对抗呼吸性碱中毒而缓解高原反应,使用时注意补足水并避免酒精摄入。高原肺水肿与缺氧致肺动脉过度收缩有关,硝苯地平或西地那非可缓解肺动脉高压。地塞米松可用于减轻脑水肿。下山不可能时(无法降低海拔),便携式高压袋可以缓解危险。

(3)预防:前往高原前要充分了解高原反应防治。基本原则包括:逐步上升;在尽量低海拔处休息过夜;学习识别早期症状;并且在高原期间不要单独行动。旅行前 1~2 天开始服用乙酰唑胺有预防作用。

2. 飞机旅行　商业飞机机舱压相当于在海平面吸入 15.1% 氧气,因此担心飞行缺氧可以进行高原模拟试验。如果吸入 15.1% 不能维持 $SaO_2 > 88\%$,飞行时即应补氧或在平时补氧水平上增加浓度。飞行禁忌证包括:最近(3 周内)发生冠状动脉综合征、旁路移植手术后 2 周以内、最近卒中(2 周内)、最近气胸(2 周内)、咯血、视网膜术后。

3. 潜水　压力减轻过快时,空腔间气压不平衡可以造成压力损伤,血中溶解的氮气会游离出来形成气泡栓塞血管,甚至导致血管破裂。减压病(DCS)可见于肌肉骨骼(Ⅰ型)或心肺与神经性(Ⅱ型),在上升阶段中或之后出现。症状在潜水 6h 以内(50% 在第 1h 内)表现,潜水越深出现越早,症状越早越严重。但深水(>30m)高压下,氮气浓度增高可引起氮麻醉甚至昏迷,使潜水员失去判断力。潜水后至少等待 24h 才能进行高海拔活动(高山驾车、飞机旅行)。

4. 高压氧治疗　在高于大气压的压力下吸入 $100\%FiO_2$。

适应证:不愈合的伤口和受损的皮肤移植、辐射损伤、急性创伤或热损伤、动脉气体栓塞或减压病、一氧化碳或氰化物中毒、某些复合感染。

5. 氧中毒　吸入 40% 以上浓度氧气足够时间可以导致氧中毒,症状常见于肺(呼吸道刺激)与脑(癫痫发作)。因此,潜水设备不配氧气,高压氧治疗要有"空气间歇"。

复习题

1. 下列哪种数据来源在怀疑职业病或环境病患者的评估中最重要

A. 详细的职业和环境史

B. 肺功能检测

C. 影像学检查

D. 功能 / 运动试验

E. 材料安全数据表

参考答案:A

2. 32 岁男子,咳嗽和喘息,伴进行性呼吸困难。职业史表明他在一家豪华游艇制造公司工作,主要负责将环氧密封剂涂在船体内侧。最有可能加重患者症状的低分子量化合物是

    A. 霉菌生物气溶胶

    B. 甲苯二异氰酸酯

    C. 光气

    D. 偏苯三酸酐

    E. 甲乙酮

参考答案:D

3. 下列患者中最可能被诊断为 RADS 的是

    A. 22 岁患过敏性哮喘的叉车驾驶员在工作时出现咳嗽和胸痛

    B. 52 岁的研究技术人员 6 个月前主要负责分析老鼠排泄物,现在晚上发出喘息声

    C. 44 岁的油漆工人,在半挂车上涂抹新的两层漆后 8h 出现呼吸困难和咳嗽

    D. 62 岁的棉田工人,每周一有喘息和胸闷,随后可逐渐好转

参考答案:C

4. 下列特点最常见于哪种情况:一种工业生产用的极轻的金属,潜伏期长,组织学示肉芽肿反应,系 $CD4^+T$ 淋巴细胞介导的超敏反应

    A. 硬金属肺病

    B. 填仓者病

    C. 金属烟热

    D. 硫化氢吸入中毒

    E. 铍中毒

参考答案:E

5. 一列在社区中脱轨的火车释放出了未知的气体,这时你被分派去协助已经被运送到急救中心进行评估的几名受害者。以下信息中,在你照顾这些患者时最有用的是

    A. 脱轨的火车节数

    B. 气体及烟雾的颜色

    C. 气体的水溶性

    D. 气体是否被点燃或是否发生了爆炸

    E. 事故现场的气体浓度

参考答案:C

6. 下列不是高压氧治疗适应证的是

    A. 难以愈合的伤口和受损的植皮

    B. 急性心肌梗死

C. 急性创伤或热损伤

D. 动脉气体栓塞或减压病

E. 部分复杂感染

参考答案:B

---

7. 下列关于"大楼病综合征"与室内空气污染的陈述,不正确的是

A. 较差的通风和不合格的性能,如加热和冷却系统的循环空气的缺乏

B. 挥发性有机化合物如甲醛可从粘合剂、清洁产品和复印机中排放,可能与室内空气污染有关

C. "大楼病综合征"主要由氡和阿魏酸纤维引起

D. 关于可能的污染物的数据比关于气候的信息更重要

E. 当受大楼病综合征影响的人离开原有结构时,症状通常会改善

参考答案:C

---

8. 关于高原病,下列说法中不正确的是

A. 居住在或接近海平面的人更容易患急性高原病

B. 人爬到高地的速度越快,发生急性高原病的概率越高

C. 人在海拔 6 300~9 700 英尺(1 英尺 =0.304 8m)会出现轻微的症状,肺水肿和脑水肿常见

D. 地塞米松可能有助于减轻脑水肿

E. 肺水肿应补充氧,可使用硝苯地平治疗,严重时需机械通气

参考答案:C

肺尘埃沉积病(尘肺)

李 敏

中南大学湘雅医院呼吸与危重症医学科

学习目标

1. 掌握尘肺的定义、诊断。

2. 熟悉尘肺的常见类型。

3. 掌握矽肺(肺硅沉着病)的特点与诊治。

4. 掌握煤工尘肺的特点与诊治。

5. 熟悉石棉肺(肺石棉沉着病)的特点与诊治。

6. 了解铍病、硬金属病的特点。

掌握要点

1. 尘肺是指与粉尘接触相关的肺部疾病。

2. 尘肺的诊断重在粉尘暴露史的问诊与胸部影像的判断,很少需要组织活检。

3. 尘肺的治疗重在防控,目前没有理想的治疗方案。

4. 矽肺是最常见的尘肺类型。

5. 硅尘与石棉为致癌物。硅尘暴露可增加肺癌风险,石棉暴露可增加肺癌与恶性间皮瘤风险。

参考文献

1. Leung CC.Silicosis. Lancet,2012,379 :2008-2018.

2. Petsonk EL,Cecile R,Cohen R.Coal mine dust lung disease.New lessons from an old exposure.Am J Respir Crit Care Med,2013,187 :1178-1187.

3. American Thoracic Society.Diagnosis and Initial Management of Nonmalignant Diseases Related to

Asbestos.Am J Respir Crit Care Med,2004,170：691-715.

4. Bibby AC,Tsim S,Kanellakis N,et al.Malignant pleural mesothelioma：an update on investigation，diagnosis and treatment.Eur Respir Rev.2016；25(142)：472-486.

5. 毛翎,彭莉君,玉焕强.尘肺病治疗中国专家共识(2018年版).环境与职业医学,2018,35(8):677-689.

一、尘肺

（一）定义

尘肺是指与粉尘接触相关的肺部疾病,这组疾病的命名往往提示了其病因。常见的尘肺有矽肺、煤工尘肺、石棉肺、铍病、硬金属肺病等。

（二）流行病学

尘肺目前仍是我国危害最严重和最常见的职业病。截至2017年,我国累计报告职业病病例95万余例,其中尘肺85万余例,占比89.8%,主要是矽肺和煤工尘肺。

（三）诊断

粉尘暴露史＋胸部影像异常 ± 肺功能异常 ± 病理活检(极少需要)。

（四）治疗

重在防控,除肺移植外没有理想的治疗方案;注意并发症与合并症的治疗。

二、矽肺

（一）概述

1. 由于吸入二氧化硅(通常是石英)引起的慢性肺部疾病。

2. 特征为进展性实质结节和肺纤维化。

3. 硅或二氧化硅是地球地壳中最丰富的矿物。

4. 职业有采矿、采石、石工、铸造、磨砂／喷砂、陶瓷(陶器、烤箱砖)、牛仔布喷砂。

（二）流行病学

1. 世界上最常见的慢性职业性肺疾病。

2. 风险与颗粒浓度、暴露时间和不同岩石类型的二氧化硅含量成正比(100%:砂岩／燧石至<10%:页岩)

3. 美国工人发病率　1983年,230万存在矽肺风险;2006年,>100万。

4. 美国工人病死率　20世纪70年代,1 135人／年;2013年,111人／年。

5. OSHA　容许接触限值 $<100\mu g/m^3 \times 8h$。

（三）慢性矽肺临床与病理

1. 由于吸入硅尘(通常是石英)引起的慢性肺部疾病。

2. 潜伏期>20年。

3. 其特征为进展性实质结节和肺纤维化。

4. 胸片　可表现为微结节(1~3mm),双上叶对称,钙化结节,肺门淋巴结蛋壳样钙化。

5. **肺功能**　早期常正常，晚期发生改变：肺容量下降，肺一氧化碳弥散量下降，气道阻塞。

6. **诊断**　病史＋胸片（很少需要活检）。

7. **治疗**　重在防控，没有理想的治疗方案；注意合并结核的治疗。

8. **预后**　除非进行性大块纤维化（PMF）发生，否则病死率并不会上升；二氧化硅是致癌物，硅尘暴露可增加肺癌风险。

（四）急性矽肺临床与病理

1. **病因**　数月（年）高水平石英暴露。

2. **病理**　肺泡蛋白沉积，结节形成不良，间质浸润。

3. **胸片**　肺泡型——磨玻璃。

4. **HRCT**　"铺路石征"：磨玻璃＋间隔增厚。

5. **肺功能**　限制性通气障碍，一氧化碳弥散量降低。

（五）矽肺管理

1. **防护**　NIOSH 容许接触限值 $50\mu g/m^3$，OSHA 容许接触限值 $100\mu g/m^3$。

2. 胸片筛查。

3. 没有理想的治疗方案。

4. 肺移植。

5. 注意合并分枝杆菌感染。

三、煤工尘肺

（一）概述

1. 长期接触煤尘、石墨和其他形式的碳所致。

2. 煤工尘肺（黑结节），矽肺（白结节）。

3. 碳比石英成纤维性低。

4. MSHA- 容许接触限值 $2mg/m^3$；NIOSH- 容许接触限值 $1mg/m^3$。

（二）流行病学

1. 地下矿工煤工尘肺风险增加。

2. 20 世纪 50~60 年代，矿工归因煤工尘肺的死亡率上升。

3. 20 世纪 60~70 年代，煤尘防控使矿工煤工尘肺的发病率与病死率下降。

4. >100 000 美国煤矿工患有煤工尘肺。

5. CWP 流行率　20 世纪 70 年代，20%~35%；2006 年，6%~10%。

6. CWP → PMF，<0.5%；PMF 的发生与煤中石英硅石含量成正比。

7. 在我国，尘肺患者中煤工尘肺患者最多，且因其多暴露于含有煤尘和二氧化硅的混合性粉尘，其病情往往更重，PMF 的发生也更多。

（三）病理

与矽肺对比，煤工尘肺具有以下病理特点：

1. 有更多的尘负荷。

2. 黑色肺结节（随机分布）。

3. 黑色淋巴结。

4. 小叶中央型肺气肿。

5. 吞噬煤尘的肺泡巨噬细胞。

（四）临床

1. 潜伏期 >20 年。

2. 早期通常无症状，肺部体格检查无明显异常。

3. 进展期　咳嗽，气促，肺心病。

4. Caplan 综合征　类风湿尘肺。

5. 胸片　与矽肺相似。

6. 肺功能　与矽肺相似，但无矽肺严重。

7. 诊断　病史 + 胸片（很少需要活检）。

8. 治疗　重在防控，没有理想的治疗方案。

四、石棉肺

（一）概述

1. 长期吸入石棉粉尘引起的相关疾病，包括石棉肺、良性石棉胸腔积液、石棉所致胸膜斑块、胸膜间皮瘤等。

2. OSHA　容许接触限值 0.1 纤维（>5mm 长，宽高比 3∶1）/cm³，8h。

（二）流行病学

1. 1927 年 Cooke WE 定义石棉肺。

2. 20 世纪 50 年代，发现石棉与肺癌相关。

3. 20 世纪 60 年代，发现石棉与间皮瘤相关。

4. 20 世纪 70 年代石棉使用急剧下降。

5. 1940—1979 年，约 2 700 万美国工人存在石棉暴露，30 万工人从事石棉行业工作。

6. 长潜伏期　从暴露到疾病 15~40 年。

7. 2000 年，石棉沉积症相关集体诉讼：68 000 起。

（三）病理生理学

1. 角闪石假说　角闪石，特别是青石棉，比蛇纹石更具纤维化和致癌作用。

2. 剂量效应关系　与暴露时间、强度、有无防尘措施（面罩）相关。

3. 潜伏期　10~40 年；<5 年的石棉暴露不大可能引起石棉肺。

4. 遗传易感性（不完全清楚）。

（1）抗氧化防御（铁 / 自由基）。

（2）炎症 / 免疫反应（TNF-α/TGF-β）。

（3）基因多态性（*GSTM1*，*SOD2*，*a1AT*，*XRCC1/3*）。

（4）p53 肿瘤抑制基因表达降低。

（四）临床

1. 潜伏期长（15~40 年）。

2. 影像学表现为慢性、进行性、弥漫性、不可逆肺间质纤维化、胸膜斑形成和胸膜肥厚。

3. 严重损害患者的肺功能异常。

4. 诊断　病史＋胸片（很少需要活检）。

5. 治疗　重在防控，没有理想的治疗方案。

6. 预后　石棉（尤其是青石棉）是致癌物，石棉暴露可使恶性间皮瘤发生风险显著增高；石棉暴露可使肺癌发生风险增加，且与吸烟具有超相加效应。

（五）良性石棉胸腔积液（BAPE）

1. 潜伏期　通常 >20 年。

2. 胸腔积液一般呈渗出性、单侧（左侧多见）。

3. 病理很少发现石棉小体。

4. 通常无症状。

5. 临床转归　吸收（罕见）、肋膈角变钝（最常见）、球形肺不张、弥漫性胸膜增厚、间皮瘤（不确定）。

6. 需要除外恶性肿瘤（胸腔镜）。

（六）石棉所致胸膜斑块

1. 潜伏期　通常 >20 年。

2. 流行病学　与暴露的强度相关：职业性：20%~60%，非职业性：2%~6%。

3. 表现为中低肋骨和膈肌壁胸膜上的离散胶原斑块。

4. 通常无症状。

5. 肺功能改变少见。

6. 需要除外恶性肿瘤（胸腔镜）。

（七）石棉所致恶性间皮瘤

1. 流行病学

（1）潜伏期：通常 >30 年。

（2）0~85% 的恶性间皮瘤与石棉暴露相关。

（3）与吸烟没有协同关系（不同于肺癌）。

（4）美国恶性间皮瘤的发病高峰。

1）CDC-2006 年（Morb Mortal Wkly Rep.2009，25；58（50）：1412-6.）。

2）SEER-2004 年（Price & Ware Am J Epidemiol，2004，15；159（2）：107-12.）。

（5）恶性间皮瘤是约 8% 石棉暴露量超过 OSHA-PEL 工人的死因。

2. 病理

（1）上皮型：55%~65%，预后较好。

（2）肉瘤型：10%~15%，侵袭性强生存 <6 个月。

（3）混合型：20%~35%，必须包含 10% 以上的上皮和肉瘤成分。

3. 临床

(1)胸膜间皮瘤(MPM)表现

1)老年多见(50~70 岁),男性多见(5:1)。

2)隐匿性(3 个月 ~2 年)。

3)非特定的主诉:发热,体重下降。

4)呼吸困难(50%~70%)。

5)胸痛(60%)。

6)咳嗽(30%)。

7)胸腔积液(80%~95%)。

(2)腹膜间皮瘤表现

1)腹痛(40%)。

2)腹胀(37%)。

3)体重下降(5%)。

4)肠梗阻(4%)。

5)腹部肿块(2%)。

6)腹水(1%)。

4. 诊断

(1)活检手段

1)胸腔积液细胞学 25%~33%。

2)胸膜活检 21%~77%。

3)胸腔镜 >90%。

(2)免疫组化

1)间皮瘤:(+)Vimentin 和 Calretinin/(−)PAS 和 CEA。

2)腺癌:(−)Vimentin 和 Calretinin/(+)PAS 和 CEA。

(3)超微结构:微绒毛 / 桥粒。

(4)无单一病理免疫组化标记或超微结构特征。

5. 治疗

(1)根据肿瘤分期和患者因素如年龄、状态共同决定治疗方案。

(2)既往研究证明单一疗法(即手术、化疗或放疗)对 MPM 治疗效果有限。

(3)目前 MPM 的治疗方案注重多学科综合治疗,从而获得更好的治疗效果。

(4)Ⅰ~Ⅲ期患者,胸膜切除术、胸膜剥脱术、胸膜外全肺切除术。

(5)Ⅳ期患者,培美曲塞联合铂类作为一线治疗。

6. 预后

(1)中位总生存期(OS)为 6~18 个月;5 年生存率 <5%。

(2)不治疗:OS 为 4~8 个月。

(3)多学科综合治疗:OS 为 22 个月;5 年生存率 14%。

(4)预后不良因素:肉瘤型,胸痛,年龄 >75 岁,男性,PS 评分差,体重减轻。

(5)预后较好的因素:上皮型,单侧胸腔受累,年龄 <60 岁,PS 评分好,体重下降 <5%,

血小板 $<400 \times 10^9$/L。

五、尘肺的并发症与合并症

（一）尘肺与分枝杆菌感染

1. 肺结核是尘肺最常见的合并症,是尘肺快速进展和死亡的重要原因,其中矽肺合并肺结核最常见,其次是煤工尘肺合并肺结核。

2. 对存在 PMF 与空洞的患者尤其要警惕。

3. 尘肺合并肺结核的机制　二氧化硅损毁肺泡巨噬细胞功能,导致结核感染风险上升;

4. 尘肺合并肺结核抗结核治疗原则和药物　与单纯肺结核基本一样,但尘肺合并肺结核的抗结核治疗效果远较单纯肺结核疗效差,因此总疗程更长（18~24 个月）。

（二）尘肺与肺癌

1. 矽肺与肺癌

(1)二氧化硅是致癌物。

(2)在 11 个既往研究中有 9 个表明二氧化硅暴露可增加肺癌风险;但只有 1 个研究在校正混杂因素(烟草、石棉等)后显示剂量依赖效应。

(3)>40 个研究表明矽肺患者死于肺癌的风险增加了 2~4 倍。

2. 煤工尘肺与肺癌

(1)单纯的煤尘所致煤工尘肺无肺癌风险;

(2)因二氧化硅是致癌物,煤尘与二氧化硅混合所致煤工尘肺仍有肺癌风险。

3. 石棉肺与肺癌

(1)石棉是致癌物。

(2)石棉增加非吸烟者的肺癌死亡率。

(3)石棉肺 / 烟草具有"超相加"肺癌效应。

复习题

1. 以下关于矽肺的描述不正确的是

A. 高风险职业包括采矿、石刻和铸造工作

B. 好发于上叶

C. 在病程晚期肺功能改变

D. 矽肺的加速形式以肺泡蛋白沉积症为特征

E. 出现空洞型病变,提示合并结核

参考答案:D

- -

2. 下列对石棉肺进行可靠的临床诊断所必需的是

A. 石棉暴露史 <5 年

B. 肺功能显示限制性障碍或 DLCO 下降

C. 杵状指

D. 吸气末双下肺爆裂音可能存在,也可能不存在

E. 胸片提示胸膜不规则阴影

参考答案:E

---

3. 关于石棉肺的描述,正确的是

A. 胸膜斑是间皮瘤和肺癌公认的危险因素

B. 石棉肺的诊断需要组织病理

C. 以暴露时间至疾病小于 10 年为特征

D. 烟草不能协同增加石棉诱发的恶性间皮瘤的风险

E. 与石棉接触的大小和持续时间无关

参考答案:D

肺罕见病

陈 静

北京医院呼吸与危重症医学科

学习目标

1. 认识以下几种肺部罕见疾病的临床特征。
2. 识别这些疾病的诊断要点。
3. 掌握这些疾病的治疗方案。

掌握要点

1. 肺淀粉样变可发生于气道、肺实质、胸膜或纵隔。
2. IgG4 相关性肺病表现多样。
3. 缩窄性细支气管炎主要表现为阻塞性肺病。
4. 原发性自发性纵隔气肿通常是良性的。
5. 成人先天性肺病变包括支气管源性囊肿、支气管肺隔离、先天性肺气道
   畸形。

参考文献

1. Stone JH,Brito-Zerón P,Bosch X et al.Diagnostic Approach to the Complexity of IgG4-Related Disease.
   Mayo Clin Proc,2015;90(7):927-39.

2. Deshpande V,Zen Y,Chan JK,et al.Consensus statement on the pathology of IgG4-related disease.Mod
   Pathol,2012;25(9):1181-1192.

3. Ryu JH,Sekiguchi H,Yi ES.Pulmonary manifestations of immunoglobulin G4-related sclerosing disease.
   Eur Respir J,2012;39(1):180-6.

4. Ryu JH,Myers JL,Swensen SJ.Bronchiolar disorders.Am J Respir Crit Care Med,2003;168(11):1277-1292.

5. King MS,Eisenberg R,Newman JH,et al.Constrictive bronchiolitis in soldiers returning from Iraq and

Afghanistan.N Engl J Med,2011;365(3):222-230.

6. Amin SB,Slater R,Mohammed TL.Pulmonary calcifications:a pictorial review and approach to formulating a differential diagnosis.Curr Probl Diagn Radiol,2015;44(3):267-276.

7. Boland JM,Tazelaar HD,Colby TV,et al.Diffuse pulmonary lymphatic disease presenting as interstitial lung disease in adulthood:report of 3 cases.Am J Surg Pathol,36(10):1548-1554.

一、肺淀粉样变性

(一)定义

淀粉样变性是一组表现各异的疾病,可为获得性或遗传性,其共同特点是淀粉样蛋白在受累组织中细胞外基质沉积。淀粉样蛋白是具有 β 片层结构的原纤维蛋白。

(二)淀粉样蛋白

根据蛋白质性质不同将淀粉样变性分类,命名方法为 A+ 后缀,A 代表淀粉样物质,后缀为具体的蛋白质,例如淀粉样轻链蛋白(AL)和淀粉样 A 型蛋白(AA)。AL 为原发性系统性淀粉样变性,累及肺部,是相对常见的肺淀粉样变性;AA 较少累及肺,多继发于结缔组织疾病或家族性淀粉样变性病。

(三)病变分布特点

淀粉样蛋白可沉积在气管支气管树或肺实质中,呈局灶或弥漫分布;可以伴随症状或仅有影像学异常;分布在不同的部位可有不同的临床表现。

1. **气道(上呼吸道、气管或支气管)淀粉样变性**　喉和气管支气管树的黏膜下浸润,形成局灶结节或弥漫性气道壁增厚,偏心性或环状,可累及气管壁后部。

2. **肺实质淀粉样变性**　分为结节型和弥漫性肺泡间隔型。

(1)结节型:单个或多个结节,生长缓慢,30% 可形成空洞,20% 伴钙化。

(2)弥漫性肺泡间隔型:为弥漫分布的双肺结节和/或网状影伴小叶间隔增厚,可伴钙化。

3. **肺囊性淀粉样变性**　很少见,与胶原血管疾病密切相关,如 Sjögren 综合征。

4. **胸膜淀粉样变性**　胸腔积液。

5. **纵隔/肺门淋巴结淀粉样变性**　纵隔/肺门淋巴结肿大。

6. **舌下腺淀粉样变性**　可引起阻塞性睡眠呼吸暂停。

(四)病理特点也是诊断要点

活检材料经刚果红染色后在偏光显微镜显示出特征的苹果绿双折光性是确诊依据(图 1)。

(五)治疗

因肺部受累类型和潜在原因而异。

1. **气管支气管型**　支气管镜激光,外照射等局部治疗。

2. **弥漫性肺实质型**　治疗导致 AL 淀粉样变性的潜在浆细胞血液病。

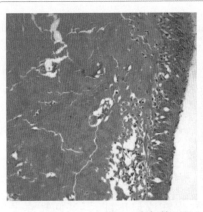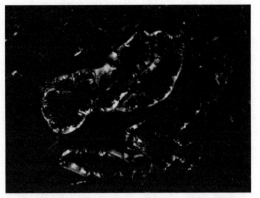

图 1　支气管组织 HE 染色(左)及刚果红染色(右)

72 岁男性,"咳嗽、咳痰 6 年余,再发 2 周"入院,支气管镜左主支气管粘膜活检病理回报:
支气管组织 HE 染色可见多量粉红色无定形物质沉淀,刚果红染色(+),符合淀粉样变性

二、IgG4 相关肺病

(一) 定义

IgG4 相关疾病(IgG4-related disease,IgG4-RD)是一种自身免疫介导的炎性纤维化疾病,这一疾病可累及许多器官或系统,造成器官肿大、组织破坏甚至器官功能衰竭。IgG4-RD 本质是一种浆细胞疾病,可累及多器官、以血清 IgG4 水平升高、组织中有 IgG4 阳性的浆细胞浸润为特点。

(二) 特点

1. 可累及单个或多个器官,肺部是常见的受累器官。

2. 病理特点是淋巴浆细胞(IgG4+ 浆细胞,T 细胞)浸润和纤维化。

3. 好发于成年人,尤其男性。

(三) 诊断要点

对于 IgG4-RD 患者诊断基于综合评估病理、临床表现,血清 IgG4 水平及对糖皮质激素治疗的反应。

1. 病理特点　符合 3 个主要特征中的 2 个:淋巴浆细胞浸润;纤维化(至少包含局灶性席纹状纤维化);闭塞性静脉炎。

2. 病理免疫组化特点　IgG4+ 浆细胞计数升高和 IgG4+ 浆细胞 /IgG+ 浆细胞比值升高(因为诊断时受累器官不同、器官的纤维化程度不同,如腹膜后纤维化,故难以选择统一的阳性界值作为标准。IgG4+/IgG+ 细胞比例 >40% 是 IgG4-RD 诊断的必要条件,但不能作为充分条件)。

3. 胸内受累的临床表现　包括局灶性实质斑块、间质性肺病、纵隔 / 肺门淋巴结肿大、纤维化、气道(狭窄)、胸膜(结节、积液)。

4. PET 阳性。

5. 血清 IgG4 水平升高　常见。

6. 治疗及效果　对糖皮质激素治疗反应良好；对于复发或不能耐受激素治疗的患者可以考虑应用利妥昔单抗。

三、炎症性肠病相关肺部病变

1. 炎症性肠病（IBD）相关肺部病变

（1）气道疾病（大小气道）：支气管扩张、毛细支气管炎、声门下狭窄，可形成肠肺瘘。

（2）ILD：OP、NSIP、肉芽肿、其他。

（3）浆膜炎：胸膜炎、心包炎等

（4）肺栓塞。

2. IBD 相关肺部病变治疗　通常用皮质激素（有时吸入）。

四、Erdheim-Chester 病

1. 定义　Erdheim-Chester 病（ECD）是一种罕见的全身性非朗格汉斯组织细胞性疾病，可累及多器官。

2. 病理特点

（1）长骨多灶性骨硬化病变。

（2）骨骼外组织细胞浸润。

（3）泡沫样组织细胞（CD1a 阴性），伴随多核巨细胞、炎性细胞浸润、纤维化。

3. 病因　未明，约 50% 存在常染色体 BRAF 突变（BRAF-V600E）。

4. 好发人群　大多数是成年人（平均年龄 50 岁），年龄范围广。

5. 临床表现　骨痛最常见，25%~50% 有肺和胸膜受累。

6. 影像特点　小叶间隔增厚，主动脉周围浸润，肾周围浸润；双侧对称性的干骺端及骨干硬化，尤其是长骨（骨骺不受累）。

7. 治疗　主要是抑制组织细胞增生的治疗，如干扰素 -α、化疗等，BRAF 突变者可采用 BRAF- 激酶抑制剂。

五、缩窄性细支气管炎

1. 缩窄性细支气管炎，即闭塞性细支气管炎（BO）

病因

（1）同种异体移植受者。

（2）感染后。

（3）结缔组织病，如 RA。

（4）吸入性损伤。

（5）药物，摄入毒素。

（6）DIPNECH 综合征（弥漫性特发性肺神经内分泌细胞增生症）。

(7)隐源性。

2. 临床

(1)症状:通常伴有缓慢恶化的劳力性呼吸困难,慢性咳嗽。

(2)体征:听诊呼吸音清,偶有喘鸣音。

(3)PFT:阻塞性通气功能障碍,支气管扩张试验(−)。

(4)CXR:肺过度充气。

(5)HRCT:伴随片状气体陷闭的马赛克征,呼气时更明显;散在支气管扩张。

(6)需与其他阻塞性肺病进行鉴别。

3. 治疗 因病因不同治疗方法有所差异。

(1)全身或吸入的皮质激素通常无效。

(2)对于移植后患者,可考虑大环内酯类药物、联合吸入支气管扩张剂和糖皮质激素。

(3)肺移植。

六、肺泡微石症(PAM)

1. 病变特点 肺泡内广泛沉积同心圆型片状磷酸钙小球。

2. 影像特点 CXR/CT 表现为特征性的钙化微小结节浸润,呈沙尘暴样改变。

3. 病因

(1)遗传病(常染色体隐性遗传),*SLC34A2* 基因的突变—编码Ⅱb型磷酸钠协同转运蛋白。

(2)肺泡Ⅱ型上皮细胞磷代谢异常。

4. 症状 大多数无症状(大多数在青少年至 50 岁被发现),查体发现。

5. 治疗 没有有效的治疗方法。

6. 预后 可以进展到呼吸衰竭。

7. 肺部钙化疾病的鉴别诊断

(1)肿瘤性肺钙化鉴别

1)原发性肺肿瘤:错构瘤,类癌,偶尔见于肺癌。

2)肺转移钙化:骨肉瘤、软骨肉瘤等。

(2)非肿瘤的肺钙化鉴别

1)肺泡微石症。

2)弥漫性肺骨化。

3)转移性肺钙化:慢性肾衰竭、甲状旁腺功能亢进、其他高钙血症。

4)与感染相关的肺钙化结节:组织胞浆菌病、分枝杆菌病、水痘病。

5)尘肺:矽肺、肺尘病、铁中毒等。

6)医源性:肺水泥栓塞。

7)胸膜钙化斑。

七、弥漫性肺淋巴管瘤病

1. **定义** 弥漫性肺淋巴管瘤病（DPL）是以肺淋巴扩张和增生为特点的罕见淋巴系统疾病，与淋巴平滑肌瘤（LAM）或淋巴管扩张均不同。

2. **症状** 呼吸困难，咳嗽、咳乳糜痰，气喘，胸部不适。

3. **影像** HRCT 表现为弥漫性小叶间隔光滑增厚、斑片状 GGOs、纵隔浸润影、胸膜增厚/积液。

4. **诊断** 通常依靠外科肺活检。

5. **治疗** 西罗莫司、贝伐珠单抗、普萘洛尔、干扰素、肺移植的病例报道。

6. **预后** 缓慢进展。

八、纵隔气肿

1. **纵隔气肿分类** 自发性、创伤性、医源性。

2. **自发性纵隔气肿（SP）临床特点**

(1) 分类：原发性（无肺部疾病）、继发性（如哮喘、慢性阻塞性肺疾病、ILD）。

(2) 好发人群：好发于年轻人，其他年龄也可发病。

(3) 症状体征：胸部疼痛和/或呼吸困难；有时吞咽困难，颈部疼痛/肿胀，或没有症状；皮下气肿，部分有哈曼征。

(4) 病因：之前可有咳嗽、打喷嚏、呕吐、运动、吸入药物使用、潜水等情况。

(5) 处理：由于病因大多情况下非病理性原因，故无须广泛检查。

(6) 10%~30% 合并气胸，通常不需要引流；多于 1~2 周内自行吸收。

九、成人先天性肺部异常

1. **成人先天性肺部异常** 主要包括支气管囊肿（在纵隔疾病部分讲解）、支气管肺隔离症、先天性肺气道畸形（CPAM，既往称为先天性囊性腺瘤样畸形，CCAM）。

2. **支气管肺隔离症**

(1) 病变特点：先天性下呼吸道畸形；没有正常支气管连接到病变的肺组织；供血来源于体循环，通常是主动脉。

(2) 好发部位：好发于下叶的后基底段，左＞右。

(3) 分型：叶内型多于叶外型。叶外型有自身胸膜。

(4) 临床表现：通常由于青春期或成年早期反复发生肺炎而被发现。

(5) 影像：CT 可表现为肿块、实变、囊肿（可含气液平线），或透亮度增高。

3. **先天性肺气道畸形（CPAM）**

(1) 病变特点：由纤维组织和平滑肌组成的异构瘤，最常见的先天肺病，多在 1 岁之内即诊断。通常多为囊性；与气管支气管树有联系；由肺动脉供血。

(2)临床表现为复发性肺部感染。

(3)通过影像诊断:单个或多个囊肿或肿块病变。

(4)治疗:有症状的病变需手术切除。

复习题

1. 关于肺淀粉样变性,说法正确的是

A. 肺淀粉样变性只会引起肺部弥漫性间质浸润

B. 淀粉样蛋白肺结节不会形成钙化

C. 淀粉样蛋白对刚果红没有嗜染性

D. 外照射治疗可用于治疗气管支气管淀粉样变性

参考答案:D

2. 关于 IgG4 相关疾病以下说法错误的是

A. 对皮质类固醇治疗反应差

B. 可累及多个器官或系统

C. 可造成器官肿大、组织破坏甚至器官功能衰竭

D. 以血清 IgG4 水平升高、组织 IgG4 阳性浆细胞浸润为特点

参考答案:A

3. 病理发现 CD1a 阳性的泡沫样组织细胞可见于

A. 肺朗格汉斯细胞组织细胞增多症(PLCH)

B. Erdheim-Chester 病

C. 肺淀粉样变性

D. 结节病

参考答案:A

其他肺疾病

王茂筠

四川大学华西医院呼吸与危重症医学科

学习目标

1. 了解镰状细胞病的发病机制及病理生理改变。
2. 掌握镰状细胞病相关的胸部综合征病因、临床特点及相关治疗。
3. 了解肝肺综合征的相关临床类型、诊断及鉴别诊断要点以及治疗。
4. 熟悉 HIV/AIDS 相关的肺部并发症与常见影像学改变。
5. 了解 HIV/AIDS 患者 PCP、假单胞菌感染、CMV 感染的临床特征，非感染性并发症、免疫重建炎性综合征（IRIS）以及患者重症监护要点。

掌握要点

1. 镰状细胞病是以红细胞发生镰变、形成镰状细胞为特征的疾病。
2. 镰状细胞病的肺部综合征以急性胸部综合征（ACS）、脂肪栓塞综合征、慢性限制性肺疾病和肺动脉高压最为多见。与患者死亡风险增高有关。
3. 肝脏疾病引起的相关肺部综合征，最常见的包括肝肺综合征（HPS）、门肺高压和肝性胸腔积液。
4. HIV/AIDS 容易出现肺部并发症，包括各种类型的感染、肿瘤以及其他肺部病变，影像学改变多种多样。病因鉴别是治疗的关键。要注意免疫重建炎性综合征的问题。另外，需要进行重症监护的 HIV/AIDS 患者也有自身的特殊性。

参考文献

1. Miller AC, Gladwin MT.Pulmonary complications of sickle cell disease.Am J Respir Crit Care Med.2012；185（11）：1154-65.

2. Ware RE, de Montalembert M, Tshilolo L, et al.Sickle cell disease.Lancet.2017；390（10091）：311-323.

3. Cartin-Ceba R, Krowka MJ.Pulmonary complications of portal hypertension.Clin Liver Dis.2019；23（4）：683-711.

4. Koch DG, Fallon MB.Hepatopulmonary syndrome.Clin Liver Dis.2014；18（2）：407-420.

5. Lucas S, Nelson AM.HIV and the spectrum of human disease.J Pathol.2015；235（2）：229-241.

6. Neri S, Leung J, Besutti G, et al.Chronic lung disease in HIV patients.AIDS Rev.2018；20（3）：150-157.

一、镰状细胞病

镰状细胞病（sickle cell disease，SCD）是一种遗传性血红蛋白分子功能紊乱的血液病，因红细胞呈镰刀状而得名。镰状细胞病可分为 HbS 纯合子的镰状细胞贫血（简称镰贫，HbSS），兼有 HbS 和 HbA 的双重杂合子镰贫 - 地中海贫血和镰贫 -HbC 病，其中HbSS 是最常见和最严重的类型。

（一）流行病学和地域性

镰状细胞病的年发病率约为 1/300 000，非洲裔多见，患病率约 1/600。在美国，除了非裔美国人，也影响来自加勒比地区、中美洲和南美洲的拉丁裔人群。亚洲人中偶发，中国也有病例报道，但大都是非裔混血。

（二）发病机制与相关的病理生理改变

HbA 珠蛋白 β 链第 6 位氨基酸上的谷氨酸为缬氨酸所代替后形成 HbS，HbS 在低氧状态下溶解度锐减而呈半凝胶状态，并聚合成管状，使红细胞扭曲成镰刀状，叫作镰变。镰变红细胞的流变特点和黏附分子的表达异常，引起溶血性贫血。镰状细胞阻塞毛细血管，组织缺氧转而加重镰变过程，形成恶性循环。小血管闭塞导致远端组织缺血和炎症，引起组织缺血性损伤导致疼痛或器官衰竭（镰状细胞危象）。

（三）肺部并发症

1. **急性胸部综合征（acute chest syndrome，ACS）** ACS 表现类似肺炎，是一组以发热、严重胸痛和 / 或呼吸系统症状为特征的急性疾病，胸片上可见新出现的肺段实变或肺部浸润。严重 ACS 迅速从低氧血症进展为呼吸衰竭，是 SCD 患者急性死亡的常见原因。

ACS 可能的发病原因包括肺梗死、脂肪栓塞、原位血栓及血栓性栓塞症。胸骨梗死引起的剧烈胸痛可导致低通气和肺不张，继发感染。最常见感染病原体为支原体、衣原体和呼吸病毒。20% 的 ACS 患者合并中枢神经的缺血性损伤。

ACS 严重性预测指标包括低氧血症的加重、呼吸频率增加、血小板计数降低、血红蛋白浓度降低、胸部 X 线提示多个肺叶受累及神经系统并发症。低氧血症是 ACS 的重要症状和预后指标。在 20 岁以上的 ACS 患者中，有 22% 患者因低氧血症和严重呼吸衰竭需要进行机械通气。

ACS 的治疗原则包括：积极氧疗（防止镰变），有效的镇痛治疗（防止肺不张），大量静脉补液（降低血液粘稠），输血（增加血红蛋白浓度、提高血氧含量），抗感染。病情稳定后立刻开始诱发型肺量计和胸部物理治疗，以最大限度减轻肺不张。

2. **脂肪栓塞综合征（fat embolism syndrome，FES）** 骨血管阻塞引起骨髓梗死，使骨髓脂肪游离、释放入血。脂肪栓塞综合征多见于 SCD 患者产后。可累及多个肺叶，甚至导致呼吸衰竭,患者可出现神经症状、肾衰竭、皮肤瘀斑等,痰和尿液检查可见脂肪球,骨扫描阳性。

3. 慢性限制性肺疾病　ACS 导致瘢痕形成、肺纤维化和慢性镰状肺病,其严重程度与 ACS 的发作次数正相关。

4. 肺动脉高压

(1)肺动脉高压在 SCD 患者多见,数值上显得并不严重,但却是该类患者慢性致死的最重要原因。溶解的红细胞释放血红蛋白加速 NO 分解而致肺血管收缩和内皮损伤,导致肺动脉高压。SCD 肺动脉高压的风险因素包括:①既往心血管、肾脏并发症史;② LDH 水平升高;③碱性磷酸酶升高;④转铁蛋白水平降低。

(2)肺动脉高压危险分层根据:①三尖瓣反流速度 TRV>2.5m/s;② NT-proBNP>160ng/ml;③肺动脉平均压 >25mmHg。

(3)高危患者预防性治疗最为重要:①羟基脲(增加 HbF);②输血治疗(降低 HbS 浓度);③合并肺栓塞者考虑终身抗凝治疗。

(4)肺动脉高压的处理:右心导管确定肺动脉高压、肺血管阻力升高、而肺毛细血管楔压正常,可试用前列环素或内皮素受体拮抗剂(弱推荐)或抗 5 型磷酸二酯酶(PDE-5)抑制剂,如西地那非(强推荐)。

二、肝肺综合征

(一)肝肺综合征(HPS)

1. 病理三联症　慢性肝病、缺氧、肺内血管异常扩张。血管扩张的原因是血管扩张介质不能被肝脏灭活,进入肺部引起血管重塑。广泛扩张的血管床降低后负荷,使心排血量增加。15%~20% 的肝硬化患者合并 HPS。

2. 临床特征　呼吸困难、发绀、蜘蛛痣和杵状指。蜘蛛痣可见于胸膜。

3. 缺氧特征　增高的心排血量与扩张的血管形成的肺内小动 - 静脉丛,造成肺内右向左分流。等待肝移植的患者有 1/3 可见肺内血管丛,但只有少数人分流量高到足以导致低氧血症,属于典型的"弥散 - 灌注"紊乱(血流越高分流缺氧越重)。此外,血管丛多位于肺底部,造成 HPS 的缺氧表现为直立加重(orthodeoxia)和平卧缓解呼吸困难(platypnea),与心力衰竭时的体位性呼吸困难恰好相反。

4. 诊断

(1)肝脏疾病,常已合并门脉高压。

(2)无原发性心肺疾病,胸片正常或仅有间质结节状阴影。

(3)低氧血症,肺泡 - 动脉氧分压差($P_{A-a}O_2$)>15mmHg。

(4)血管扩张和血液分流检查:①首选心脏超声学造影:静脉注射振动处理的盐水(以产生小气泡),气泡在 3~6 个心动周期后出现于左心房。②肺灌注核素显像:标记物质注射后 4~6 个心动周期即在脑部及肾脏显影,可进行分流定量。③肺血管造影:除了可以发现肺血管扩张,还可尝试进行血管栓塞填堵。

5. 治疗　①单纯氧疗仅在部分患者有效。②目前尚没有有效的治疗药物。③肝移植后肺内血管丛可以消失,降低死亡率。PaO$_2$<60mmHg 被认为是肝移植的指征,可以增高患者的等待分数。但 HPS 增加围术期病死率。

(二)门脉性肺动脉高压(portopulmonary hypertension,POPH)

在肝硬化合并门脉高压的患者中发生率 2%~9%。在准备接受肝移植的终末期肝病患者中比率更高。发病机制尚不清楚,在新的 WHO 肺动脉高压分类中,归为第一类肺动脉高压。

1. 诊断标准

(1)门静脉高压。

(2)右心导管检查提示:① mPAP>25mmHg(静息时),>30mmHg(运动时);②肺血管阻力(PVR)>240dynes·s·cm^{-5};③肺动脉阻塞压(PAOP)<15mmHg;④除外其他原因所致的肺动脉高压。

2. 治疗

(1)药物治疗:禁用钙离子通道拮抗剂(收缩肠循环血管,加重门脉高压)。前列环素类、ERA、PDE-5 等 PAH 靶向药物可能有效。

(2)肝移植:是治疗 POPH 的有效方法,但需谨慎把握手术指征。mPAP<35mmHg 可增加等待移植分数,但 mPAP>45mmHg,或 PAH 靶向药物治疗后肺血管阻力仍高被视为手术禁忌。重度 POPH 的围术期死亡率高达 50%,且移植后肺动脉高压可能并不会改善。

(三)肝性胸腔积液(hepatic hydrothorax,HH)

HH 是指肝病患者继发胸腔积液。腹水穿过膈肌上的缺口沿着腹腔-胸腔压差进入胸腔。有时腹水很少甚至检查不到,但注入腹腔的颜料会在胸腔积液里出现。积液以右侧多见,80% 仅见于右侧胸腔,15% 为左侧胸腔,其余为双侧(仍以右侧为主)。胸腔积液性质多为漏出液,蛋白含量常略高于腹水(胸膜的吸收功能强于腹膜)。自发性腹膜炎可扩散到胸膜腔,干扰胸腔积液的检测结果。自发性胸膜炎偶有发生,诊断治疗同腹膜炎。

胸腔积液通常难以控制,胸膜硬化固定(如滑石粉)多无效。治疗应针对基础疾病及腹水。①限水、限盐、利尿剂。②胸腔抽液或引流使负压增大,应视为相对禁忌,只作为大量胸腔积液伴有呼吸困难时的权宜之计。③外科膈肌修补术难以关闭所有膈肌缺陷,且手术创伤大、容易引起其他并发症。④经颈静脉肝内门体分流术(TIPS)可以缓解症状,肝移植是根本治疗。

三、HIV/AIDS 相关肺疾病

(一)概况

自 1981 年发现以来,超过 3 700 万人死于 HIV 相关疾病。异性性接触是主要传播途径,在发达国家,静脉注射毒品、男性同性恋及性工作者是主要患者。

免疫功能受影响程度是 HIV 肺部疾病的决定因素。免疫系统未受严重破坏者,肺部疾患与常人类似,而免疫功能低下者,出现机会感染(表 1)。相关的机制包括:淋巴组

织的效应记忆 $CD4^+T$ 细胞耗竭时,原生的与记忆的 T 细胞总数逐渐下降;B 细胞功能失调;肺泡巨噬细胞的吞噬与病原识别功能出现问题。

表 1　免疫功能异常与感染

$CD4^+$ 细胞计数 (/μl)	可能感染状态
≤ 200	细菌感染、TB 播散、PJP、隐球菌
≤ 100	细菌(偏向金葡菌)、铜绿假单胞菌、卡波西肉瘤
50~100	流行性与非流行性真菌、CMV、MAC

(二) HIV 的肺部并发症

1. 肺部感染　感染,包括各种机会性感染,是 HIV 最常见的肺部并发症。

(1)分枝杆菌:HIV 患者全球范围最流行的机会感染,包括结核分枝杆菌(TB),以及非结核分枝杆菌中的鸟-胞内分枝杆菌复合群、堪萨斯分枝杆菌等。是否 HIV 更容易感染 TB 并不清楚,但一旦感染肯定更容易成为活动性疾病。因此,所有 HIV 阳性者均应每年进行 TB 检测。

(2)伊氏肺孢子菌肺炎(PJP):最常见,属于艾滋病定义性感染,治疗首选是复方磺胺甲噁唑(TMP+SMZ)21d。重症患者(PaO_2 ≤ 70mmHg 或 $A\text{-}aPO_2$ ≥ 35mmHg)加用糖皮质激素可改善呼吸衰竭,降低病死率。$CD4^+T$ 细胞 <200/μl 者应给予预防治疗,TMP+SMX 每日一次或每周三次。

(3)其他真菌:包括新型隐球菌、荚膜组织胞浆菌、念珠菌、曲霉等。真菌感染在该类患者更易转为致命性。

(4)CMV:最常见感染部位是视网膜与胃肠,也是 HIV 肺炎的重要病原。BAL 不足以诊断,必须见到细胞病变(需要活检)。即使无肺炎,呼吸道分泌物中也能见到 CMV。

(5)寄生虫:HIV 患者蠕虫感染并不多见。弓形虫是 HIV 最常见病原虫,主要引起脑炎,肺部感染难以与其他肺炎相区别。HIV 患者应检查弓形虫抗体,阴性者应该避免生肉,猫粪。

2. HIV 的非感染性并发症

(1)肿瘤:卡波西肉瘤(KS)与淋巴瘤(通常是 B 细胞淋巴瘤)均可仅发生于胸腔。随着抗病毒治疗进展,KS 发生率已大幅下降。气管镜下见特征性的气道内扁平紫红色病变足以建立诊断。B 细胞淋巴瘤可表现为胸腔积液(原发性液体性淋巴瘤),与 HHV-8 感染有关,预后不良。化疗时需特别注意预防机会感染。肺癌以腺癌多见。

(2)HIV 的非感染性、非肿瘤性并发症

1)阻塞性肺病(肺气肿、支气管炎、支气管扩张)常见,但与 HIV 关系尚未明确。

2)间质性肺疾病:HIV 患者发生间质病年龄比常人年轻许多,甚至更多见于儿童。需活检才能诊断 NSIP、LIP、COP 等间质性疾病。临床上 NSIP 的表现与 PJP 无法区分。

(3)HIV 相关的肺动脉高压(HIV-PAH):HIV-PAH 属于 WHO 第一类肺动脉高压,在 HIV 感染者中发病率约 1/200。发病机制不清,但与 HIV 病毒感染肺血管内皮细胞无关,与 HHV-8 感染以及 $CD4^+$ 计数也没有关系。抗反转录酶治疗不能降低 HIV-PAH 的发生率,但可显著降低其病死率。诊断治疗除处理 HIV 本身外,与其他第一大类

PAH 治疗一致,各类靶向药物均有用于 HIV-PAH 治疗的报道。抗凝剂和钙离子拮抗剂 (CCB)无明显效益。

3. 免疫重建炎症综合征(IRIS) IRIS 是 AIDS 患者在抗反转录病毒治疗起效、免疫功能恢复过程中,出现的一组临床综合征。患者可出现发热,与免疫恢复使潜伏感染开始表现出症状或症状加重有关,而并非感染本身加重或新发感染,需仔细鉴别。可使用解热药对症处理。

HIV 合并结核的患者,开始抗反转录治疗数周内,有高达 43% 的患者会出现症状复发甚至加重,称为结核相关免疫重建炎症综合征(TB-IRIS)。与其他 IRIS 的发病机制相同,但需除外结核复发、耐药、重叠感染、药物不良反应或依从性差等情况。此类患者药物相互作用危险升高。TB-IRIS 仍属于自限性,处理主要使用短期非甾体抗炎药改善相关症状。症状严重者,在抗结核治疗和抗反转录治疗的基础上,可以试用全身糖皮质激素。

(三) HIV 感染的重症监护中需注意的问题

HIV 患者需入住 ICU 者,机会性感染多不是主要原因,而以细菌性肺炎、脓毒症、肝肾疾病居多。HIV 阴性患者可能出现的情况均可在 HIV/AIDS 患者出现。处理原则基本一致。

复习题

1. 镰状细胞病患者合并肺动脉高压时,下列指标中与患者生存率关系最为密切的是

    A. TRV>2.5m/s

    B. NT-pro-BNP<160ng/ml

    C. 转铁蛋白水平低于正常

    D. 平均肺动脉压 >25mmHg

    E. 合并肺栓塞

参考答案:A

2. 关于镰状细胞病的急性胸部综合征(ACS),下列说法中错误的是

A. ACS 常表现为发热、胸痛,伴随 X 线片中的肺浸润

B. 感染是 ACS 的常见诱因

C. 缺氧程度是 ACS 严重性和预后的重要预测因素

D. 肺栓塞、体液潴留和肺换气不足可能引发 ACS

E. 严重程度与治疗方案选择需考虑镰状细胞病基因型

参考答案:E

3. 关于肝肺综合征(HPS)的说法中,不正确的是

A. 慢性肝病患者出现低氧血症时,均需考虑 HPS 可能

B. 患者出现呼吸困难多与肺动脉压力增高有关

C. 肺内 NO 生成增多,与患者 A-aPO$_2$ 和心排血量变化有关

D. 氧疗可改善 HPS 患者的缺氧情况

E. 经胸或食管的心脏声学造影时,右心房出现气泡后 3 个心动周期内左心房出现气泡

参考答案:D

---

4. 关于 HIV/AIDS 患者的免疫重建炎性综合征(IRIS),需要注意的是,除了

A. 常在患者接受抗反转录病毒药物治疗后出现

B. 症状包括发热、淋巴结肿大、肺及中枢神经系统病变等

C. 可能因治疗后免疫功能恢复,使得原先隐匿的感染出现明显临床表现

D. 合并结核感染的患者同时接受抗结核和抗病毒治疗时,容易发生 IRIS

E. 基线 CD4$^+$T 淋巴细胞数值较高者更容易发生 IRIS

参考答案:E

睡 眠 疾 病

韩 芳

北京大学人民医院呼吸与危重症医学科

学习目标

1. 明确睡眠状态下正常呼吸生理功能的改变。
2. 掌握阻塞性睡眠呼吸暂停（OSA）的临床表现及治疗选择。
3. 了解中枢性睡眠呼吸暂停（CSA）综合征及相关的治疗方法。
4. 掌握肥胖低通气综合征的主要特点。
5. 掌握如何评估及诊疗以失眠或白天嗜睡为主诉的患者。
6. 认识以睡眠行为异常为表现者的病因。
7. 掌握不同类型的生物节律异常导致的睡眠疾病。

掌握要点

1. 睡眠疾病的分类包括与呼吸相关的及非呼吸性睡眠障碍,达 90 余种,可以分为"睡不着、睡不醒和睡不好"的三大类。
2. 睡眠呼吸障碍的疾病谱包括 OSA、CSA、肺泡低通气综合征特别是肥胖低通气综合征等,最重要的诊断手段是多道生理记录仪睡眠呼吸监测（PSG）,无创正压通气是最重要的治疗手段。
3. 失眠、生物节律相关性睡眠障碍、白天过度嗜睡及睡眠运动障碍各具临床特点,诊治手段各不相同。多种睡眠疾病可同时存在,需要仔细鉴别诊断。

参考文献

1. Randerath W,Bassetti CL,Bonsignore MR,et al.Challenges and perspectives in obstructive sleep apnoea：Report by an ad hoc working group of the Sleep Disordered Breathing Group of the European Respiratory

Society and the European Sleep Research Society.Eur Respir J.2018,52(3).

2. Iftikhar IH,Roland J.Obesity hypoventilation syndrome.Clin Chest Med,2018,39(2):427-436.

3. Randerath W,Verbraecken J,Andreas S,et al.Definition,discrimination,diagnosis and treatment of central breathing disturbances during sleep.EurRespir J,2017,49(1).

4. 张斌.中国失眠障碍诊断和治疗指南.北京:人民卫生出版社,2016.

5. Barion A,Zee PC.A clinical approach to circadian rhythm sleep disorders.Sleep Med,2007,8(6):566-577.

6. Han F.Sleepiness that cannot be overcome:narcolepsy and cataplexy.Respirology,2012,17(8):1157-1165.

7. Aurora R,Kristo D,Bista SR,et al.The treatment of restless legs syndrome and periodic limb movement disorder in adults—An Update for 2012:practice parameters with an evidence-based systematic review and Meta-Analyses:An American Academy of Sleep Medicine Clinical Practice Guideline.Sleep,2012,35(8):1039-1062.

一、睡眠生理

1. 由清醒进入睡眠状态后,正常人的呼吸中枢的敏感性降低、通气量下降,尿量降低,快动眼睡眠(REM)期的呼吸最不稳定。存在基础呼吸疾病如慢性阻塞性肺疾病(慢阻肺)、胸廓畸形及肥胖低通气者更易发生睡眠呼吸障碍。两个标志性变化:皮质醇与体核温度在清晨(醒前)降至最低。

2. 睡与醒的调节机制　有2个成分:睡眠动态平衡与日夜节律。第三个成分称睡眠惰性,即造成睡向醒过渡时持续约15min的相对迷糊状态。睡眠平衡:指在清醒过程中,睡眠压力逐渐积累形成睡意,而足够的睡眠消除睡眠压力;睡眠中,睡眠压力减轻被日夜节律的清醒成分减轻所抵消,而使睡眠可以持续。日夜节律:以24.2h为一个周期生物警醒节律。引导日夜节律的环境因素称为授时因子(zeitgeber)。授时因子使得生物日夜节律与环境的24h日夜周期同步。授时因子包括光与非光(如进食时间)两大类。

3. 交叉上核(SCN)　是哺乳动物日夜节律的主导,位于下丘脑前部。SCN维持日间清醒与夜间睡眠,其警醒的两个高峰发生于早上与傍晚前,而警醒的两个最低点是在清晨与午后。SCN的传入连接是视网膜下丘脑束,对蓝光最敏感。

4. 睡眠有关的中枢神经介质　是各种精神与催眠药物的标靶,主要有①抑制介质:GABA(苯二氮䓬、酒精)、组胺(苯海拉明)、乙酰胆碱(REM睡眠);②兴奋介质:谷氨酸(GABA兴奋抑制谷氨酸释放)、血清素、去甲肾上腺素、多巴胺、腺苷(咖啡因阻断腺苷受体)。

5. 褪黑素　是黑暗时松果体分泌的激素。光通过降低下丘脑室旁核(PVH)神经元的活性来抑制褪黑素的分泌。PVH神经元至松果体的神经通路绕行经过颈上神经节。褪黑素与SCN受体结合,减弱黑暗中的警觉信号(促进睡眠)。最低核心体温(CBTmin)和暗光褪黑素初始释放点(DLMO)可用来评估个体与外界环境的昼夜节律协调情况。CBTmin出现在自然清醒之前约2h;DLMO是暗光下褪黑素开始升高并超过白天水平的时间点,出现在入睡前2~3h或CBTmin前7h。傍晚前使用褪黑素使日夜节律提前,清晨使用使节律退后。

6. 脑电波频率　在清醒时高,睡眠时低。根据脑电频率可将睡眠分期。Ⅰ期;清醒状态的高频波被低幅混合频率取代(4~7Hz)。Ⅱ期:出现典型的 K 复合波和睡眠梭状波。Ⅲ期:高幅低频(<2Hz)。REM 睡眠:低幅混合频率波重新出现,眼睛出现快速移动,肌张力降低。Ⅰ与Ⅱ期为浅睡眠,Ⅲ期慢波深睡眠,为恢复性睡眠。入睡从Ⅰ、Ⅱ期达到Ⅲ期,最后进入 REM。然后睡眠回到Ⅱ期,过程重复,形成一个睡眠周期。每个周期需90min 左右,每晚重复 4~5 个周期。因此,正常人睡眠需要持续 6h 以上,第一个 REM 潜伏期出现在入睡后至少 45min 以后。

7. 爱泼沃斯分数(ESS) 用来估计打盹可能性,8 项指标,每项 0~3 分。①静坐阅读;②看电视;③公共场所静坐;④连续乘车 1 小时;⑤午后卧休;⑥坐位谈话;⑦午餐(无酒精)后静坐;⑧驾车停驶数分钟。ESS 分数 >10 说明日间过度嗜睡。

8. 多导睡眠检测(PSG) 同步记录睡眠多项生理指标:脑电图、眼电图、肌电图、心电图、氧饱和、打鼾、呼吸努力(胸腹径变化)、小腿活动及录像检测。用于诊断睡眠呼吸障碍、气道正压治疗滴定、诊断各种非呼吸睡病。PSG 打分,以 30s 为间期做睡眠分期。呼吸暂停,定义为呼吸气流降低 90% 持续 10s。低通气,定义为气流降低 >30% 持续 10s 伴 SaO_2 降低 4% 以上。腿多动(PLM),定义为腿动连续 4 次以上,每次持续 0.5~10s,腿动间隔 5~90s。

9. 呼吸降低指数(AHI) 每小时呼吸暂停+低通气次数和,呼吸暂停严重程度的指标,正常 <5,5~15 轻度,15~30 中度,>30 重度。呼吸紊乱指数(RDI),每小时内呼吸暂停数 + 低通气次数 + 呼吸有关的觉醒次数,分级法同 AHI。

10. 多次睡眠潜伏期试验(MSLT) 彻夜 PSG 后令患者在安静环境 2h 内连续入睡 4~5 次,每次 20min 后唤醒。睡眠潜伏期缩短(SOL):平均值 <8min 提示发作性睡病、特发嗜睡、睡眠缺乏、OSA、PLMD 或兴奋剂撤药。REM 潜伏期:2 次出现 REM 睡眠为缩短(正常人不应该见到 REM),见于发作性睡病、严重睡眠缺乏、OSA、酒精骤撤。

二、睡眠呼吸障碍

(一)阻塞性睡眠呼吸暂停(OSA)

1. OSA 指睡眠中上气道反复出现完全阻塞(呼吸暂停)或部分阻塞(低通气),而阻塞发生时胸腹呼吸肌努力仍然存在。导致气道阻塞的因素包括:气道解剖异常、上气道肌肉代偿不足、通气控制不稳定,低 / 高觉醒阈值。大多数患者会报告晨起疲乏、不能恢复精力、过度困倦、生活质量差。成人患病率男性为 3%~7%,女性为 2%~5%,但由于人群认识不足和医疗资源缺乏,诊断和治疗率很低。

2. 成人 OSA 诊断标准 满足(A+B)或 C。

A. 出现以下至少一项

(1)患者主诉:困倦、非恢复性睡眠、乏力或失眠症状。

(2)睡眠中因憋气、窒息、喘息导致觉醒的临床症状。

(3)床伴或其他观察者报告习惯性打鼾、呼吸中断或两者皆有。

(4)患者诊为高血压、情绪 / 认知障碍、CAD、卒中、急性心力衰竭、心房颤动(房颤)或 2 型糖尿病。

B. 睡眠监测证实

每小时发生 5 次以上阻塞性呼吸事件:阻塞型、混合型呼吸暂停、(阻塞型)低通气、呼吸努力相关性觉醒。

C. 睡眠监测证实

每小时睡眠(监测时间)存在 15 次以上的阻塞性呼吸事件。

3. OSA 的危险因素　包括肥胖、男性、老年和绝经后状态(未使用激素替代疗法)。甲状腺功能减退症、肢端肥大症、吸烟和长期饮酒等也认为是该疾病的危险因素,但目前证据不足。上气道 Mallampati 分级(或改良的 Mallampati 分级)级别升高是 OSA 的预测因素。

4. OSA 是系统性高血压明确的独立危险因素,也是 2 型糖尿病发展的危险因素。另外,OSA 常见于冠心病、房颤和卒中的患者,可能是这些疾病的独立危险因素。重症患者有发展成肺动脉高压、肺心病的风险,但通常只见于合并病态肥胖或慢性阻塞性肺疾病且存在日间高碳酸血症的患者。某些患者会报告胃食管反流、夜尿、情绪紊乱和勃起障碍。OSA 导致的夜间症状需与某些运动性异态睡眠,如模糊性觉醒、睡行、夜惊、REM 睡眠行为异常相鉴别。

5. 轻度 OSA 治疗选择包括侧卧睡眠、治疗鼻充血、减重、口腔矫治器(OA)或上气道手术;如果有症状,应鼓励气道正压(PAP)治疗。中重度 OSA 治疗首选 PAP,中度 OSA 可选上气道手术,减肥或侧卧睡眠只能作为辅助治疗。OSA 手术最佳方式是 MMA(上下颌骨前移术),不推荐悬雍垂(腭垂)整形术。

6. PAP 治疗的标准方式是行 PSG 下人工压力滴定,依据 AASM 手工压力滴定指南执行,滴定前要给予患者充分的 PAP 教育,手把手操作示范,仔细地面罩适配及低压力习服。严重患者可行分夜研究,前半夜诊断性研究,后半夜行 PSG 下手工压力滴定。随着自动调压技术的提升,PSG 下自动压力滴定或家庭自动压力滴定技术确定长期治疗压力在成人也是可行的。由睡眠医师根据滴定结果确定治疗模式和压力,定期随访。

7. 儿童 OSA 患者往往症状不同且更为复杂,包括白天多动、睡眠过程中呼吸困难、出汗、胸腹矛盾呼吸,以及遗尿。儿童 OSA 通常发生于腺体(尤其扁桃体)肥大高发的 2~8 岁期间。儿童 OSA 诊断标准是阻塞型 AHI>1 次 /h 或阻塞型 AHI>1 次 /h 加症状。儿童 PAP 滴定与依从性均难以执行,首选治疗方案是腺样体和扁桃体联合切除。

(二)中枢性睡眠呼吸暂停(CSA)

1. CSA 以呼吸努力下降或缺失引发的气流减小或消失为特征,即呼吸暂停或低通气期间胸腹呼吸努力同时消失或降低。不同病因导致的 CSA 可同时存在 OSA。

2. CSA 伴陈 - 施呼吸的患者,其周期性渐强 - 减弱的呼吸形式,与中枢性呼吸暂停或低通气相间出现,周期约 60s。陈 - 施呼吸见于 Ⅰ 和 Ⅱ 睡眠阶段,不伴 CO_2 潴留。此型患者多存在充血性心力衰竭,机制为化学感受器敏感性增高而血流速度减慢,形成控制器增益效应。也可见于卒中或其他神经系统疾病患者。血流延时使得缺氧和 CO_2 增高发生于高通气期,因此觉醒发生于高通气期。觉醒打断睡眠,但睡眠症状多被心力衰竭症状掩盖。重度心力衰竭伴 CSA 与陈 - 施呼吸患者不再推荐使用自动调节通气(ASV)治疗(死亡率增高)。CPAP 治疗仍然可以使用,但长期效果未确立。氧疗除了提高氧饱和外,还可以降低外周化学感受器的敏感性,减少控制器增益,从而稳定通气调节。最重要的治疗还是针对充血性心力衰竭本身。

3. 高原周期性呼吸见于平原人在高海拔逗留居住,需 PSG 记录得周期性呼吸才能确诊。原发性 CSA 少见,多为非陈 - 施呼吸,诊断需除外内科与神经科疾病。强效阿片类或其他抑制呼吸中枢的药物也可引发 CSA,称 Biot 呼吸,具周期性但不规则,且伴 CO_2 潴留。

4. 治疗引发的中枢性呼吸暂停(旧称复杂性睡眠呼吸暂停),是 OSA 患者接受 PAP 有效治疗后出现 CSA,可能是以前的 CSA 被揭示或者是新出现的中枢性呼吸事件(即阻塞性呼吸事件已解决)。诊断需要排除其他引起 CSA 的情况。治疗应首先适度降低 PAP 水平,但继续 PAP 多自行好转。

(三) 肺泡低通气(CO_2 潴留)

1. 成人标准 睡眠 $PaCO_2>55mmHg$,持续至少 10min;或 $PaCO_2>50mmHg$ 但超过清醒仰卧位 10mmHg,持续至少 10min。

儿童标准:$PaCO_2>50mmHg$ 的时间超过总睡眠时间的 25%。

睡眠医学中证实肺泡低通气比单纯低氧血症更重要,排除肺泡低通气之后才能诊断睡眠相关低氧血症。

2. 肥胖低通气综合征(OHS)的诊断需要睡眠与清醒时的 $PaCO_2$ 均 >45mmHg,以及肥胖(BMI>30kg/m^2,儿童需大于同年龄性别第 95 百分位数),且不存在胸肺疾病、药物使用、神经肌肉疾病,此外,先天性或特发性中枢肺泡低通气综合征也不属于诊断范围。OHS 患者通常有 OSA,在这种情况下,应同时诊断 OSA 和 OHS。

3. 肺泡低通气患者进行双水平气道正压治疗,治疗压力也应通过整夜压力滴定确定。患者 PAP 长期依从性是治疗成功与否的关键,通常以 75% 夜晚使用时间长于 4h 为良好依从性指标。在治疗的第一周密切随访,减少患者对治疗的抵触是保证依从性的关键。

三、失眠

1. 失眠的定义 在睡眠机会与环境充分前提下,仍持续出现睡眠起始困难、睡眠时间减少、睡眠完整性破坏或睡眠质量下降,并因而影响日间功能。此外,睡眠紊乱和相关日间症状出现每周至少 3 次,且不能以另一种睡眠疾病更好地解释。症状持续 3 个月以上才能诊断慢性失眠,不足 3 个月则为急性或短期失眠。症状有入睡困难、睡眠维持困难和早醒,儿童可表现为在适当的作息时间拒绝就寝或无父母或照护者干预时难以入睡。日间功能受损包括:疲劳 / 不适;注意力、专注力、或记忆力受损;社会、家庭、职业功能受损,或学业表现下降;情绪不稳 / 易激惹;白天嗜睡;行为问题(如多动、冲动、攻击性行为);积极性、精力或活力不足;发生错误 / 事故倾向增加;对睡眠过度关注或不满意。

2. 约 10% 的人群存在慢性失眠障碍,女性更常见,尤其是有躯体疾病、精神障碍或物质滥用者,以及社会经济水平较低者。可见于任何年龄,但以老年患者居多。

3. 失眠的鉴别诊断　包括：昼夜节律障碍中的睡眠时相前移或延迟障碍、倒班工作障碍、环境影响或长期睡眠剥夺、睡眠不足综合征，以及其他类型睡眠障碍（如不宁腿综合征，OSA 导致失眠）。

4. 成人的慢性失眠均可共病躯体疾病或精神障碍　失眠症状也可是其他睡眠障碍、躯体疾病或精神障碍所引起的紊乱睡眠的结果。慢性失眠障碍的诊断必须满足：①失眠症状有单独特点，不同于共存睡眠障碍、躯体疾病或精神障碍的症状；②共存的睡眠障碍、躯体疾病或精神障碍经治疗改善后，失眠症状仍然存在。因为失眠随着时间可在一定程度上独立发展，所以当失眠症状与慢性躯体疾病和精神障碍长期持续存在时，可以考虑慢性失眠障碍的诊断。

5. 失眠的认知行为治疗（CBTI）对于各种失眠均有效　慢性失眠患者联合应用催眠药物和 CBTI 并不比单用 CBTI 更有效。CBTI 治疗是一种认知心理疗法 + 刺激控制和 / 或睡眠限制，联合或不联合放松疗法。

6. 选择失眠药物时，最应考虑是苯二氮䓬受体激动剂（BZRA）的药效持续时间。短效催眠药适用于入睡困难性失眠（如扎来普隆和雷美替安）。中效 BZRA 推荐用于治疗入睡困难性失眠或睡眠维持障碍型（唑吡坦、右旋佐匹克隆和替马西泮）。

7. 抑郁患者合并失眠情况的药物治疗选择，包括：①选用的抗抑郁药物最好能在有效抗抑郁的剂量范围内同时具有镇静作用；②有效的抗抑郁药 + 低剂量的镇静类抗抑郁药；③有效的抗抑郁药 +BZRA。对于有酒精或药物依赖史的患者，应避免应用 BZRA。

8. 常用于失眠的主观评价方法有各种睡眠质量量表、嗜睡评价量表、睡眠日记、焦虑抑郁量表；客观评价方法常用体动图，偶尔需要 PSG 以与其他睡眠疾病做鉴别。

四、昼夜节律障碍

1. 昼夜节律障碍是由于机体昼夜节律记时系统同步性受损，即内源性昼夜节律与外部环境不相符所致。人类最主要的昼夜节律调控点位于视交叉上核（SCN）。含视黑素的光敏感视网膜神经节细胞（pRGCs）接受光刺激后，引导 SCN 与明 - 暗周期同步变化。神经节细胞经视网膜下丘脑束（RHT）与 SCN 相连。蓝光对昼夜节律效应最大。

2. 睡醒时相延迟障碍（DSPD）的特征是睡眠时间晚于时钟时间，表现为入睡和自然醒来时间过晚，常见于年轻人。

睡醒时相提前障碍（ASPD）是睡眠门诊最常见到昼夜节律障碍，特征是睡眠期较时钟时间前移，表现为过早入睡和过早醒来。最常见于老年人。

无规律睡 - 醒节律障碍（或称自由节律）的特征是睡眠时相每天逐渐延迟 1~2h。最常见于盲人。

非 24h 睡 - 醒节律障碍的特征是 24h 内分别出现至少 3 次睡眠时段（通常总睡眠时间正常），最常见于护理院中的老年患者，或严重智力障碍的年轻患者。

约 10% 夜班工作者，主诉夜间难以保持清醒或白天昏昏欲睡，严重者可以诊断为倒班工作障碍。

时差综合征的特征是快速跨越至少 2 个时区的旅行,所引起的内源性昼夜节律与所在地时间之间的不同步。

3. DSPD 需与入睡困难为主的失眠相鉴别,ASPD 需与早醒为主的失眠相鉴别。不同在于,如果可以自由安排睡醒时间,ASPD 和 DSPD 患者的入睡／总睡眠时间就没有问题。

昼夜节律障碍治疗要点是引导自身节律与外源性 24h 节律保持同步。常用手段有强光照射和褪黑素。CBTmin 之后光照诱导时相前移,CBTmin 之前光照引起时相延迟。CBTmin 之前给予褪黑素诱导时相前移,CBTmin 之后给予褪黑素引起时相延迟。明亮光线"推动"昼夜节律时相,褪黑素"牵拽"昼夜节律时相(CBTmin)。使用时间点最为重要。

五、中枢嗜睡性疾病

1. 发作性睡病Ⅰ型占 10%,是全面发生典型的四联症:严重日间嗜睡,猝倒,临睡／临醒幻觉,与睡眠瘫痪。Ⅱ型没有猝倒。Ⅱ型可进展为Ⅰ型。Ⅰ型根据症状足以诊断,Ⅱ型多需睡眠检查。发作性睡病可以视为清醒遭持续性破坏,REM 侵入清醒期。同样,清醒也侵入睡眠而破坏睡眠质量。

发作性睡病的嗜睡症状每日出现,难以抑制,难以预期,并至少持续 3 个月。

睡眠检查可见下列 1 或 2 项:①多次睡眠潜伏试验(MSLT)显示平均睡眠潜伏时间 ≤ 8min;②出现两次或两次以上的睡眠始发快速眼球运动期(入睡 15min 内出现 REM,SOREM);③前夜 PSG 中的 SOREMP 可以替代 MSLT 中的一次 SOREMP。此外,CSF 中下丘脑分泌素／食欲素 -1 浓度 ≤ 110pg /ml,或小于正常平均值的 1/3。

猝倒定义为多次发作、持续时间短暂(<2min)的双侧对称性肌张力突然丧失,发作期间意识清楚。猝倒诱因多是强烈的正性情绪因素(大笑)。儿童猝倒特征表现为上睑下垂、张口吐舌和步态不稳等、面肌或全身肌肉无力,也可出现面部和咀嚼运动,多与情绪毫无相关性。期待奖赏是儿童常见的促发因素。幻觉可以是视觉,听觉或嗅觉。睡眠瘫痪见于睡 - 醒过渡期,多为一过却使患者恐怖,也可见于睡眠缺乏的正常人。

2. Ⅰ型睡病的人类白细胞抗原(HLA)亚型多见 DR2/DRB1*1501 和 DQB1*0602。

3. 国外研究发作性睡病通常 5 岁以后发病,10~25 岁起病最为典型。但我国研究发现本国发作性睡病患者起病更早,第一个发病高峰在 5~9 岁,平均 8.7 岁。2009 年 H_1N_1 流感流行后曾出现发作性睡病暴发,认为 H1N1 感染或疫苗注射是发病的促发因素。

4. MSLT 前夜需行 PSG,睡眠时间要保证大于 6h。在 PSG 前 2 周记录睡眠日记或行体动仪监测,排除存在慢性睡眠剥夺情况。以避免 MSLT 结果出现假阳性。

5. 治疗分别针对白天过度嗜睡和猝倒。患者应该制定睡眠时间表,包括作息时间和日间小睡。促醒药物如哌甲酯与莫达芬尼;抑制猝倒可试用 SSRI 类如安拿芬尼和文拉法辛。难控病例最佳药物为羟丁酸钠(gama-hydroxybutyrate,GHB),对嗜睡与猝倒均有效。

6. 其他中枢性嗜睡性疾病包括:特发性过度睡眠;克莱恩 - 莱文(Kleine-Levin)综合征;疾病导致的过度睡眠;药物或物质引起的过度睡眠;精神疾病相关的过度睡眠;睡

眠不足综合征和一些正常变异,如长睡眠者。

7. 一些其他睡眠障碍,如 OSA 存在夜间睡眠紊乱会导致白天过度嗜睡,需与中枢型嗜睡相鉴别,大部分这种患者原发病得到合适治疗后白天嗜睡会消失。

8. 克莱恩 - 莱文(Kleine-Levin)综合征,又称周期性嗜睡 - 贪食综合征。患者出现周期性过度嗜睡发作,每次持续 2 天 ~5 周,发作间期警觉性正常,至少每年或 18 个月 1 次,发作时伴有认知功能障碍、感知改变、饮食异常(厌食或贪食)、无节制行为(如性欲亢进)中至少 1 项。

六、睡眠相关运动障碍

1. 不宁腿综合征(RLS)诊断需满足以下条件

(1)迫切需要活动腿部,通常因为腿部不适感。这些症状必须符合:①休息或静止状态下症状出现或加重;②运动可缓解症状;③症状主要发生在傍晚或夜间。

(2)上述症状不能以其他疾病或行为问题解释(例如,腿部抽筋、姿势不适、肌痛、静脉曲张、下肢水肿、关节炎、习惯性踮脚)。

(3)RLS 的症状干扰入睡,影响心理与生理健康状态。80% 以上 RLS 患者的 PSG 监测存在 PLMS。但 RLS 可凭病史诊断,PSG 非必需。

2. 原发性 RLS 病因不清。继发性 RLS 原因包括肾衰竭、妊娠、铁缺乏(伴或不伴贫血)以及某些药物。与肾衰相关的 RLS 透析不能缓解病情,但肾移植后可以痊愈。妊娠 RLS 通常在分娩后消失或减轻。

3. 所有 RLS 患者都应筛查血清铁、总结合铁能力(TIBC)和铁蛋白。RLS 患者铁蛋白应保持在大于 45~50μg/ml,铁缺乏 RLS 患者补充铁后可改善病情。

4. RLS 治疗尽量保守,必要时试用多巴胺能药物、抗痉挛药、阿片或阿片类激动剂以及镇静催眠药。使用左旋多巴后可能发生症状恶化,可换用其他类药物。血清铁降低是导致症状恶化的危险因素。

5. PSG 监测经常见到睡眠周期性肢体运动(PLMs),但如果不伴有睡眠障碍或睡眠异常表现,就不应诊断为周期性肢体运动障碍(periodic limb movements disorder,PLMD)。诊断 PLMD 需满足:①睡眠紊乱和白天疲劳;②PSG 证实 PLMS>5 次 /h(儿童),或 >15 次 /h(成人);③症状不能用其他睡眠障碍、内科疾病或神经障碍以及药物更好的解释(如 OSA)。PLMD 很罕见,诊断需排除其他病因。RLS 患者常伴 PLMs,而 RLS 远较 PLMD 常见。

6. 其他常见睡眠运动障碍还包括睡眠磨牙、周期性节律运动障碍、睡眠相关腿部肌肉痉挛(抽筋)、良性肌阵挛等。

七、异态睡眠

1. 异态睡眠(parasomnia)是在睡眠时出现复杂的肢体动作、语言或特殊体验的现象,通常会让人非常不快。

2. NREM 期的异态睡眠包括觉醒障碍(错乱性觉醒)、睡行症(睡眠期间离床活动)和睡惊(唤醒伴有高声惊叫和紧张害怕而患儿自己不觉)。

3. REM 期异态睡眠包括 REM 行为症(RBD)、梦魇和反复性睡眠瘫痪。正常睡眠 REM 期做梦的同时肌张力消失,因而不能有动作。RBD 患者在 REM 肌张力反而异常增高,在梦境引导下行动,机制是脑桥髓脑损伤。RBD 的危险在于其潜在的伤害或破坏性行为。诊断 RBD 需要脑电图排除没有癫痫样活动,而且症状不能用其他睡眠疾病、精神障碍、物质滥用解释。

4. RBD 与中枢神经退化性疾病有关,相当部分"特发性 RBD"患者后来发展为帕金森病或路易体痴呆。RBD 治疗包括建立安全睡眠环境,睡前用氯硝西泮和／或褪黑素(通常需大剂量),但更重要的是帕金森病的预防性治疗。

复习题

1. 下列属 ICSD-3 中成人 OSA 的标准诊断的是

A. (呼吸暂停＋低通气＋RERAs)>5/h

B. (呼吸暂停＋低通气＋RERAs) ≥ 15/h

C. (呼吸暂停＋低通气＋RERAs)>5/h＋症状

D. (呼吸暂停＋低通气＋RERAs)h >5/h＋症状或(呼吸暂停＋低通气＋RERAs)≥ 15/h。

参考答案:D

2. 具有以下哪组症状的患者适合行便携式监测

A. 打鼾、目击的呼吸暂停、白天嗜睡、高血压

B. 打鼾、目击的呼吸暂停、充血性心力衰竭、白天嗜睡

C. 打鼾、无目击的呼吸暂停、非恢复性睡眠、无白天嗜睡

D. 打鼾、白天嗜睡、神经肌肉疾病

参考答案:A

3. 40 岁男性,无白天嗜睡症状,PSG 监测结果:AHI=50/h,最低动脉血氧饱和度80%。体格检查,悬雍垂较长,扁桃体轻度增大。推荐治疗是

A. 悬雍垂腭咽成形术(UPPP)

B. 持续气道正压通气(CPAP)治疗

C. 口腔矫治器(OA)

D. 上下颌骨前徙术(MMA)

参考答案:B

4. 下列哪一项满足夜间肺泡低通气的标准

A. 成人睡眠期间动脉血 $PaCO_2$(或替代监测)>55mmHg

B. 成人睡眠期间动脉血 $PaCO_2$(或替代监测)>55mmHg,持续超过 10min

C. 儿童睡眠期间动脉血 $PaCO_2$(或替代监测)>50mmHg

D. 儿童睡眠期间动脉血 $PaCO_2$(或替代监测)>50mmHg,持续超过 10min

参考答案:B

---

5. 中枢性睡眠呼吸暂停伴陈 - 施呼吸最常见于的内科疾病是

A. 心力衰竭

B. 肾衰竭

C. 脑卒中

D. 高血压

参考答案:A

---

6. 诊断失眠的三要素包括什么?

参考答案:持续存在睡眠困难、睡眠机会充足、与睡眠问题相关的日间功能损害。

---

7. 下列说法正确的是

A. 对于慢性失眠而言,单用催眠药物更有效

B. 对于慢性失眠而言,联合应用催眠药物和 CBTI 更有效

C. 对于慢性失眠而言,联合应用催眠药物和 CBTI 并不比单用 CBTI 更有效

D. 对于慢性失眠而言,单用 CBTI 更有效

参考答案:C

---

8. 常用的失眠的客观评估手段是

A. 睡眠日记

B. 体动图

C. PSG

D. 焦虑抑郁量表

参考答案:B

---

9. 人类最主要的昼夜节律调控点位于哪个部位?

参考答案:视交叉上核(SCN)。

---

10. 门诊最常见的昼夜节律障碍是

A. ASPD

B. 轮班工作障碍

C. 时差障碍

D. DSPD

参考答案:D

11. 人类昼夜节律最强的授时因子是什么?

参考答案:日光。

12. 下列满足 I 型发作性睡病诊断的是

A. MSLT 显示平均睡眠潜伏时间 ≤ 8min,出现两次 SOREMP

B. 猝倒 +MSLT 显示平均睡眠潜伏时间 ≤ 8min,出现两次 SOREMP

C. 嗜睡症状持续 3 个月 + 猝倒 +MSLT 显示平均睡眠潜伏时间 ≤ 8min,出现两次 SOREMP

D. HLA0602 阳性

参考答案:C

13. 引起嗜睡最常见的原因是

A. 发作性睡病

B. OSA

C. 慢性睡眠不足

D. 特发性嗜睡

参考答案:C

14. I 型发作性睡病临床常见四大症状是什么?

参考答案:嗜睡、猝倒、临睡幻觉、睡瘫。

15. 临床常见引起继发性 RLS 的情况有哪些?

参考答案:肾衰竭、妊娠、铁缺乏和药物因素。

16. 诊断 RLS 的必要条件是

A. 血清铁蛋白降低

B. PSG 监测提示 PLMS

C. 安静有强烈的腿动欲望,活动后缓解的症状

D. DA 治疗有效

参考答案:C

17. 下列哪种疾病与 PLMS 有关

A. 发作性睡病

B. RBD

C. OSA

D. 以上都是

参考答案:D

18. 下列疾病中哪一种与 RBD 关系不大

A. 发作性睡病

B. 帕金森病

C. 路易体痴呆

D. 阿尔茨海默病

参考答案:D

19. 下列因素中哪一种在夜间癫痫中较异态睡眠常见

A. 病情发作后意识错乱

B. 行为刻板

C. 每晚仅发作 1 次

D. 对发作过程遗忘

参考答案:B

20. 下列情形中哪一种是诊断 RBD 的指征

A. 缺乏 REM 睡眠期间张力迟缓消失证据,有梦境扮演史

B. PSG 证实 REM 睡眠期张力迟缓消失,视频监测发现 REM 睡眠期体动

C. REM 睡眠期无张力迟缓消失,PSG 监测无体动,无梦境扮演行为史

D. 缺乏 REM 睡眠期间张力迟缓消失证据,REM 睡眠期间暴力行为

参考答案:B

胸 膜 疾 病

陈亚红　米文君

北京大学第三医院呼吸与危重症医学科

学习目标

1. 了解胸膜的生理学。

2. 了解超声引导下胸腔穿刺术和胸膜腔压力测定的适应证和技术。

3. 理解包括 Light 标准和改良 Light 标准在内的胸腔积液检测原理。

4. 掌握淋巴细胞增多、嗜酸性粒细胞增多、淀粉酶增高、高/低 pH（包括影响 pH 的因素）和低糖性胸腔积液的常见病因。

5. 明确胸腔穿刺术、胸膜活检和胸腔镜检查在胸膜恶性和良性疾病中的诊断作用。

6. 了解原发性和继发性气胸的病因和治疗。

7. 掌握恶性胸腔积液的治疗原则。

8. 掌握留置胸腔引流管在胸膜疾病中的作用。

9. 理解石棉相关的胸膜疾病。

10. 理解恶性间皮瘤的病理生理学和治疗。

11. 了解胸膜来源的其他少见病。

掌握要点

1. 胸腔积液利于胸壁与肺之间的机械耦合。

2. 漏出性和渗出性胸腔积液的区别　PF/血清蛋白>0.5；PF/血清 LDH>0.6；PF LDH>2/3 血清 LDH 上限值。

3. 肝性胸腔积液=肝硬化和门脉高压症中的漏出液不伴有心脏或肺部疾病——最常见的是右侧，可在左侧。

4. 滑石粉是胸膜粘连术最有效的硬化剂。

5. 胸腔积液淋巴细胞增多提示恶性肿瘤、结核、类风湿关节炎。

6. 若恶性胸腔积液时胸膜腔不能闭合,留置胸引管优于重复胸腔穿刺术。

7. 小口径(10~14F)肋间导管应为胸腔积液引流和胸膜固定术的首选。

8. 胸导管 t-PA 与 DNASE 联合治疗脓胸和复杂性胸腔积液有效。

9. 如果引流 >1.5L,就要提高警惕。

10. 石棉矿物　蛇纹石和角闪石。

11. 在疑似或确诊的间皮瘤病例中,考虑胸腔镜手术、外科手术或大口径胸腔
　　引流管置入部位的预防性放射治疗。

参考文献

1. Sahn S A, Huggins J T, San Jose E, et al.The Art of Pleural Fluid Analysis〔J〕.Clinical Pulmonary Medicine, 2013, 20(2):77-96.

2. Maskell NA, Davies CW, Nunn AJ, et al.U.K.Controlled trial of intrapleural streptokinase for pleural infection.N Engl J Med, 2005, 352(9):865-74.

3. Rahman NM, Maskell NA, West A, et al.Intrapleural Use of Tissue Plasminogen Activator and DNase in Pleural Infection.N Engl J Med, 2011, 365(6):518-26

4. Rahman NM, Kahan BC, Miller RF, et al.A Clinical Score(RAPID) to Identify Those at Risk for Poor Outcome at Presentation in Patients With Pleural Infection.Chest, 2014, 145(4):848-855

5. Davies HE, Davies RJ, Davies CW;BTS Pleural Disease Guideline Group.BTS Pleural Disease Guideline 2010.Thorax, 2010, 65(Suppl 2):ii1-ii76

6. Rahman NM, Pepperell J, Rehal S, et al.Effect of Opioids vs NSAIDs and Larger vs Smaller Chest Tube Size on Pain Control and Pleurodesis Efficacy Among Patients With Malignant Pleural Effusion:The TIME1 Randomized Clinical Trial.JAMA, 2015, 314(24):2641-53

7. Davies HE, Mishra EK, Kahan BC, et al.Effect of an Indwelling Pleural Catheter vs Chest Tube and Talc Pleurodesis for Relieving Dyspnea in Patients With Malignant Pleural EffusionThe TIME2 Randomized Controlled Trial.JAMA, 2012, 307(22):2383-9.

8. Bhatnagar R, Corcoran JP, Maldonado F, et al.Advanced medical interventions in pleural disease.Eur Respir Rev, 2016, 25(140):199-213.

一、胸膜生理学

1. 正常情况下,胸膜腔含有少量的液体,大约 0.3ml/kg,蛋白含量较低。

2. 胸膜腔的液体经淋巴回流排出,直接流入壁层胸膜上的淋巴孔。

3. 正常情况下,胸膜腔和肺间质是两个功能独立的部分。大多数动物胸膜腔液体引流经由壁层胸膜淋巴管,淋巴回流相当于排水机制,由此形成胸膜腔负压。

4. 肺扩张时肺泡压等于大气压。

5. 体液和溶质的平衡状态急剧变化时会产生胸腔积液。

6. 胸膜腔液主要生理作用是保持脏层与壁层胸膜紧贴,同时消除呼吸时胸膜两层间的摩擦。

7. 胸膜滤出量从肺尖到肺底逐渐降低。胸膜淋巴回流主要发生在膈肌及纵隔面。胸膜腔液体沿肋区水平流向纵隔区。

8. 平静呼吸末胸膜腔内压为 $-3\sim-5cmH_2O$，稍低于大气压。

二、胸膜的影像学

1. 标准胸部X线片有助于评估胸膜疾病　可显示出胸腔积液、液体积聚和胸膜斑块。

(1)液体量 >250ml 即可在胸片显像。

(2)侧卧位片可以显示液体是否自由流动。

(3)若胸腔积液轮廓使肺呈塌陷状，不符合重力，提示复杂胸腔积液(有粘连)。

2. 超声已成为评估胸膜疾病的标准方法　不含射线;床边评估液体的回声性质、液量、液体包裹和局限的程度。

3. 增强 CT 是诊断胸膜疾病的最佳影像学方法(图 1)。

肺和胸膜在 CT 下可清晰分辨。

提示感染的征象包括胸膜腔内含气,胸膜有强化。

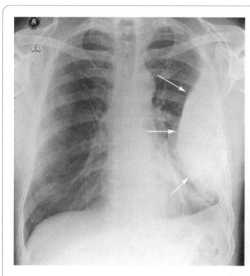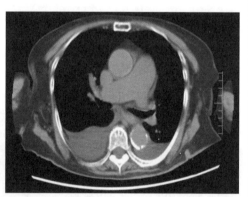

图 1　胸腔积液的 X 线和 CT 影像

三、非恶性胸腔积液

1. 胸膜以外状况继发,波及胸膜腔

(1)全身性疾病:系统性红斑狼疮和类风湿关节炎。

(2)特定器官系统的疾病:慢性胰腺炎、充血性心力衰竭。

2. 胸腔积液的形成机制

(1)胸膜损伤:胸膜通透性增加;富含蛋白的渗出液。

(2)血管内液体静水压增加和 / 或胶体渗透压降低导致低蛋白漏出液。

(3)从淋巴管、血管或毗邻体腔的液体外渗进入胸膜腔。

四、胸腔积液的分析

(一) pH

1. 在治疗感染和恶性肿瘤时,胸腔积液的 pH 具有诊断、治疗和预后意义。

恶性肿瘤时,胸腔积液低 pH 提示细胞学阳性率更高,预后更差的可能,对化学性胸膜固定术反应更差。感染时,胸腔积液低 pH 提示感染更为严重。

2. 注射器内的空气和停留时间过长增高 pH,利多卡因降低 pH。胸腔积液应在无氧条件下用肝素化注射器收集,及时放在冰上,去除残留的利多卡因,在 1h 内用血气分析仪分析。

3. 胸腔积液的葡萄糖水平可以代替 pH,其不受空气、肝素和利多卡因影响。

(二) 渗出液和漏出液的判断

1. 首先判断是渗出液还是漏出液。

2. 胸腔积液蛋白 / 血清蛋白比值可以提示毛细血管的通透性。

3. 胸腔积液 LDH / 血清 LDH 比值反映胸膜腔的炎症程度。

4. Light 标准

(1) 胸腔积液蛋白 / 血清蛋白比值 >0.5。

(2) 胸腔积液 LDH/ 血清 LDH 比值 >0.6。

(3) 胸腔积液 LDH>2/3 血清 LDH 的正常上限。

符合以上一项标准即可判断为渗出液,使用利尿剂时,约 25% 的漏出液会被误判为渗出液。

5. 若 Light 标准勉强符合渗出液,考虑评估血清 - 胸腔积液蛋白浓度梯度。

(1) 血清 - 胸腔积液蛋白梯度 >3.1g/dl 提示漏出液。

(2) 血清 - 胸腔积液蛋白梯度 <3.1g/dl,考虑检测胸腔积液或血清 NT-proBNP,NT-proBNP>1 300pg/ml 提示可能为漏出液。

(3) 血清 - 胸腔积液的白蛋白梯度 >1.2g/dl 提示漏出液。

6. 胸腔积液胆固醇 >55mg/dl 提示可能为渗出液。

五、漏出性胸腔积液

1. 充血性心力衰竭是最常见的病因,通常为双侧。

(1) 血清 - 胸腔积液白蛋白梯度 >1.2g/dl。

(2) 胸腔积液 / 血清白蛋白比值 >0.6。

(3) 血清 - 胸腔积液总蛋白梯度 >3.1g/dl(准确性较差)。

2. 肝性胸腔积液　肝硬化和非心源性和肺病导致的门脉高压。

(1) 最常见于右侧(80%),尽管也可见于另一侧。

(2) 腹水通过膈肌裂孔和压力梯度从腹膜穿越到胸膜(腹膜腔压力高于胸膜腔),可有 20% 测不到腹水。

(3) 治疗包括限制钠盐的摄入量和降低门脉压力。

(4) 自发性胸膜炎 (15%): 胸腔积液培养中性粒细胞计数 >250 个 /μl 伴培养阳性或 >500 个 /μl 尽管培养阴性。

3. 肾病综合征　尿液中大量血浆蛋白丢失。

(1) 低白蛋白血症、高胆固醇血症和外周水肿。

(2) 尿蛋白 >3.5g/d。

(3) 肾病综合征具有肺栓塞的高风险,要警惕其发生肺栓塞的可能。

4. 尿胸　梗阻性尿路疾病的罕见并发症。

(1) 胸腔积液肌酐 > 血清肌酐;低 pH;低葡萄糖。

(2) 肾动态显像:显影剂从尿路流向胸膜腔。

5. 腹膜透析　高糖(>200~2 000mg/dl)的胸腔积液。

(1) 胸腔积液 / 血清葡萄糖比值通常 >1。

(2) 腹膜显影术:(^{99m}Tc- 标记 MAA 或 ^{99m}Tc- 硫胶体)。

6. 陷闭肺　胸内负压导致胸膜腔的静水压梯度。

7. 甘氨酸胸腔积液　使用甘氨酸溶液行膀胱冲洗术时发生右侧胸腔积液。

(1) 胸腔积液是血性漏出液伴有高浓度的甘氨酸。

(2) 膀胱穿孔溢出甘氨酸溶液。

8. 医源性　中心静脉插管移位。

9. 脑脊液漏出至胸膜腔　硬脑膜 - 胸膜瘘:恶性肿瘤或脊柱手术(颈椎侧切开术)后,胸腔积液中测出 β2 转铁蛋白可以确诊(敏感性 100%,特异性 95%)。

10. 缩窄性心包炎

六、渗出性胸腔积液

1. 恶性胸腔积液

(1) 肺癌、乳腺癌、淋巴瘤等。

(2) 胸腔穿刺细胞学诊断率为 66%,重复抽取更高。

2. 结核性胸腔积液

(1) 淋巴细胞 / 中性粒细胞百分比 ≥ 0.75(淋巴细胞 >60%)。

(2) meta 分析估计腺苷脱氨酶(ADA)检测的敏感性 92%,特异性 90%。

3. 胸膜感染　肺炎旁积液和脓胸。肺炎链球菌、流感嗜血杆菌和化脓性细菌。

4. 乳糜胸　胸导管阻塞造成胸腔内出现浑浊、牛奶状的乳糜。

(1) 胸腔积液甘油三酯 >110mg/dl。

(2) 胸导管伴行腹主动脉,第 5 胸椎的水平交叉向左(交叉以上在右侧,以下在左侧)。

(3) 黄甲综合征:畸形黄指、淋巴水肿、胸腔积液。

(4) 淋巴管肌瘤病。

5. 类风湿关节炎　RA 最常见的胸腔内表现(20%)。

(1) 通常 pH<7.2 ;葡萄糖 <50mg/dl;胸腔积液 / 血清葡萄糖比值 <0.5 ;LDH 升高(>1 000U/L),类风湿因子 >1 :320。

(2)常伴有类风湿结节。

6. 系统性红斑狼疮 30% 存在胸膜炎,是死亡的独立预测因子,胸腔积液 ANA 不具有诊断价值。LE 细胞的存在具有高度特异性。

7. 良性的石棉相关胸腔积液 通常量少、无症状且易反复。

8. SLE 和 RA 胸腔积液的鉴别(表 1)

表 1 SLE 和 RA 胸腔积液的鉴别

项目	SLE	RA
外观	清亮	通常多变,浆液状、牛奶状
蛋白	渗出液范围的低水平	渗出液范围的高水平
葡萄糖	类似于血清	常低于 <30mg/dl
白细胞	3~5 000/uL	常 <10 000/uL
补体	低	低
免疫复合体	高	高
胸腔积液 ANA	阳性	多变
LDH	两倍正常上限	高
类风湿因子	低	升高

9. 胰腺炎 慢性时注意胰腺 - 胸膜瘘,胸腔积液淀粉酶水平很高。

10. 食管穿孔 医源性或呕吐后(Boerhaave syndrome),通常在左侧,pH 极低,pH<7 且唾液淀粉酶高。

11. 梅格斯综合征(Meig syndrome)

(1)良性卵巢肿瘤(纤维瘤)患者同时存在胸腔积液和腹水。

(2)在肿瘤切除后可恢复;右侧多于左侧,CA-125 升高。

12. 血胸 创伤、医源性和月经:血性胸腔积液血比容 >50% 血液值。

13. 肺栓塞。

14. 血管炎 肉芽肿性多血管炎,坏死性血管炎伴胸膜受累。

15. 胆汁胸腔积液 经皮胆管引流、射频消融术并发症。

16. 其他少见情况 结节病,粘液水肿,淀粉样蛋白,髓外造血,药物相关。

七、心脏手术后胸腔积液

1. 冠脉旁路移植术相关胸腔积液

(1)早期(术后 30d 内):通常为血性,含 >10% 嗜酸性粒细胞。

(2)晚期(术后 30d 以后):非血性,淋巴细胞为主。

2. 心脏损伤后综合征(Dressler 综合征) 心肌损伤后 1 周或更久。

心包炎、肺部浸润、胸腔积液:心包性胸痛、发热、白细胞增多、心包和胸膜摩擦音;60%~80% 发生胸腔积液,多为少量,左侧,急性期为出血性伴有中性粒细胞为主的渗出液,后转为淋巴细胞为主型,在应用抗炎药物后恢复。

八、胸腔穿刺术

1. 超声引导是现代的标准技术。

2. 胸部超声能减少包括气胸和干抽在内的并发症;气胸风险降低 19%。

3. 因其床旁的可及性使用增加

(1)胸腔积液具有较好的透声窗。

(2)最好使用 3.5~5.0MHz 的传感器。

(3)超声较侧卧位胸片敏感性更高。

4. 操作相对安全,据报道风险在 20%~39%。

5. 大多数研究不使用超声作实时指导,而是用于操作前评估和标记。

6. 一项 312 人参加的单中心前瞻性研究,超声引导下胸腔穿刺术可安全使用于高出血风险情况,包括 INR 升高(>1.5)、血小板减少(<50×10⁹/L)和接受抗凝治疗的患者。

九、胸腔积液压力测定

1. 随着胸膜腔液体积聚,胸膜腔的压力增加。

2. 随着液体去除,肺会复张,平静呼吸末胸壁的收缩和压力会达到稳定。

3. 肺萎陷 由于脏层胸膜增厚、支气管内阻塞或肺弹性回缩增加,肺不能再扩张。随着病变改善,可以恢复。

4. 陷闭肺 胸膜以往的炎症引起脏胸膜瘢痕形成;胸腔积液抽取后出现空腔提示慢性病程。只有当症状明显起于陷闭时才考虑手术。

5. 胸膜弹性 = 压力变化 / 体积变化。

6. 在考虑大量抽液时,监测胸腔压力有助于避免复张性肺水肿。复张性肺水肿相对少见。如果在胸膜腔压力低于 20cmH₂O 或患者感到胸部不适时,及时停止胸腔穿刺术,复张性肺水肿基本不会发生。

十、胸膜感染

1. 发病率日益增高。死亡率在 10%~20%。几乎 1/3 的患者药物治疗失败,需要外科引流。25% 需要延长住院时间。

2. 标准治疗 适当的抗菌药物;引流感染性的胸腔积液,方法包括胸腔导管、胸腔镜下引流和开胸剥除术。

3. 肺炎旁积液 继发于肺炎的胸腔积液。

(1)分为非复杂性、复杂性和脓胸。

(2)非复杂性肺炎旁积液通常在抗菌药物治疗后消除。

(3)复杂性肺炎旁积液常需要引流或外科手术。

(4)脓胸必须引流。

4. 脓胸　在胸腔积液中存在脓和 / 或细菌。

(1) 40% 胸膜感染,胸腔积液培养没有病原体生长。

(2) 床旁用血培养基培养胸腔积液可提高阳性率。

(3) 需要引流的患者延误有效胸腔引流预后不良。复杂性胸腔积液可能迅速转变为需要手术的复杂性脓胸。

5. 目前的肺炎严重度评分系统均不能预测复杂性肺炎旁积液或脓胸,如 CURB65、APACHE Ⅱ 等。

6. 复杂性肺炎旁积液或脓胸的预测因素　低血清白蛋白(<30g/l),CRP>100mg/l,血小板 >400×10^9/L,血钠 <130mmol/L,静脉用毒或酒精滥用。

7. 美国胸科医师学会(ACCP)和英国胸科学会(BTS)推荐引流的指征

(1) 胸腔积液 pH<7.20,胸腔积液葡萄糖(ACCP<60mg/dl;BTS<40mg/dl),pH 和葡萄糖的阳性似然比分别为 8.2 和 5.9。

(2) BTS 还包括胸腔积液 LDH>1 000U/L。

8. 判断患者是否为非脓性肺炎旁积液,须行胸腔穿刺术明确。

9. MIST 临床试验中患者的临床风险评分

(1) 多中心胸膜腔败血症试验。

(2) 缩写 RAPID 代表:肾脏、年龄、脓、感染源和饮食因素(表 2)。

(3) MIST2 试验 2 验证了 MIST1 的结果。

(4) 高风险评分与死亡率增加相关:*OR*=14.1(95%Cl3.5~56.8)

10. RAPID 临床风险评分

表 2　RAPID 临床风险评分

参数	数字	计分
肾脏		
尿素,mmol/L	<5	0
	5~8	1
	>8	2
年龄,岁	<50	0
	50~70	1
	>70	2
胸腔积液		
脓性	—	0
非脓性	—	1
感染源		
社区获得性	—	0
医院获得性	—	1
饮食因素		
白蛋白,g/L	≥ 27	0
	<27	1
危险分层		
0~2 分	—	低危
3~4 分	—	中危
5~7 分	—	高危

注:每例患者可以得到 0~7 分。3 个月死亡率低危为 <3%,中危 9%~12%,高危者 31%~50%。

11. BTS 最新建议 10~14F 胸导管作为一线治疗,通过 Seldinger 技术插入;插入后常规无菌冲洗保持通畅。MIST1 实验报告较小的导丝引导插入的胸导管(<14F)可减轻疼痛,且临床结局同样有效。

12. MIST2 试验显示,胸腔内 t-PA 加脱氧核糖核酸酶(DNase)在治疗脓胸和复杂胸腔积液时可带来额外获益,无论终点是放射影像学改善、3 个月手术转诊率或平均住院时间。

十一、结核性胸膜炎

1. 结核性胸膜炎是胸外结核最常见的类型,也是胸腔积液常见的原因。

2. 在结核患者中的发病率因地域而异 美国 4%,西班牙 10%,布隆迪和南非高达 20%~25%。

3. 结核性胸膜炎属于胸膜变态反应,胸膜下干酪样病灶破裂后分枝杆菌抗原释入胸腔造成。

4. 结核性胸膜炎诊断的金标准(100% 特异性)是从痰、胸腔积液或胸膜活检标本中分离出结核分枝杆菌。胸膜活检细菌培养敏感度 <60%,见到肉芽肿即可诊断。

5. meta 分析一致表明,ADA 在诊断结核性胸腔积液中具有高准确性,敏感性和特异性都在 88%~ 92%。

6. 胸腔积液 ADA 升高也可见于肺炎旁积液、类风湿关节炎、淋巴瘤或恶性胸腔积液,因此推荐和其他指标联合应用,如胸腔积液以淋巴细胞为主、γ- 干扰素的水平(成本高且正常上限值未确定)等。

7. γ- 干扰素释放试验 Quantiferon-TB Gold 和 T-SPOT 在胸腔积液中假阳性率和假阴性率较高。

8. 白介素 -27 是可能有助于诊断结核性胸膜炎的标志物。与单独应用相比,IL-27 和 ADA 联合应用能显著提高诊断的准确性,敏感性增加至 100%,阴性似然比降至 0(无结核性胸膜炎患者测试为阴性)。

9. 胸膜活检 结核性肉芽肿在胸膜表面均匀分布,活检诊断率高。

十二、自发性气胸

1. 原发性气胸多无诱因,没有临床可见的肺部疾病,男性多于女性。

2. 继发性气胸多见于有肺部疾病者,如慢阻肺。

3. ACCP 发表了治疗成年人原发性或继发性气胸共识推荐。

4. 原发性气胸

(1)临床稳定的小量气胸(胸膜顶与肺尖距离 <3cm),在急诊室内留观 3~6h,若胸片排除进展则可出院,12h~2d 后胸部 X 线检查随访。

(2)临床稳定的大量气胸(胸膜顶与肺尖距离 >3cm),或者行细管穿刺引流(≤ 14F)或者胸腔闭式引流(16~22F)。若肺未能迅速复张,则应收住院进行抽气治疗。

(3)临床不稳定的大量气胸,应住院插胸导管以促肺复张,使用 16~22F 的胸导管或细管。如果大量气体溢出担心存在支气管胸膜瘘,或者需要正压通气时,则应考虑使用 24~28F 的胸导管。

(4)导管拔出:第一步,胸片证明气胸消失且无气体漏出,一般在气体溢出停止后 5~12h。

(5)如果气体持续漏出,继续观察 3~5d。如果仍然持续,考虑外科干预或行胸膜固定术停止气体漏出。

(6)预防气胸复发:预防性手术只应用于第二次或以后的气胸。手术方式为胸腔镜下行胸膜粘连。肺尖肺大疱的气胸患者应行订书针大疱切除术。

(7)首次原发性气胸患者不推荐常规 CT 检查。

5. 继发性气胸

(1)临床稳定的小量气胸也应该住院:不要在急诊室抽气留观;住院后可根据情况决定观察或用胸导管治疗。

(2)临床稳定的大量气胸:住院留置导管治疗。

(3)导管的管理:口径大小取决于临床情况,采用闭式引流加或不加抽吸。

(4)复发的预防:内科处理或外科胸腔镜,乃至肺大疱切除术。

十三、自发性气胸再发

1. 复发率 25%~50%,多发生于 1 年之内。

2. 女性、身材高瘦(马方综合征),低体重和戒烟失败的人群复发风险高。

3. Birt-Hogg-Dubé syndrome:常染色体显性,良性皮肤肿瘤(纤维毛囊瘤即良性错构瘤、毛囊肿瘤),双侧多灶性肾癌合并多发性肺囊肿,25% 发生气胸;定位于 17 号染色体短臂的卵巢滤泡激素基因突变;抑癌基因功能缺失。

十四、女性气胸

1. **淋巴管肌瘤病**　50% 发生气胸,2/3 复发;见于双侧。影响育龄期女性,可能与结节性硬化症并发,病因是 *TSC1* 或 *TSC2* 基因突变。肺部病变表现为,直径为 0.1cm 至几厘米的多发囊性变。肺间质增厚,并在肺淋巴管、小静脉和气道内及周围有平滑肌样增生。肺外受累表现为肾血管平滑肌脂肪瘤。免疫细胞组化染色显示黑素细胞标志物:HMB 45、黑素 A、酪氨酸酶以及血管内皮生长因子。

2. **胸腔子宫内膜异位症**　子宫内膜组织(腺体和间质)见于子宫腔与肌层之外。影响育龄期妇女的罕见病,3%~6% 发生原发性气胸。极少数病例见于接受雌激素治疗的男性、不孕妇女和雌激素替代治疗的老年女性。多数有盆腔疾病,子宫内膜植入胸膈膜、心包和气管支气管表面。可单发、多发,大小不一。月经性气胸、胸痛和血胸随月经每月一次。

十五、医源性气胸

1. 经胸穿刺活检

2. 中心静脉置管　锁骨下和颈内静脉。

3. 胸腔穿刺术

4. 支气管镜检查伴经支气管活检

5. 胸膜活检

6. 机械通气

十六、恶性胸腔积液

1. 恶性胸腔积液（MPE）常为渗出性且有症状（5% 为漏出性）。肿瘤类型见于肺（多为腺癌）、乳腺、淋巴瘤，原发不明，泌尿生殖道以及胃肠道。

2. 癌旁积液指伴发于恶性肿瘤，但细胞学阴性的胸腔积液。

3. 症状包括呼吸困难、端坐呼吸、咳嗽和对生活质量的负面影响。

4. 恶性胸腔积液预后不良，因此治疗以姑息为主。

5. 最常见的选择包括反复胸腔抽水、胸腔插管、化学或生物胸膜固定术、隧道式胸腔导管。

6. 胸膜粘连术

（1）在胸腔积液清除后，通过化学性或机械性胸膜炎症形成脏层和壁层胸膜表面广泛粘连来清除胸膜间隙。不同的硬化剂作用机制相同，都是通过诱导胸膜间皮细胞炎症引发纤维化，主要有滑石粉（优选剂）、四环素衍生物、博来霉素、多西环素（胸膜炎性疼痛）。手术可能导致 ARDS。

（2）滑石粉能在胸腔镜下气化吹入，或者通过内科胸导管完成。然而，滑石粉硬化需时较长，不一定适用于预期寿命很短的患者。

（3）滑石粉糊经胸腔导管输送也能有效地实现胸膜固定。用 4~5g 滑石粉溶入 50~100ml 生理盐水，经标准（18~24F）或小口径（10~12F）胸腔插管推入；夹闭插管 1h，其间可令患者旋转体位，使匀浆均匀分布。然后松开胸腔插管并连接至 −20cmH$_2$O 抽吸，当引流量 <100~150ml/24h 时即可拔除。

7. 恶性胸腔积液伴腔隙形成或陷闭肺，只有预期寿命较长者才值得考虑胸膜剥除术。

8. 留置胸腔导管（IPC）

（1）软硅胶 15.5F 管经皮插入，很少需要镇静。

（2）患者或看护者自行在家管理引流。

（3）几周或几个月后，常产生自发胸膜粘连，严重合并症（脓胸）少见。

9. 留置胸腔导管和滑石粉胸膜固定术的比较　如果引流 / 导管护理用时 >2h/ 周，考虑滑石粉胸膜固定术；如果预期生存 <14 周（评分 3~4）或缺乏家庭护理协助，考虑 IPC。

如果期望生存率 <14 周且预期护理时间 ≥ 2h/ 周，两者无区别，由患者决定。

十七、石棉肺病

1. 石棉不是一种特殊的化合物,是指一组矿物。纤维形态的结晶水合硅酸盐的商业名称分为两大类。蛇纹石:温石棉纤维曾占美国工业用石棉的 95%,螺旋形的,弯曲性好,易碎,在组织内可溶,致癌风险低;角闪石(青石棉、铁矾石、透闪石、方闪石、阳起石):僵硬,纤维长,针状,生物作用持久,较高的长宽比使其能穿透脏到达胸膜表面,更易致癌。

2. 既往石棉暴露的影响主要见于胸膜表面。良性胸膜反应有四种类型:良性石棉相关胸腔积液(一般为渗出性)、胸膜斑(壁层胸膜局部纤维化)、弥漫性胸膜纤维化(广泛的胸膜纤维化常伴有胸膜表面融合)、圆形肺不张(当脏层胸膜纤维化病灶延伸进入肺实质,使该肺区内空气吸收)。与石棉相关的疾病有漫长的潜伏期,除了胸腔积液其他病变多在首次暴露后 1~20 年后发生。石棉胸腔积液并不预示胸膜斑或间皮瘤。

3. 石棉小体　由含铁蛋白包裹的石棉纤维,很少见于胸膜液,但常出现在肺组织中。

十八、间皮瘤

1. 来源于胸膜、腹膜腔和心包间皮表面,1960 年即已证明吸入石棉是恶性间皮瘤的主要病因。70% 病例有确定的石棉接触。石棉矿工、工人、水暖工 / 管道工、机械工程师、造船 / 修船行业是高风险职业。石棉工人终生发生间皮瘤的危险性是 8%~13%,潜伏期 30~40 年,剂量 - 反应关系不清楚。

2. 进展性肿瘤的生长导致肺被胸膜肿瘤的部分或全部包裹,很少穿透肺实质,而沿叶间裂、膈、纵隔、心包蔓延。主要的组织学分型:上皮样(最常见)、肉瘤样(纤维母细胞样梭形细胞,形似纤维肉瘤)、结缔组织增生型(密集的胶原组织伴非典型细胞无规则排列,恶性度低而与纤维性胸膜炎鉴别困难)、双相型(上皮样和肉瘤样成分都有,每个至少占瘤体的 10%)。

十九、单发的胸膜纤维瘤

被称为“良性间皮瘤”,是一种可能起源于成纤维细胞间皮肿瘤。与石棉接触无关,任何年龄均可受累。通常无症状,在常规胸部 X 线检查时偶然发现。影像学特征是体大、圆形、边缘清楚的胸膜肿块。手术切除疗效好,基本不复发。

二十、乳糜胸与假性乳糜胸

乳糜胸起因是胸淋巴导管损伤,见于外伤或肿瘤。液体不透明乳状,甘油三酯 >110mg/dl,胆固醇 <220mg/dl,含乳糜颗粒。无创伤或肿瘤的乳糜(如 LAM)可考虑饮食调整(高蛋白、低脂肪、佐以中链脂肪酸)。

假性乳糜胸为高胆固醇积液,亦可如乳状。液体胆固醇 >220mg/dl。不含乳糜颗粒。常见于慢性 TB 胸膜炎,类风湿胸腔积液。胸腔积液本身多无须治疗。

复习题

1. 下列关于胸膜生理学的说法,不正确的是
A. 正常情况下,在胸膜腔内约有 0.3ml/kg 的液体
B. 胸膜腔的液体经淋巴管回流排出
C. 肺扩张时,肺泡压 = 大气压
D. 胸膜淋巴回流主要是定位于脏层胸膜

参考答案:D

---

2. 下列关于胸腔积液 pH 的测定,正确的是
A. 注射器里的空气会降低胸腔积液的 pH 值读数
B. 注射器里存放的时间会降低胸腔积液的 pH 值读数
C. 注射器里的利多卡因会降低胸腔积液的 pH 值读数
D. 当抽取胸腔积液测 pH 值时,应在有氧的环境中用注射器抽取

参考答案:C

---

3. TB 胸膜炎的胸腔积液细胞学分析中,哪种细胞最具确诊(诊断或排除)意义
A. 淋巴细胞
B. 中性粒细胞
C. 巨噬细胞
D. 间皮细胞

参考答案:D

间皮细胞 ≥ 5% 基本排除 TB 胸膜炎。

---

4. 下列情况中,超声引导下胸穿需测定胸膜腔内压力的是
A. 怀疑陷闭肺时
B. 恶性胸腔积液上次胸穿引起胸痛及肺萎陷时
C. 两者都有
D. 以上都不是

参考答案:C

---

5. 在医院获得性肺炎旁胸腔积液中,最常见的病原体是
A. 革兰阴性菌
B. 厌氧菌
C. 链球菌

D. 肠球菌

E. 葡萄球菌

参考答案:E

在医院获得性胸膜腔感染时,需氧菌(88%)较厌氧菌(8%)常见。其中,需氧菌中葡萄球菌最为常见(40%),其次为革兰阴性菌(26%)、链球菌(21%)和肠球菌(13%)。

---

6. 渗出液与漏出液的区别是

A. 胸腔积液蛋白 / 血清蛋白比值 >0.5

B. 胸腔积液 LDH/ 血清 LDH 比值 >0.6

C. 胸腔积液 LDH>2/3 血清 LDH 的正常上限

D. 以上均是

参考答案:D
具体详见 Light 三标准。

---

7. 医源性气胸的常见原因有

A. 经胸穿刺活检

B. 中心静脉置管

C. 胸腔穿刺术

D. 胸膜活检

E. 机械通气

参考答案:ABCDE

呼吸病学中的女性相关议题

吴璐璐

广州医科大学附属第一医院广州呼吸健康研究院

学习目标

1. 熟悉妊娠期正常呼吸与循环生理。
2. 掌握妊娠期哮喘、静脉血栓栓塞症、结核病的处理。
3. 了解常见产科急危重症的临床表现。
4. 了解女性吸烟率及慢性阻塞性肺疾病、肺癌发病率。
5. 熟悉淋巴管平滑肌瘤病（LAM）的临床表现、诊治策略。

掌握要点

1. 妊娠期妇女有其独特的呼吸道解剖、呼吸及循环生理改变。
2. 美国食品药品监督管理局（FDA）妊娠药物分级指导临床医生妊娠期及哺乳期用药选择。
3. 妊娠期哮喘需积极处理。
4. 妊娠期血栓栓塞症是常见的并发症，多发生于左侧下肢深静脉。
5. 妊娠期一些特殊感染性疾病易感性及危险性增加。
6. 处理妊娠危重症，如羊水栓塞、宫缩抑制剂相关肺水肿、肺动脉高压等。
7. 女性肺癌及慢阻肺与男性不同的临床特点。
8. 识别 LAM 与常见合并症。

参考文献

1. Hayes, Meghan; Larson, Lucia (2012). "Chapter 220.Overview of Physiologic Changes of Pregnancy". Principles and Practice of Hospital Medicine.The McGraw-Hill Companies.2018

2. Global Initiative for Asthma.www.ginasthma.com.www.naepp.gov

3. Mclean Kelly C., James Andra H..Diagnosis and Management of VTE in Pregnancy.Clinical Obstetrics and Gynecology,2018,61(2):206-218.

4. Kourtis AP,Read JS,Jamieson DJ.Pregnancy and Infection.N Engl J Med,2014,370:2211-2218.

5. Practice Bulletin No.158 Summary:Critical Care in Pregnancy.Obstetrics & Gynecology,2016,127(1):188-189.

一、妊娠期正常呼吸与循环生理

（一）妊娠期上呼吸道改变

妊娠期雌激素水平升高的直接作用及血容量增加的间接作用,使约 1/3 的妊娠妇女出现:

1. 鼻黏膜水肿、充血。

2. 鼻部分泌物增加。

3. 顽固性鼻出血。

4. 声嘶。

5. 鼻息肉。

6. 过敏性鼻炎。

7. 重症孕产妇患者抢救过程中气管插管难度增加。

（二）妊娠期呼吸生理、呼吸动力学、血气改变

孕期膈肌上抬,功能残气量下降(15%),补呼气量减少(25%),肺活量不变,肺容积下降。此外,因为孕激素直接刺激呼吸中枢,增加呼吸中枢对二氧化碳的敏感性,孕妇会出现:

1. 潮气量增加(30%)。

2. 呼吸频率不变或轻微地变快。

3. 分钟通气量增加(30%)。

4. 轻度代偿性呼吸性碱中毒($PaCO_2$ 多为 28~32mmHg,碳酸氢根 18~21mmol/L,pH 7.40~7.45,PaO_2 100~105mmHg,A-a 氧分压差增大)。

5. 吸气和呼气的流速、气道阻力、肺的静态顺应性不变。

6. 膈肌上抬,总呼吸系统顺应性下降。

7. 一氧化碳弥散量在妊娠早期上升,晚期下降。

（三）妊娠期血流动力学改变

1. 盐皮质激素增多,心率增快,每搏量增加,心排血量增加 30%~50%。

2. 体及肺循环血管阻力下降,收缩压及舒张压降低→直立性低血压。

3. 总血容量增加 35%~50%(6~8L)。

4. 血浆总量增加 1~1.5L。

5. 红细胞容积增加,相对血浆增加得少→稀释性贫血。

6. 血清胶体渗透压净减少 5mmHg →凹陷性水肿。

（四）妊娠期睡眠呼吸暂停及呼吸困难

1. 妊娠期妇女打鼾情况增加

(1)原有阻塞性睡眠呼吸暂停(OSA)加重。

(2)既往没有 OSA 的孕妇可能新发 OSA。

(3)严重时需持续性呼吸末正压(CPAP)支持。

2. 约 2/3 的孕妇(特别是孕早中期)会感觉气短,其原因为

(1)孕酮引起过度通气。

(2)孕期稀释性贫血。

(3)狭窄性心瓣膜病,右向左分流性心脏病,以及肺动脉高压等都可能在妊娠期开始出现症状。

二、FDA 妊娠药物分级

相当数量的畸胎源自妊娠期用药不良。妊娠前 3 个月受精卵正处于高分化阶段,此时孕妇用药最易影响胎儿成形。FDA 按妊娠期风险将药物分为 A、B、C、D、X 五类。

A 类,人体研究证实对胎儿影响甚微。

B 类,无人体危害证据。

C 类,不能排除危害,权衡利弊使用。

D 类,存在危害证据(孕妇绝对有益,如挽救生命,且无替代时可使用)。

X 类,妊娠禁忌药品(如引起"海豹儿"畸形的"沙利度胺")。

FDA 自 2015 年 6 月 30 日起已启用了新的"怀孕与哺乳期标示规则(pregnancy and lactation labeling rule,PLLR)"。新式的 PLLR 标示法包括妊娠期、哺乳期、对女性和男性生殖系统影响 3 个小节,每个小节都会有风险概要、支持性数据的讨论,以助临床医生更详细地了解药品信息,评估可能的风险,并提供咨询决策的资讯,让整个妊娠生产过程与哺乳期用药更为安全。但要等所有药物公司更新所有药品说明书需要数年时间。

三、妊娠期哮喘

(一)妊娠期哮喘的流行病学与危害

妊娠期哮喘发病率约为 7%,对母与胎均有潜在风险,可致:

1. 先兆流产

2. 先兆子痫

3. 胎盘前置

4. 宫内生长受限等

(二)症状

全球哮喘防治创议(Global Initiative for Asthma,GINA)在 2014 年将妊娠列为哮喘发作的独立危险因子。

1. 妊娠后哮喘加重,减轻与无变化各占 1/3。

2. 孕前控制不佳或既往妊娠曾出现加重,均为哮喘妊娠期加重的危险因素。

3. 哮喘加重多发生于孕中期、分娩产后。

（三）引起妊娠期支气管哮喘加重的机制

1. 孕期子宫膨大,压迫呼吸系统。

2. 激素水平改变。

3. 流感等呼吸道病毒感染导致气道反应性增高。

4. 合并胃食管反流性疾病（GERD）、鼻窦炎、过敏性鼻炎等。

5. 孕妇用药依从性差。

（四）妊娠期哮喘的治疗方案需根据病情的轻重来制订

1. 间歇轻度发作　短效 β2 激动剂改善症状。

2. 轻度持续状态　低剂量糖皮质激素吸入（ICS），其中布地奈德是 B 类,丙酸倍氯米松是 C 类；必要时加用色甘酸、白三烯受体阻滞剂（LTRA）、茶碱等。

3. 中度持续　低或中剂量 ICS,联合长效 β 受体激动剂（LABA）吸入。

4. 重度哮喘　推荐高剂量 ICS 联合 LABA 吸入及口服糖皮质激素。

5. 如果合并妊娠期糖尿病停用糖皮质激素时,在分娩和生产时需要考虑应激剂量。

6. 哮喘常用药中的色甘酸、布地奈德、特布他林、胆碱能受体阻滞剂、孟鲁司特、奥玛珠单抗等均属于 FDA 妊娠药物分类 B 类药物；短效 β2 受体激动剂、LABA、其他吸入糖皮质激素、全身糖皮质激素、茶碱等都属于 C 类。

（五）妊娠期哮喘持续状态的处理

1. 口服或静脉糖皮质激素。

2. 雾化吸入沙丁胺醇、胆碱能受体阻滞剂。

3. 镁剂。

4. 妊娠处于高通气状态,$PaCO_2 = 42mmHg$ 可能就应该视为 CO_2 潴留而考虑插管。

5. 应避免使用肾上腺素平喘(减少胎盘血流)。

四、妊娠期静脉血栓栓塞症

（一）流行病学

静脉血栓栓塞症（venous thrombosis embolism，VTE）是妊娠首位死亡病因（10%），其发病率为 0.1%。孕早、中、晚期发病概率相当,产后发病率要高于产前。90% 以上发生在左下肢。

（二）病因

除了一般的 VTE 发病机制,妊娠有以下特殊因素：

1. 孕期血流淤滞更为明显

(1)增大的子宫与右髂动脉对左髂静脉产生双重压迫。

(2)外周血管阻力下降,活动量减少。

2. 分娩、助产或手术等均可损伤血管

3. 妊娠高凝状态

(1)促凝因子(血液中纤维蛋白原、凝血因子Ⅴ、Ⅷ、Ⅸ、Ⅹ等)增多。

(2)抗凝活性(S 蛋白)与纤溶能力(tPA)却降低。

（三）诊断

1. 彩色多普勒加压超声检查,患者取左侧卧位时阳性率较高。

2. 妊娠期 D 二聚体有生理性升高,使其在 DVT 诊断中价值降低。

3. 肺动脉栓塞诊断优先考虑通气血流灌注显像,可考虑降低反射性核素剂量,只做血流扫描。

4. 必要时仍需 CT 肺动脉造影。

（四）治疗

妊娠期 VTE 治疗原则基本与一般患者相同。治疗方法包括:

1. 抗凝

(1)妊娠抗凝首选低分子肝素,与静脉肝素重叠 5d。

(2)华法林可以致畸,孕妇禁用。

(3)抗凝一旦开始应持续整个妊娠,维持至产后 6 周,总疗程至少 3 个月。

2. 溶栓　妊娠是溶栓的相对禁忌证。

3. 下肢静脉滤网　如果 DVT 发生离预产期不足 2 周(生产时需提前 24h 停止抗凝),可考虑下肢静脉滤网。

4. 预防性抗凝

(1)既往不明原因 VTE,无论当时妊娠与否,再次妊娠建议预防性抗凝治疗。

(2)既往妊娠时曾并发静脉血栓栓塞,再次妊娠。

(3)可以使用低分子肝素至产后 6 周。

五、妊娠期结核病

妊娠期结核病的易感程度、病程及预后与普通人群并无差异。

（一）抗结核药物

1. 异烟肼(同时给予维生素 B_6 减少神经毒性)、利福平、乙胺丁醇对胎儿影响较小。

2. 吡嗪酰胺缺乏相关研究数据,妊娠期不推荐使用。

3. 链霉素有比较明确的致畸性(耳毒性),妊娠期禁用。

（二）潜伏结核感染

对于妊娠潜伏结核感染(latent tuberculosis infection,LTBI),如果低风险且胸片正常可予观察,高风险者则使用异烟肼预防性治疗 9 个月。

六、妊娠期特殊类型肺炎

妊娠是球孢子菌病播散的危险因素,特别是在孕晚期。抗真菌药物里,两性霉素属于 B 类,唑类药物属于 C 类。

既往无接触史的孕妇如发生水痘肺炎,病死率可达 35%。抗病毒药阿昔洛韦属于 B 类。

妊娠增加流感病死率。流感药物多属 C 类。所有妊娠期妇女(不限孕周)均应接种流感疫苗(以往只针对高风险及中、晚期孕妇)。

七、妊娠期肺部血流动力学改变及通气特点

1. 妊娠期肺部血流动力学改变

(1)心排血量(CO)增加。

(2)全身血管阻力(SVR)降低。

(3)通常伴有直立性低血压(仰卧及左侧卧位尤其明显)。

(4)前负荷对肺动脉楔压(PAOP)依赖降低。

(5)血浆容量增加与胶体渗透压降低使肺水肿容易发生。

2. 对危重症孕产妇进行机械通气治疗时

(1)妊娠期气管插管困难性增加。

(2)设定潮气量时应考虑胸壁顺应性减小。

(3)注意妊娠期二氧化碳分压正常值低于常人,血氧饱和度>90%。

(4)妊娠期食管括约肌张力降低,可能使无创通气时的误吸机会增加。

八、产科急危重症

常见产科危重症包括羊水栓塞、宫缩抑制剂相关肺水肿、肺动脉高压、围生期心肌病、静脉空气栓塞、卵巢过度刺激综合征、产科相关败血症、产科败血症继发急性呼吸窘迫综合征(ARDS)、误吸、静脉血栓栓塞症、HELLP综合征、急性脂肪肝等。

(一)羊水栓塞

羊水栓塞是产科特有的危重并发症,发生率为1/8 000~1/80 000,而病死率接近80%~90%。羊水栓塞多发生于分娩过程中到产后48h,危险因素包括产妇高龄、多胎分娩、胎膜早破、催产药使用等。

1. 发病机制 羊水中的胎脂与上皮细胞等有形物质进入母体循环后,既可以阻塞肺血管造成急性肺高压与右心衰竭,又可以通过免疫机制诱发炎症,引起过敏性休克、弥散性血管内凝血(DIC)、左心衰竭伴心源性肺水肿以及肾衰竭等而致死。

2. 症状 羊水栓塞发病迅猛,常来不及仔细检查患者就已经死亡。临床表现为寒战、烦躁不安等前驱症状后,出现肺水肿、休克、严重呼吸困难缺氧、癫痫、昏迷及DIC等。

3. 诊断 羊水栓塞需要排他性诊断,在血中发现胎儿的成分(如胎儿鳞状上皮细胞、毳毛、黏液等)是诊断的金标准。

4. 治疗 羊水栓塞的抢救成功关键在于早诊断、早处理,主要是积极的支持治疗,包括机械通气、升压药物、血制品应用、扩容及抗过敏、防治DIC等。其他治疗效果尚不确切,例如皮质激素、NO、血浆置换、Ⅶ因子等。

(二)空气栓塞

空气栓塞见于生产或流产,气体量达100ml时病死率接近90%。

1. 发病机制 空气经由损伤的血管进入血液循环、肺循环,导致右室流出道阻断,

引起血流动力学崩溃。

2. 症状 起病急骤,突然出现神志丧失、呼吸困难、剧烈胸背疼痛等,迅速进入休克状态或 ARDS、心搏呼吸骤停。

3. 诊断 查体闻及磨轮样心脏杂音。在视网膜血管或皮下出现气肿。胸片见心腔内气体。

4. 治疗 发生空气栓塞时,让患者取左侧卧位,抽吸取气,吸入纯氧或高压氧治疗。

（三）宫缩抑制剂相关肺水肿

急性肺水肿是宫缩抑制剂(抗早产)使用的不良反应之一,常用宫缩抑制剂有特布他林、麻黄碱等,与糖皮质激素合用可增强作用。发生率4%~5%,多在用药24~48h内出现。

1. 危险因素 药物使用时间过长、先兆子痫及多胎妊娠等。

2. 发病机制 输液过多、容量负荷过高、药物心脏毒性、胶体渗透压及血管通透性改变等。

3. 症状 呼吸困难、胸痛等。

4. 诊断 查体闻及肺部湿啰音,胸片见肺水肿征象。

5. 治疗 治疗首先停用有关药物,并给予呼吸支持治疗。一般12~24h后自行缓解。

（四）肺动脉高压

妊娠期罹患肺动脉高压者,胎儿及母体(30%~50%)的死亡率都很高。已知肺动脉高压患者应劝阻其妊娠。

1. 发病机制 孕妇心排血量增加而肺循环阻力固定,围生期2周内的剧烈体液重分布对肺动脉高压影响更为严重,易致急性右心衰竭。

2. 诊断 心脏彩超检查评估肺动脉压力受很多因素干扰。

3. 治疗 降肺动脉压药物中前列环素、西地那非等属于 B 类,而波生坦为 X 类禁用于孕妇。生产时考虑肺导管监测,NO 吸入,尽量采用阴道产式。

（五）卵巢过度刺激综合征（OHSS）

OHSS 是治疗不孕使用 HCG 可出现的并发症。

1. 危险因素 妊娠年龄较小、弱小体型、多囊卵巢综合征等,与一些治疗方案也有相关。

2. 发病机制 OHSS 发生时体液外渗,导致胸腔积液、腹水。雌激素导致血液高凝状态,而易发肺栓塞。其他病变包括 ARDS 与肾衰竭。

3. 诊断 超声检查见卵巢增大,伴有许多滤泡。

4. 治疗 以支持为主,卵巢切除可用于输卵管扭曲、囊泡破裂或出血。

九、女性吸烟率与慢性阻塞性肺疾病和肺癌

（一）肺癌

吸烟危害众多,吸烟者患肺癌概率是不吸烟者的 10 倍。根据统计数据,中国 2015 年 15 岁及以上人群吸烟率为 27.7%,其中男性 52.1%,女性 2.7%。

1. 女性烟民增长迅猛,女性的肺癌病死率自 20 世纪初期逐年上升。

2. 女性肿瘤性疾病中,肺及支气管肿瘤次于乳腺癌居第二位,但肺癌病死率却最高。

3. 女性肺部肿瘤最常见为腺癌,非吸烟女性肺癌发生率高于非吸烟男性。

(二)慢性阻塞性肺疾病

女性慢性阻塞性肺疾病发病率亦呈逐渐上升趋势,新出现病例数甚至超过男性,但诊断率相对较低。

1. 慢阻肺易感性更高。

2. 发病年龄更早。

3. 同样的吸烟量下,肺功能尤其肺血管损害更为严重。

4. 胸部高分辨 CT(HRCT)显示肺气肿通常不很明显。

5. 肺功能检查气道阻塞比较轻,但弥散功能下降更多,气体交换受损更重。

6. 呼吸困难与生活质量(焦虑抑郁)分数更差。

7. 住院次数 3 倍于男性。

临床表现差异可能因为女性气道直径较小以及一些激素及细胞色素 P450 功能的性别差别。生物燃料应用是导致女性慢阻肺发病的另一重要因素。

十、经期相关性疾病

(一)月经相关性气胸

1. 罕见,但规律复发,多在月经来潮 24~48h 后出现。

2. 多发于右肺,常伴有盆腔、胸膜或膈肌子宫内膜异位症。

3. 治疗　激素抑制、胸腔闭式引流、胸膜粘连。

(二)月经相关胸腔出血

机理与处理与月经相关气胸类似。

(三)月经相关咯血

月经相关咯血通常因为肺实质的子宫内膜异位症,可使用激素抑制疗法治疗。

十一、淋巴管平滑肌瘤病

LAM 是一种仅发生于女性的罕见病,多见于育龄期,平均发病年龄为 35 岁,95% 以上病例在绝经前发病,患病率为(1~2)/100 万。

(一)临床类型

1. 单发(仅出现肺部病变)LAM(s-LAM)较少,但诊断率较高,约占所有 LAM 的 85%。

2. 系统性结节性硬化症(TSC)合并 LAM(TSC-LAM)者占 15%。TSC 是一种常染色体显性遗传病,可累及全身多个系统,例如神经系统(癫痫、颅内肿瘤、智力障碍)、皮肤(皮脂腺瘤)、腹腔(肝脾血管平滑肌脂肪瘤)、肺部(LAM)、泌尿系统(肾血管平滑肌脂肪瘤)等。

(二)临床特点

1. **症状**　呼吸困难、咳嗽、咯血、胸痛等,通常起病隐匿,缓慢进展,3~5 年才发现。

2. 并发症

(1)反复自发性气胸。

(2)乳糜胸(1/3)。

(3)肺外受累:93%TSC-LAM 及 50%s-LAM 有肺外受累,腹、盆腔淋巴结肿大、腹膜后淋巴管肌瘤、肾血管肌脂瘤及其他腹部脏器的血管平滑肌瘤。除腹部外,血液系统、平滑肌与脂肪组织也可受累。

(三)诊断

1. **体格检查** 呼吸音减弱,可闻及肺部湿啰音,也可有腹水、腹部包块等阳性体征。

2. **诊断性检查**

(1)VEGF-D 升高(血清 >800pg/ml)。

(2)肺功能:阻塞与限制混合型,1/3 患者肺功能检查正常。

(3)胸部 CT:LAM 最具诊断价值的检查为胸部 HRCT,见双肺弥漫性薄壁囊性改变,通常没有小结节或纤维化。

(4)病理:支气管血管、淋巴管及间质出现非典型的平滑肌细胞增生,该细胞 HMB-45 染色阳性(黑色素细胞分化),大量囊状空腔。

(四)发病机制

LAM 发病机制是基因变异,发生在 *TSC-1*(错构瘤蛋白基因)或 *TSC-2*(马铃薯球蛋白基因),其调节通过 MTOR(雷帕霉素靶点)信号传导通路,而控制细胞生长和调节。西罗莫司可以抑制 TOR,故而有治疗效果。

(五)治疗

LAM 的治疗手段有限。

1. 卵巢切除效果不佳,现已很少采用。

2. 近年来新的药物可能有效的是雷帕霉素(西罗莫司),已通过美国 FDA 认证。

3. LAM 患者应避免使用雌激素及避免妊娠。

4. 终末期 LAM 患者可考虑肺移植,5 年生存率 65%,移植后仍有可能会复发。

(六)预后

多数 LAM 患者病情进展缓慢,10 年生存率 20%~80%,死亡原因为呼吸衰竭。

复习题

1. 妊娠期呼吸生理正常变化不包括:

A. 功能残气量下降

B. 补呼气量减少

C. 肺活量下降

D. 肺容积下降

E. 分钟通气量增加

参考答案:C

2. 根据妊娠期药物风险分类,以下哮喘用药属于不能排除危害,需要权衡利弊使用的是:

A. 特布他林

B. 胆碱能受体阻滞剂

C. 孟鲁司特

D. 奥玛珠单抗

E. 短效 β2 受体激动剂

参考答案:E

---

3. 妊娠期属于 VTE 高风险状态,除了一般因素,妊娠期特殊危险因素包括:

A. 增大的子宫压迫右髂静脉

B. 外周血管阻力增加

C. 凝血因子 V 血浓度增加

D. S 蛋白浓度增加

E. tPA 活性增加

参考答案:C

---

4. 羊水栓塞时有形物质的机械阻塞作用可导致:

A. 肺动脉高压

B. 过敏性休克

C. DIC

D. 肾功能衰竭

E. 心源性肺水肿

参考答案:A

---

5. 妊娠期结核处理与非妊娠类似,但不推荐使用

A. 异烟肼

B. 利福平

C. 乙胺丁醇

D. 吡嗪酰胺

参考答案:D

---

6. LAM 是一种几乎仅见于生育期女性的疾病,其特点包括

A. VEGF-D 升高(血清 >800pg/ml)

B. 阻塞性肺功能变化最为常见

C. CT 见双肺弥漫性薄壁囊性改变与小结节

D. 肺动脉非典型的平滑肌细胞增生

E. HMB-45 染色阴性

参考答案:A

肺 移 植

陈文慧

中日友好医院肺移植科

学习目标

1. 肺移植现状和结果。

2. 肺移植适应证。

3. 受者选择。

4. 供肺现状。

5. 受者的管理。

6. 术后并发症。

7. 免疫抑制剂和其他药物应用。

掌握要点

1. 了解肺移植指征选择和术式选择。

2. 了解肺移植术后并发症，如慢性排斥和急性排斥。

3. 熟悉 CMV 感染和移植后淋巴增殖性疾病（PTLD）。

4. 了解抗排斥药的种类、副作用及药物间相关作用。

参考文献

1. Vock DM，Durheim MT，Tsuang WM，et al.：Survival Benefit of Lung Transplantation in the Modern Era of Lung Allocation.Ann Am Thorac Soc.2017；14（2）：172–81.

2. Morrison MI，Pither TL，Fisher AJ：Pathophysiology and classification of primary graft dysfunction after lung transplantation.J Thorac Dis.2017；9（10）：4084–97.

3. Benden C，Haughton M，Leonard S，et al.Therapy options for chronic lung allograft dysfunction-bronchiolitis obliterans syndrome following first-line immunosuppressive strategies：A systematic review.J Heart Lung

Transplant.2017；36（9）：921–33.

4. Tejwani V，Panchabhai TS，Kotloff RM，et al.Complications of Lung Transplantation.A Roentgenographic Perspective. Chest.2016；149（6）：1535–1545.

5. Alsaeed M，Husain S.Infections in Heart and Lung Transplant Recipients.Crit Care Clin.2019；35（1）：75–93.

一、肺移植发展历史和概况

从 1963 年首次尝试，到 1990 年后技术成熟并开始快速发展，经历了 30 余年。目前全球每年 4 000 余例肺移植，中位生存时间从 4 年延长到超过 6 年。

肺移植受者死亡的原因主要包括：1 个月内原发性移植物失功，1 年内感染（非 CMV），1 年以上慢性排斥。考虑肺移植的 4 类基础病：慢性阻塞性肺疾病（慢阻肺）、限制性肺疾病（特发性肺纤维化）、肺血管疾病、囊性纤维化（CF）和免疫缺陷异常。肺移植术式的选择与原发病有关，CF 和特发性肺动脉高压（IPAH）需要双肺移植，慢阻肺（α1 抗胰蛋白酶缺乏例外）与特发性肺纤维化（IPF）多选择单肺移植。总体而言，双肺移植中位生存时间 7.1 年，单肺移植中位生存时间 4.5 年。

美国肺脏分配评分（LAS）：LAS 系统的核心理念是根据候选者的一般资料和临床特点，结合患者肺移植的紧迫性和术后生存率，来选择肺源分配。LAS 范围在 0~100，病情越重，评分越高，最大移植优先权应该给予 LAS 评分最高者。LAS 启用后，患者在等待移植期间死亡率降低，更多病情更为严重的患者得到移植，间质肺病得到移植机会增加而肺动脉高压患者的概率减小。

二、肺移植受者选择

1. 肺移植的适应证和禁忌证

（1）肺移植手术的适应证：慢性终末期肺部疾病患者，经过最佳、合理治疗而肺功能仍进行性降低，无进一步的内科或外科治疗可能，即应考虑肺移植。

国际心肺移植学会（ISHLT）更新的肺移植适应证：2 年内因肺部疾病致死的风险超过 >50%；移植后存活超过 90 天的概率 >80%；假定移植肺功能良好，根据一般情况术后存活超过 5 年的可能性很大（>80%）。

（2）肺移植手术的绝对禁忌证：新近的肿瘤病史、其他脏器无法纠正的功能不全、冠心病不能通过介入或旁路移植手术缓解或伴有严重的左心功能不全、不可纠正的出血倾向、急性的不稳定健康状态、高毒力耐药菌的慢性感染、活动性结核感染等。

非医学情况的禁忌证：6 个月内有吸烟毒品使用、缺乏社会家庭支持、精神不稳定或不遵医嘱。

（3）肺移植手术的相对禁忌证：年龄 >65 岁储备能力下降、严重营养不良、I 型肥胖、严重骨质疏松、机械通气和 / 或 ECMO 辅助、洋葱伯克霍尔德菌、广泛耐药菌感染、乙型肝炎 / 丙型肝炎、HIV、冠状动脉粥样硬化性疾病。具体疾病肺移植评估指征和移植指征略有不同。

2. 肺移植的受者选择标准

(1)间质性肺疾病:足够的影像学证据诊断的 IPF 或影像学／组织学诊断的 UIP 或纤维化型非特异性间质性肺炎(NSIP),可以不考虑其肺功能状态。

1)肺移植评估启动标准:① DLCO<40% 预计值;② FVC<80% 预计值;③呼吸困难或功能受限;④任何情况下指脉氧(pulse oximetry)饱和度低于 89%。

2)移植标准(可被列入等待供肺名单):① 6 个月期间的 FVC 下降 ≥ 10%(下降 ≥ 5% 也应考虑进入移植等待名单);② 6 个月期间 DLCO 下降 ≥ 15%;③ 6MWT:指脉氧下降至 88% 以下或步行距离 <250m,或者在 6 个月期间步行距离下降 >50m;④右心导管或心脏彩超提示存在肺动脉高压;⑤因为呼吸功能下降、气胸或急性加重住院治疗。

(2)慢性阻塞性肺疾病或由 α1 抗胰蛋白酶缺乏引起的肺气肿

1)肺移植评估启动标准:①即使经过戒烟、优化最佳治疗方案、肺康复治疗和氧替代治疗等病情仍呈持续恶化;②患者不适合做外科或内镜下肺减容术;③ BODE 指数 5~6;④吸入支气管扩张剂后 FEV_1<25% 预计值;⑤静息状态下低氧血症,PaO_2<60mmHg(8kPa);⑥高碳酸血症,$PaCO_2$>50mmHg(6.6kPa)。

2)移植标准(可被列入等待供肺名单):① BODE 指数 ≥ 7;②吸入支气管扩张剂后 FEV_1<15%~20% 预计值;③最近一年有 3 次或 3 次以上的严重的急性加重;④ 1 次急性加重伴有急性高碳酸血症的呼吸衰竭;⑤中重度肺动脉高压。

(3)囊性纤维化(CF)或支气管扩张

1)肺移植评估启动标准:① FEV_1 低于 30%;或,②最佳治疗下疾病仍然进展(尤其女性患者);③ 6MWT<400m;④持续肺动脉高压;⑤急性加重的频率增加伴下列情况之一:需要无创呼吸机辅助呼吸;抗生素抵抗使急性加重恢复困难;积极补充营养而营养状态继续恶化;气胸,尤其是反复发作的或难缓解的;尽管经过支气管动脉栓塞治疗仍然出现致命性咯血。

2)移植标准(可被列入等待供肺名单):①慢性呼吸衰竭;②长期需要无创通气;③肺动脉高压;④频繁住院;⑤肺功能极速下降;⑥ WHO 功能状态Ⅳ级。

(4)肺动脉高压

1)肺移植评估启动标准:①加强治疗后,心功能Ⅲ或Ⅳ级(NYHA 分级);②疾病进展迅速;③肺静脉闭塞症(PVOD)或肺毛细血管瘤样增生(PCH)诊断时就应考虑肺移植。

2)移植标准(可被列入等待供肺名单):①尽管内科积极治疗包括使用静脉前列醇 3 个月后,心功能仍然Ⅲ或Ⅳ级(NYHA 分级);②心指数(CI)<2L/(min·m²);③右房压(RAP)>15mmHg;④伴发显著咯血,心包积液,右心衰加重。

三、肺脏的捐献

由于供肺获取要求高,误吸风险,及需要持续机械通气,而且肺对缺血以及脑死亡生理变化耐受差等原因,脑死亡后理想供肺应用仅有 15%~20%,远低于肝脏、肾脏等其他实质器官。可以通过体外肺灌注(EVLP)改善供肺条件,增加供肺利用率。

四、肺移植术后管理

肺移植术后分 ICU 阶段、病房阶段和院外随访,不同阶段有不同的管理重点。

1. **ICU 阶段**　机械通气、血流动力学支持和液体管理。

2. **病房阶段**　调整免疫抑制剂和抗感染策略,识别排斥和感染、早期康复、强化教育。

3. **院外随访**　内容包括:体格检查、胸部影像学、肺功能、血常规、肝肾功能电解质、药物浓度、CMV 核酸、家用肺功能监测、支气管镜监测。

五、术后并发症

1. **原发性移植物失功(PGD)**

(1)移植后 72h 内的缺血再灌注损伤,主要表现为新发弥漫肺泡损伤(DAD)、低氧血症的加重和肺顺应性的下降。

(2)鉴别诊断包括心衰、急性排斥、超急性排斥、静脉吻合口狭窄。

(3)治疗包括支持治疗、透析、体外膜肺氧合(ECMO)、NO 吸入等。

2. **气道并发症**　发生率 7%~18%。

(1)早期(术后 4~8 周):细菌、真菌感染;吻合口断裂、吻合口瘘;持续气胸。

(2)晚期(大于 8 周):气道狭窄、软化等

(3)发生机制:缺血、感染、排斥。

(4)临床表现:咳嗽、气短、喘息、呼吸困难。

(5)肺功能:阻塞性通气功能障碍、流量 - 容积环凹陷。

(6)支气管镜可以诊断。

(7)治疗包括抗生素、球囊扩张、激光、支架置入术等。

3. **排斥反应**

(1)急性细胞性排斥(ACR)

1)通常发生在移植后 1 年内,是发生闭塞性细支气管炎综合征(BOS)的主要危险因素。

2)ACR 的危险因素包括供 / 受体 HLA 不匹配(供体特异性抗体)、免疫抑制剂不足、基因特征、胃食管反流(GERD)、感染(包括 CMV、RSV 及其他病毒)。

3)临床表现非特异,通常无症状,有症状时多表现为呼吸困难、咳嗽、发热、低氧血症、乏力。肺功能表现为 FEV_1 较基线下降大于 10%。

4)术后 1、3、6、9、12 个月应常规进行支气管镜活检监测。病理根据单核细胞浸润血管的程度将 ACR 分为 A0~A4 级。

5)治疗:主要包括静脉激素冲击治疗 3d 及随后口服激素减量方案。对反复或持续的 ACR 的治疗:反复激素冲击、胸腺免疫球蛋白、改变免疫维持方案等。

(2)抗体介导的排斥反应(AMR):临床表现无特异性,多表现为肺功能下降、呼吸困难和活动耐力下降、病理和抗体检测尚未有统一标准,需监测特异性抗体。

（3）慢性移植物失功（CLAD）：移植肺功能持续受损，是限制肺移植患者长期生存的主要因素，存在各种不同的表型。主要包括限制性 CLAD（限制性移植物综合征 RAS）和阻塞性 CLAD（BOS）。CLAD 的主要病因包括 PGD、GERD、感染、淋巴细胞性支气管炎、ACR、AMR、供体特异性抗体等。

（4）BOS

1）CLAD 最常见的表现类型。

2）表现为持续下降的 FEV1，FEV_1 小于基线的 80% 并持续超过 3 周。

3）常见的临床表现：无症状、咳嗽、进行性呼吸困难、乏力。胸片：无变化或气体限闭，HRCT：气体限闭、支气管扩张、过度通气。

4）BO 的诊断需结合肺功能、临床和影像特点，支气管镜对 BO 的诊断意义不大。病理表现为闭塞性细支气管炎。并发症包括支气管扩张和感染。

5）激素疗效欠佳，可尝试增强免疫抑制、大环内酯类药物、血液光疗（photophoresis）、再移植。

4. **感染** 肺移植术后容易发生感染，机制包括：供体来源的感染、单肺移植后自身肺脏的感染、鼻窦感染、暴露于外界环境、移植肺的去神经化、淋巴管的阻断等。

（1）细菌感染：早期最常见的感染，铜绿假单胞菌和金黄色葡萄球菌是最常见的病原，可发生气管支气管炎、吻合口感染和肺炎。

（2）CMV 感染

1）与病死率、ACR、CLAD、BOS 都直接相关。

2）临床表现可以无症状，也可以表现为肺炎、胃肠炎。

3）供体阳性受体阴性是最高危险因素。术后按时监测 CMV-PCR，预防 CMV 感染包括缬更昔洛韦，预防持续时间至少 12 个月。

4）治疗包括缬更昔洛韦、更昔洛韦、CMV- 免疫球蛋白。

5）其他病毒：包括呼吸道合胞病毒、副流感病毒等。

（3）曲霉：可表现为定植、急性肺部感染、气管支气管炎以及播散性疾病。影像学可以表现为渗出、空洞、结节、梗死、"晕征"。治疗包括三唑类、棘白菌素类和多烯类，预防包括：三唑类和雾化吸入两性霉素。

（4）移植后淋巴增殖异常（PTLD）

1）发生率 2%~9%，严重者相当于 B 细胞淋巴瘤，与 EBV 感染有关。

2）治疗包括下调免疫抑制剂、利妥昔单抗、治疗 EBV，化疗、手术、放疗等。

（5）其他并发症：恶性肿瘤、原发病复发、胃食管反流（GERD）、高血压、骨质疏松、血栓栓塞性疾病、白细胞减少、抑郁等。

六、肺移植后药物应用

1. 抗排斥药物

（1）诱导药物：包括兔抗人胸腺免疫球蛋白（rATG）、巴利昔单抗、阿伦单抗等。

（2）维持免疫药物：包括钙调磷酸酶抑制剂（CNI）（他克莫司、环孢素）、糖皮质激素（甲泼尼龙、泼尼松、泼尼松龙)、DNA 合成酶抑制剂(吗替麦考酚／麦考酚钠肠溶片)、mTOR 抑制剂(西罗莫司／依维莫司)。

CNI 类药物的副作用主要包括肾毒性、高血压、血糖增高、颤抖、溶血尿毒综合征、PRES(可逆性后脑综合征)等。CNI 与其他药物相互作用多。CYP3A4 酶诱导剂如唑类抗真菌药物、大环内酯类抗生素、钙通道拮抗剂、葡萄汁可增加其浓度,CYP3A4 酶抑制剂如利福平、卡马西平、圣约翰草可降低其浓度。非甾体抗炎药(NSAIDs)、氨基糖苷类抗生素、两性霉素 B、阿昔洛韦、更昔洛韦会增加 CNI 类药物肾毒性。

2. 抗感染药物　预防 PJP 的增效联磺、预防 CMV 更昔洛韦和缬更昔洛韦及预防真菌药物伊曲康唑和两性霉素 B 等。

3. 其他保护性药物　质子泵抑制剂、镇痛药、通便药、多种维生素、电解质、降压药、糖尿病药物、降脂药等。

复习题

1. 下面患者中,最符合肺移植指征的是

A. 68 岁男性,慢阻肺,FEV_1 占预计值 35%

B. 60 岁男性,特发性肺纤维化,VC 占预计值 60%(2 个月减少了 20%)

C. 30 岁女性,肺动脉高压,肺动脉收缩压 100mmHg,心功能 WHO 功能分级Ⅲ级

D. 22 岁女性,囊性纤维化,FEV_1 占预计值 50%

参考答案:B

2. 肺移植的绝对禁忌证是

A. 乳腺癌治疗后 8 年

B. 胸部手术史

C. 持续、反复的医从性差

D. 既往经过治疗的结核病

参考答案:C

3. 下面关于肺移植受者感染的说法,正确的是

A. 不推荐常规进行肺孢子菌的预防

B. 当供体 CMV 抗体阳性,受者 CMV 抗体阴性时,CMV 感染发生率最高

C. 肺移植手术后早期 75% 的患者发生细菌感染

D. 曲霉病是典型的肺移植后期并发症

参考答案:B

4. CF 患者出现何种病原微生物的定植是肺移植的相对禁忌证?

参考答案:洋葱伯克霍尔德菌。

5. 单肺移植(SLT)和双肺移植(BLT)最主要的区别是什么?

参考答案:SLT:冷缺血时间短,手术时间短、创伤小,可能的供肺等待时间短,有限供肺的更充分利用。BLT:长期生存时间比 SLT 有优势。

---

6. 下列免疫抑制剂中,最容易引起伤口愈合不良和吻合口断裂的是

A. 西罗莫司

B. 他克莫司

C. 环孢素

D. 泼尼松

E. 吗替麦考酚

参考答案:A

急性呼吸衰竭

詹庆元

中日友好医院呼吸与危重症医学科

学习目标

1. 掌握呼吸衰竭的定义、分类和诊断。
2. 掌握导致低氧血症和高碳酸血症的生理学机制。
3. 熟悉常见导致呼吸衰竭的临床情况。
4. 掌握急性呼吸窘迫综合征的病因、病例生理学机制和诊断。
5. 掌握急性呼吸衰竭的管理原则。

掌握要点

1. 呼吸衰竭病因的诊断。
2. ARDS 的概念与治疗原则。
3. 急性呼吸衰竭的管理原则。

参考文献

1. McCool FD,Tzelepis GE.Dysfunction of the diaphragm.N Engl J Med,2012,366(10):932-942.

2. Fan E,Brodie D,Slutsky AS.Acute respiratory distress syndrome:advances in diagnosis and treatment. JAMA,2018,319(7):698-710.

3. ARDS Definition Task Force.Acute respiratory distress syndrome:The Berlin Definition.JAMA,2012,307 (23):2526-2533.

4. Frat JP,Thille AW,Mercat A,et al.High-flow oxygen through nasal cannula in acute hypoxemic respiratory failure.N Engl J Med,2015,372(23):2185-2196.

5. Acute Respiratory Distress Syndrome Network.Ventilation with lower tidal volumes as compared with traditional tidal volumes for acute lung injury and the acute respiratory distress syndrome.N Engl J Med,

2000,342(18):1301-1308.

6. Esan A,Hess DR,Raoof S,et al.Severe hypoxemic respiratory failure:part 1—ventilatory strategies. Chest 2010；137(5):1203-1216.

7. Raoof S,Goulet K,Esan A,et al.Severe hypoxemic respiratory failure:part 2—nonventilatory strategies. Chest,2010,137(6):1437-1448.

8. Papazian L,Forel JM,Gacouin A,et al.Neuromuscular blockers in early acute respiratory distress syndrome. N Engl J Med,2010,363(12):1107-1116.

9. Guérin C,Reignier J,Richard JC,et al.Prone positioning in severe acute respiratory distress syndrome.N Engl J Med,2013,368(23):2159-2168.

10. Peek GJ,Mugford M,Tiruvoipati R,et al.Efficacy and economic assessment of conventional ventilatory support versus extracorporeal membrane oxygenation for severe adult respiratory failure(CESAR):a multicentrerandomised controlled trial.Lancet,2009,374(9698):1351-1363.

呼吸系统有效的气体交换取决于肺泡通气量(V)、肺血流量(Q)以及 V 与 Q 之间的匹配关系(V/Q)。多种原因可导致上述参数恶化,从而导致低氧血症或高碳酸血症以及一系列病理生理改变和相应临床表现。在海平面、静息状态、呼吸空气条件下,动脉血氧分压(PaO_2)<60mmHg,伴或不伴二氧化碳分压($PaCO_2$)>50mmHg,可诊断为呼吸衰竭(respiratory failure)。根据动脉血气可分为低氧性呼吸衰竭(Ⅰ型呼吸衰竭)和高碳酸血症性呼吸衰竭(Ⅱ型呼吸衰竭)。

一、高碳酸血症性呼吸衰竭

1. 肺泡通气公式

$$PaCO_2 = \frac{V_{CO_2}(\text{ml/m})}{V_A(\text{ml/m})} \times K$$

该公式中 K=0.863,是气体状态转换系数;V_{CO_2},CO_2 产生量;V_A,肺泡通气量。另外,由于总分钟通气量(V_E)等于肺泡通气量(V_A)与死腔通气量(V_D)之和,

$$V_E = V_A + V_D$$

由此可以得出:

$$PaCO_2 = \frac{V_{CO_2}}{V_E(1-V_D/V_T)} \times K$$

该公式中,V_D 是生理死腔,V_T 为潮气量。

2. 影响 $PaCO_2$ 的因素

(1)CO_2 产生量增加:机体代谢率增加,运动,脓毒血症,甲亢,碳水化合物摄入过多。

(2)肺泡通气量降低:分钟通气量的降低,VD/VT 的增加及浅快呼吸(生理死腔增大)是导致肺泡通气量降低的病理生理机制。影响通气过程的任何环节均会导致肺泡低通气和高碳酸血症的发生(表1)。

表 1 肺泡低通气原因

通气环节	常见原因
呼吸中枢	先天性中枢低通气;中枢性睡眠呼吸暂停;镇静药物过量;延髓疾病;甲低;代谢性碱中毒等
脊髓	颈髓损伤(C_3);破伤风等
运动神经元	肌萎缩侧索硬化症;脊髓灰质炎(脊髓灰质炎后综合征)等
外周神经	吉兰-巴雷综合征;蜱麻痹;鱼类毒素;白喉;卟啉症;ICU 获得性衰弱;危重病多发性神经病
神经肌肉接头	重症肌无力;伊顿-朗伯综合征;有机磷中毒;肉毒中毒;药物的使用:氨基糖苷类、抗心律失常药、苯妥英钠等
呼吸肌肉	呼吸肌肉无力,肌萎缩,肌炎
呼吸功耗	呼吸功耗增加(呼吸窘迫),供应不足(缺氧,休克),产能不足(营养不良,电解质紊乱)
胸廓/肺脏	脊柱侧凸;胸腔积液;肥胖;气道阻力增加;肺顺应性下降等
气道	哮喘持续状态,COPD/ 支气管扩张急性加重

3. 呼吸肌肉无力

(1)临床表现

- 肺活量↓(仰卧位时↓↓)

- 残气量↑

- 肺总量↓

- 吸气和呼气峰流速↓

- 当呼吸肌肉肌力下降至预计值的 40% 时会发生高碳酸血症

- 快动眼睡眠期易出现低氧和 CO_2 潴留

(2)呼吸肌肉无力的原因

1)基础情况:神经肌肉问题、营养不良、肺过度充气、内分泌问题:甲亢、甲减。

2)新发情况:代谢紊乱:低钾血症、低磷血症、酸中毒等;ICU 获得性衰弱机械通气。

4. 呼吸肌疲劳　肌肉能量需求与供应的平衡失调。

(1)能量需求增加

1)呼吸功耗增加:分钟通气量增加;肺顺应性降低;气道阻力增加。

2)通气效率降低:肺容积改变;神经肌肉疾病;营养状态差;体位的影响。

(2)能量供应障碍

1)氧输送量降低。

2)血流量的降低。

3)氧含量的减少。

4)能量底物减少。

5)能量底物储存下降。

二、低氧性呼吸衰竭

1. 不同机制所致低氧呼吸衰竭的血气分析指标的变化(表2)

表 2　缺氧机制

机制	PaO$_2$	PaCO$_2$	P$_{(A-a)}$O$_2$
高海拔	↓	↓	正常
肺泡低通气	↓	↑↑	正常
通气血流比失调	↓	↓,N,或↑	↑↑
弥散障碍	↓	↓,或 N	↑↑
右向左分流	↓	↓,或 N	↑↑

2. 导致低氧性呼吸衰竭的常见原因

- 急性呼吸窘迫综合征（ARDS）
- 心衰/肺水肿
- 弥漫性肺泡出血
- 肺栓塞
- 间质性肺疾病
- 肺部感染
- 肺炎
- 肿瘤
- 肺挫伤
- 肺不张
- 肺气肿
- 哮喘
- 慢性支气管炎
- 细支气管炎

三、急性呼吸窘迫综合征（ARDS）

1. 急性呼吸窘迫综合征（ARDS）/ 急性肺损伤（ALI）的诊断标准（表 3）

表 3　2012 年 ARDS 柏林定义

诊断项目	具体内容
发病时机	存在已知的危险因素、或新出现或加重的呼吸症状,并在 1 周内发病
胸部影像改变	不能完全用胸腔积液、肺叶/肺组织不张或结节解释的双侧肺实变阴影
肺水肿来源	不能完全由心衰或液体负荷过重解释的呼吸衰竭 无危险因素,借助客观指标（心脏超声）排除高静水压性肺水肿
氧合情况	
轻度	200<PaO$_2$/FiO$_2$ ≤ 300,且 PEEP/CPAP ≥ 5cmH$_2$O
中度	100<PaO$_2$/FiO$_2$ ≤ 200,且 PEEP ≥ 5cmH$_2$O
重度	PaO$_2$/FiO$_2$ ≤ 100,且 PEEP ≥ 5cmH$_2$O

2. ARDS 常见原因

(1) 直接原因

- 肺部感染
- 误吸
- 吸入性损伤
- 肺挫伤
- 复张后损伤
- 栓塞

(2) 间接原因

- 脓毒血症
- 休克
- 非肺创伤
- 输血相关性肺损伤
- 体外循环
- 变态反应
- 药物
- 急性胰腺炎

3. ARDS 的病理生理学机制

(1)全身炎症反应:补体和凝血系统的激活、炎性细胞的刺激、促炎介质的释放。

(2)中性粒细胞被圈留在微循环,并向气腔迁移。

(3)内皮和上皮层受到破坏。

(4)富含蛋白的液体从微血管渗出到间质间隙和肺泡腔。

(5)表面活性物质被灭活后,肺顺应性随之降低,形成肺不张。

(6)持续性炎症和纤维化修复。

(7)内皮损伤使缺氧肺血管收缩效应减弱,导致肺内分流和重度低氧血症。

4. ARDS 的管理

(1)治疗原发病。

(2)维持氧合和通气

1)机械通气;避免或最大程度减轻气压伤和氧中毒。

2)启动肺保护性通气策略/低潮气量通气。

3)尽早采取俯卧体位可以改善氧和,甚至重症 ARDS 患者的死亡率。

4)其他可以考虑的策略包括压力控制或容量控制通气选择,肺复张手法,高 PEEP。

(3)非通气的支持治疗

1)液体管理尽量保守可以改善氧和,缩短 ICU 而不影响血压与肾功能。目标是中心静脉压 <4cmH$_2$O(在无休克情况下)。

2)早期使用激素似可缩短呼吸机支持时间。

3)其他如 NO 吸入,ECMO,β 受体兴奋剂均无明确效益。

5. 严重低氧血症的处理

对于缺氧性呼吸衰竭,经鼻高流量给氧效果优于无创正压通气和面罩吸氧,其主要的生理学效应:

(1)FiO$_2$ 恒定。

(2)形成低水平的 CPAP,相当于建立肺内 PEEP 而降低呼吸能耗。

(3)死腔的冲刷作用(降低 CO$_2$ 潴留)。

(4)气体经过加温加湿:增加舒适度、减轻气道炎症和改善分泌物引流。

6. ARDS 肺保护通气的基础　肺损伤的不均一性使得肺内形成隔室,完全实变的部分完全无法通气,不张的部分有可能在复张与塌陷间交替,而相对正常的部分则会被过度充气。保护这些仍可正常通气的部分肺是肺保护通气策略的目标所在。

(1)容积伤(volutrauma)或气压伤(barotrauma):肺泡过度扩张所致损伤。

(2)萎陷伤(atelectrauma):萎陷肺泡交替开闭所致损伤。

(3)生物伤(biotrauma):肺部和全身炎症反应所致肺损伤。

7. ARDSnet 推荐的 ARDS 机械通气策略

(1)容量目标型的辅助控制通气模式。

(2)初始潮气量 8ml/kg PBW(理想体重),逐渐递减至 6ml/kg PBW。

• PBW= 男性 50+(身高 cm−152.4)×0.91 ;女性 45.5+(身高 cm−152.4)×0.91

(3)将吸气流量设置大于患者的流量需求(通常 >80L/min)。

(4)调整呼吸频率和潮气量以达到目标平台压和 pH。

(5)目标平台压 <30cmH$_2$O。

(6)目标 pH 7.35~7.45：增加呼吸频率（必要时甚至 35/m）和输入 NaHCO$_3$。

8. 肺泡复张手法（recruitment maneuvers，RM）

(1)多种方法：CPAP 40cmH$_2$O，维持 40s；或 PCV 方法；PEEP 递增法等。

(2)能够显著改善氧合。

(3)单用时效果短暂。

(4)推荐在增加 PEEP 前实施。

(5)在必须暂时失掉气道压力和 PEEP 的操作后（如吸痰），应用效果更为明显。

(6)对 ARDS 预后无明显改善。

9. ARDS 最佳 PEEP

(1)PEEP 选择需考虑的因素：氧合，通气，氧输送，气压伤的风险；肺外压力。

(2)调定最佳 PEEP 的方法

1)高 PEEP 仅在严重 ARDS 见到效益，因此呼吸支持应该调整 PEEP 达到最佳效果（根据以下参数），而不是一味调高。

2)氧合改善（SpO$_2$ 和 / 或 PaO$_2$ ↑）

3)通气 / 顺应性 / 肺泡复张改善：PaCO$_2$ ↓ 或无变化；潮气量 ↑ 或无变化。

4)氧输送（DO$_2$）无恶化，表现为无 CO、BP 和 PvO$_2$ 的降低。

10. 危及生命的低氧血症的补救措施

(1)通气方面

- 高 PEEP
- 高平均气道压
  - ✓ 延长吸气时间
  - ✓APRV
- 高频通气

(2)非通气方面

- 神经肌肉阻滞剂
- NO 吸入 / 前列腺素治疗
- ECMO

复习题

1. 导致严重低氧血症最重要的病理生理机制是

A. 肺泡低通气

B. 死腔增加

C. 弥散障碍

D. 右向左分流

参考答案：D

2. 降低 PaCO$_2$ 的常用手段不包括

A. 降低氧耗

B. 增加 PEEP

C. 增加呼吸频率

D. 增加预设潮气量或吸气压力

参考答案:B

---

3. ARDS 患者肺部病理 - 生理改变不包括

A. 严重通气功能障碍

B. 重力依赖区病变重于非重力依赖区

C. 死腔增加

D. 功能残气量明显下降

参考答案:A

---

4. 关于 ARDS 通气策略的描述,不正确的是

A. 小潮气量,平台压小于 $30cmH_2O$

B. 维持正常 CO_2 水平

C. 使用 PEEP 维持肺泡在呼气末于开放状态

D. 部分患者可间断使用 RM

参考答案:B

---

5. ARDSnet 推荐的 ARDS 肺保护性机械通气策略为 6~8ml/kg(体重),其中体重是指

A. 实际体重

B. 干体重

C. 理想体重

D. 调节后体重

参考答案:C

---

6. 关于改善严重 ARDS 预后的措施,不包括

A. 小潮气量通气

B. 俯卧位通气

C. PEEP 维持肺泡在呼气末于开放状态

D. 早期短时间使用神经肌肉阻滞剂

参考答案:C

氧气疗法

解立新

中国人民解放军总医院

学习目标

1. 氧疗方式的选择及调整。
2. 掌握高流量湿化氧疗应用时机及禁忌证。
3. 掌握氧疗的注意事项。

掌握要点

1. 各种氧疗方式的优缺点。
2. 高流量湿化氧疗应用时机及禁忌证。

参考文献

1. Siemieniuk RAC, Cu DK, Kim LH, et al. Oxygen therapy for acutely ill medical patients: a clinical practiceguideline. BMJ, 2018, 363 : k4169.

2. Chu DK, Kim LH, Young PJ, et al. Mortality and morbidity in acutely ill adults treated with liberal versus conservative oxygen therapy (IOTA): a systematic review and meta-analysis. Lancet, 2018, 391 : 1693-1705.

3. O'Driscoll BR, et al. BTS guideline for oxygen use in adults in healthcare and emergency settings. Thorax, 2017, 72 : i1-90.

4. 急诊氧气治疗专家共识. 中国急诊医学杂志, 2018, 4 (27): 355-359.

5. 解立新, 高氧对呼吸危重症患者的危害及氧疗规范. 中华医学杂志, 2017, 5 (97) 20 : 1529-1530.

6. 陈宝元, 解立新, 何权瀛. 着力推进我国临床氧疗的规范化. 中华医学杂志, 2017, 5 (97) 20 : 1523-1525.

7. Pilcher J, Eastlake L, Beasley R. Physiological effects of titrated oxygen via nasal high-flowcannula in COPD exacerbations: A randomized controlled cross-over trial. Respirology, 2017, 22 (6): 1149-1155.

8. 中华医学会呼吸病学分会呼吸危重症医学组, 中国医师协会呼吸医师分会危重症医学工作委员

会 . 成人经鼻高流量湿化氧疗临床规范应用专家共识 . 中华结核和呼吸杂志,2019,42(2):83-91.

一、常用氧疗装置

传统给氧方式均属于低流量系统,所提供的氧流量不能完全满足吸入需要,每次潮气量均会掺入比例不等的空气,因此吸入气的氧浓度变异较大,取决于氧气流量、患者的潮气量和呼吸频率。新近开发的高流量给氧系统提供的气流量可以完全满足吸入的需要(表1,图1)。需要注意的是:气体流量和吸入氧浓度是两个不同的概念,无论低流量还是高流量给氧系统都能给患者提供不同的 FiO_2。

表 1　氧疗的给氧系统和装置

给氧系统或装置	氧流量 /（L/min）	FiO_2
1. 鼻导管	1	25%
	2	29%
	3	33%
	4	37%
	5	41%
	6	49%
2. 简单开放面罩	6	35%
	7	41%
	8	47%
	9	53%
	10	60%
3. 储氧面罩		
(1)部分重复呼吸面罩	10~15	40%~70%
(2)无重复呼吸面罩	10~15	60%~80%
4. 文丘里面罩	蓝色 ~2	24%
	白色 ~4	28%
	橙色 ~6	31%
	黄色 ~8	35%
	红色 ~10	40%
	绿色 ~15	60%
5. 高流量氧疗		
(1)经鼻高流量氧疗	吸氧浓度	21%~100%
(2)气切高流量氧疗	温度	31℃ ~37℃
	流速	8~70 L/min

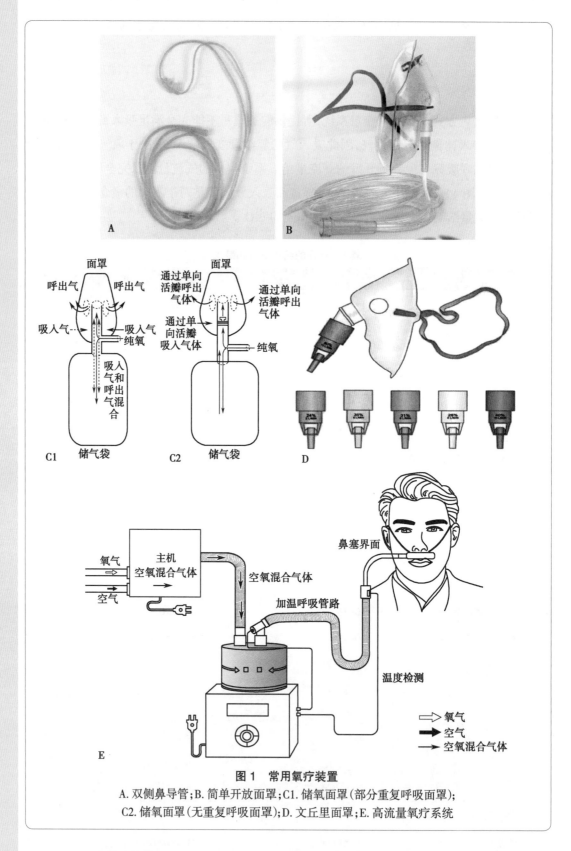

图 1　常用氧疗装置

A. 双侧鼻导管;B. 简单开放面罩;C1. 储氧面罩(部分重复呼吸面罩);
C2. 储氧面罩(无重复呼吸面罩);D. 文丘里面罩;E. 高流量氧疗系统

1. 鼻导管或鼻塞　鼻导管或鼻塞氧疗是临床上最常用的方法,分为单腔鼻导管、双腔鼻导管和鼻塞。三者吸氧效果相近似,可提供 50% 以下的吸入氧浓度。

单腔鼻导管以前端插入一侧鼻腔直达软腭水平或鼻前庭。鼻腔发炎或因感冒堵塞时,鼻导管不易插入,可改用双腔鼻导管或鼻塞(图 1A)。双腔鼻导管插入双侧鼻腔约为 2cm。鼻塞以塑料空球塞进鼻孔。三者给氧效果大致相当。

2. 简单开放面罩　简单开放面罩(图 1B)可提供 35%~60% 的吸入氧浓度。流量 <5L/min 时,面罩内的 CO_2 将难以被完全冲刷而导致 CO_2 复吸。氧的输入孔位于塑料面罩底部,面罩需紧贴口、鼻周围,用绑带固定于患者头后。松紧应不漏气,并有足够的出气孔以防罩内压过高而影响呼气。面罩的容积宜小,以减少重复呼吸气量。

3. 储氧面罩　储氧面罩是在简单开放面罩上装配储气袋。如果面罩和储氧气袋之间无单向活瓣,称部分重复呼吸面罩(图 1C1),可提供 40%~70% 的吸入氧浓度,缺点为易导致 CO_2 潴留。如果面罩和储氧气囊之间有单向活瓣,即为无重复呼吸面罩。此时吸入气体只能来自储氧气袋,呼气则从出气孔逸出而不能进入储氧气囊(图 1C2),可提供 60%~80% 的吸入氧浓度。

储氧气囊必须保持充满状态,如果吸气时储氧气囊塌陷超过一半,应增加吸入氧流量。确保气囊与面部贴合良好,单向活瓣工作正常。不应同时使用湿化瓶。

4. 文丘里面罩　文丘里面罩(图 1D)是根据文丘里原理设计,即氧气经狭窄的孔道进入面罩时在喷射气流的周围会产生负压,而裹带一定量的空气从开放的边缝流入面罩。送氧孔道有口径固定,可调整边缝的大小而改变空气与氧的比率,从而控制吸入氧的浓度。常用的氧浓度有 24%、28%、31%、35%、40% 和 60%。由于吸入气体以喷射状进入面罩,流速超过吸气的最高流速,所以吸入 FiO_2 不受患者通气量变化的影响。同理,呼出的 CO_2 被立即冲刷,基本没有重复呼吸,且因面罩毋需与脸面紧密接触,增加舒适度,且避免罩内潮热感。文丘里面罩无法同时进行雾化治疗,而且当吸入氧浓度 ≥ 40% 时,供氧准确性降低。

5. 高流量氧疗系统　高流量氧疗系统(图 1E)提供无创通气状态的最强供氧,接近 100%,也可以用于气管切开毋需呼吸机状态。系统包括加温湿化器、封闭式呼吸管路、双短鼻塞导管(或气管切开前接头)和空氧混合器,输送流速最高达 70L/min。高流速气体冲刷解剖死腔中的 CO_2,减小重复呼吸而提高换气效率;克服气流阻力而减小呼吸耗能;形成持续气道正压。系统的加温加湿大幅提高舒适度及耐受性。

经鼻高流量氧疗系统的最佳适应证是轻中度缺氧型呼吸衰竭,效果优于常规氧疗和无创通气,能够降低病死率和插管率。但对 Ⅱ 型呼吸衰竭患者则应慎重使用。若患者鼻唇部结构存在异常或不能保持口唇闭合,将影响氧疗效果。

6. 高压氧疗　高压氧疗将患者放入高压氧舱,在 1.2~3.0 个大气压下给氧。高压氧不仅提高吸入氧分压,还可显著增加动脉血中物理溶解的氧量(表 2)。增高的动脉血氧分压与氧含量促进组织内氧的弥散量。因此,即使重度贫血或血红蛋白被有毒物质(如一氧化碳、氰化物等)牢固结合而失去携氧功能时,高压氧下的循环血仍能维持组织和重要脏器的正常氧供。

高压氧疗法可用于治疗一氧化碳中毒、有机磷中毒、氰化物中毒,以及锑剂、催眠药、奎宁等药物中毒;也可在心脑肺复苏、脑血管病中应用,对防治脑缺氧和脑水肿,促进脑功能恢复具有独特作用。在休克的抢救中,高压氧有利于克服组织缺氧状态和中断缺氧导致的一系列病理变化,以避免内脏发生不可逆性的缺氧损害,为休克的病因治疗创造条件。高压氧治疗呼吸系疾病现仍处于实验研究和临床试用阶段,其应用指征、临床疗效及副作用均有待于进一步评价。

表 2 高压氧条件下溶解于血浆的氧浓度

FiO_2	周围气压	物理溶解的氧 /(ml/L)
0.21	1	3.1
1.0	1	20
1.0	2	43
1.0	3	66

高压氧治疗的主要副作用:①如应用不当可引起氧中毒;②可降低化学感受器对呼吸的促进作用,使肺换气量减少和 $PaCO_2$ 升高。

二、氧疗临床应用

1. 评估与目标氧饱和度

(1)氧疗的处方原则:氧疗作为一种药物,有其适应证、禁忌证和可能的不良反应。应当开具处方,明确标明目标氧饱和度、氧疗装置和流速,并及时在病历上记录。

(2)急性补氧:2018 年 BMJ 提出急性氧疗主要建议包括:强烈建议 $SpO_2 \geqslant 96\%$ 的患者停止氧疗;心肌梗死或脑卒中患者,$SpO_2 \geqslant 93\%$ 不使用氧疗。禁忌证:需紧急气管插管有创机械通气,自主呼吸微弱、昏迷,极重度Ⅰ型呼吸衰竭(PaO_2/FiO_2 <60mmHg),中重度通气功能障碍(pH<7.30),合并多脏器功能不全等,这些患者应该实行机械通气。

以下疾病合并低氧血症时建议启用氧疗:①急性冠脉综合征;②急性发作的脑功能障碍;③妊娠和产科急症;妊娠期 20 周以上的孕妇在急诊过程中尽量保持左侧卧位(注意,无低氧血症的产妇在分娩过程中使用氧疗对胎儿有害!);④情绪焦虑引起的过度换气;⑤药物中毒(注意,百草枯和博莱霉素中毒时,目标 SpO_2 是 88%~92%);⑥代谢紊乱和肾功能紊乱。

(3)长期家庭氧疗:目前临床广泛采用的 LTOT 适应证:①患有慢性阻塞性肺疾病,伴低氧血症和水肿,"发绀型"患者;②慢性阻塞性肺疾病伴严重低氧血症,没有水肿或高碳酸血症;③运动或睡眠时出现明显的低氧血症。

LTOT 的生理学指标:①严重的持续低氧血症,PaO_2<55mmHg(7.3kPa)至少 3 周;②第一秒用力呼气量(FEV_1)少于 1.5L,用力肺活量(FVC)少于 2.0L,在 3 周内测验,差异不超过 20%。对这些生理学指标应在不少于 3 周的间歇时间内反复进行检查。

不适合进行 LTOT 的指征包括:呼吸困难但不伴有低氧血症的患者,处于急性疾病恢复期的患者。对于符合 LTOT 指标但仍吸烟的患者应予额外考虑。吸烟者用氧有失火和爆炸的危险,且吸烟产生的一氧化碳和血红蛋白牢固结合有时可高达 10%以上,抵消了氧疗的作用。因此多数医生认为不应给吸烟者进行 LTDOT,直至患者戒烟。

（4）高流量湿化氧疗（图 2~ 图 3）：目前 HFNC 临床应用的适应证和禁忌证尚无统一的标准。目前认为 HFNC 的适应证是轻中度低氧血症（100mmHg ≤ PaO_2/FiO_2<300mmHg）、没有紧急气管插管指征、生命体征相对稳定的患者；对轻度通气功能障碍（pH ≥ 7.3）患者也可以谨慎应用，但要做好更换为 NPPV 或气管插管有创正压通气的准备。HFNC 的禁忌证是心搏呼吸骤停，需紧急气管插管有创机械通气，自主呼吸微弱、昏迷，极重度Ⅰ型呼吸衰竭（PaO_2/FiO_2<60mmHg），中重度通气功能障碍（pH<7.30），合并多脏器功能不全等。

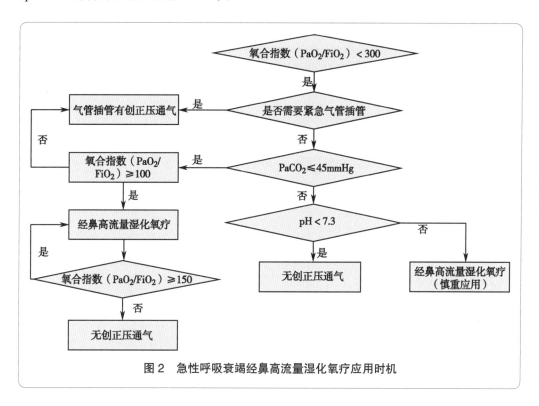

图 2　急性呼吸衰竭经鼻高流量湿化氧疗应用时机

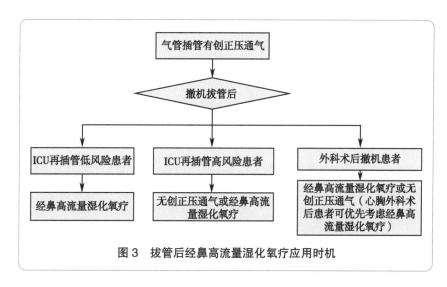

图 3　拔管后经鼻高流量湿化氧疗应用时机

ICU 再插管低风险标准（同时符合）：年龄 <65 岁，急性生理和慢性健康状况评分Ⅱ（APACHE Ⅱ）<12 分，体重指数 <30kg/m²，气道通畅，排痰充分，撤机顺利，合并

症≤1个,没有心力衰竭、中到重度慢阻肺及长期机械通气等问题;ICU再插管高风险标准(至少符合以下一条):年龄≥65岁,心力衰竭,APACHE Ⅱ≥12分,体重指数≥30kg/m²,咳痰无力或分泌物多,至少有一次SBT失败,合并症>1个,有创机械通气>7d。

(5)目标SpO_2:无高碳酸血症呼吸衰竭风险的大多数患者目标SpO_2为90%~94%;具有高碳酸血症呼吸衰竭风险的患者(如慢性阻塞性肺疾病、囊性肺纤维化、阻塞性睡眠呼吸暂停、肥胖通气不足、胸廓畸形或神经肌肉疾病、中枢呼吸驱动减少(如镇静过量、卒中、脑炎))目标SpO_2为88%~92%;更高目标(如SpO_2接近100%):一氧化碳中毒、丛集性头痛、镰状细胞危象和气胸。

(6)氧疗的上限:强烈建议氧疗的SpO_2上限为96%(需要更高氧疗SpO_2目标者除外),给SpO_2高于96%患者氧疗可能会使死亡率增加约1%。

2. 氧疗装备选择及参数设置

(1)判断是否为急危症患者:①急危症患者需要高浓度氧疗,予储氧面罩氧疗,初始流速15L/min。主要包括一氧化碳中毒、心搏骤停或复苏后患者、休克等。一旦心肺复苏成功,恢复自主心搏,目标饱和度立即设为90%~94%;②其他无高碳酸血症呼吸衰竭风险患者应从鼻导管开始,流速1~6L/min,维持目标饱和度90%~94%。若无法维持目标饱和度则更换为普通面罩吸氧5~10L/min;若仍无法维持目标饱和度,则更换为储氧面罩吸氧,10~15L/min。再无法维持氧饱和度,更换为高流量氧疗系统。必要时无创呼吸支持或有创呼吸支持。

(2)判断有无高碳酸血症呼吸衰竭风险:有高碳酸血症呼吸衰竭风险患者,以鼻导管开始,1~2L/min。若无法维持目标饱和度,则更换为文丘里面罩,24%,2~4L/min或28%,4L/min。目标SpO_2为88%~92%,如果SpO_2>92%,FiO_2应降低。主要包括COPD、囊性纤维化、支气管扩张、严重脊柱后侧凸或强直性脊柱炎、广泛性特异性肺瘢痕(接受过胸廓成形术)和广泛的胸廓改变、严重肥胖、神经肌肉疾病、应用抑制呼吸药物(如阿片类或苯二氮䓬类药物)。

(3)长期家庭氧疗:一般LTOT多以1L/min鼻导管氧疗起始,递增到SpO_2>90%,这时应行血气分析以证实达到静息时目标PaO_2≥60mmHg,整个晚上和大部分白天时间均坚持吸氧,氧疗时间每天至少15h。

(4)高流量氧疗:HFNC参数设置:①Ⅰ型呼吸衰竭:气体流量(Flow)初始设置30~40L/min;滴定FiO_2维持脉氧饱和度(SpO_2)在92%~96%,结合血气分析动态调整;若没有达到氧合目标,可以逐渐增加吸气流量和提高FiO_2最高至100%。②Ⅱ型呼吸衰竭:气体流量(Flow)初始设置20~30L/min,根据患者耐受性和依从性调节;如果患者二氧化碳潴留明显,流量可设置在45~55L/min甚至更高,达到患者能耐受的最大流量;滴定FiO_2维持SpO_2在88%~92%,结合血气分析动态调整。温度设置范围31~37℃,依据患者舒适性和耐受度,以及痰液黏稠度适当调节。

3. 再评估与氧疗滴定　氧疗开始后应该继续不断评估,按照以下流程调整(图4)。

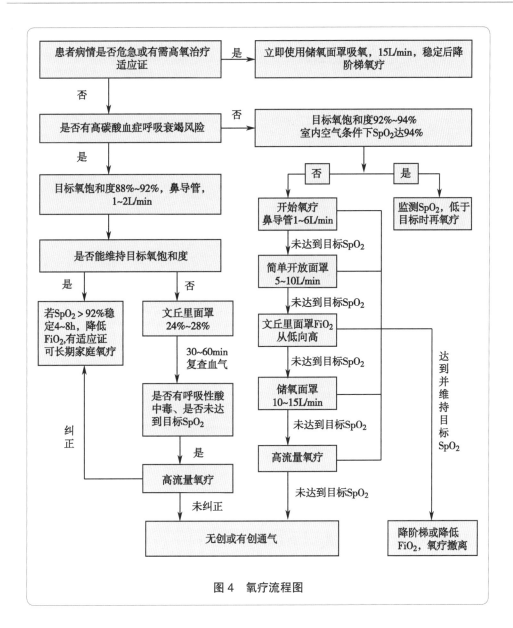

图 4　氧疗流程图

4. 氧疗的注意事项　①氧疗前应和患者充分交流,说明治疗目的的同时取得患者配合,建议半卧位或头高位(>20°);②选择合适型号的鼻塞,建议选取小于鼻孔内径50%的最大号鼻导管;③严密监测患者生命体征、呼吸形式运动及血气分析的变化,及时做出针对性调整;④张口呼吸患者需嘱其配合闭口呼吸,如不能配合者且不伴有二氧化碳潴留,可采用面罩吸氧或应用转接头将鼻塞转变为鼻/面罩方式进行氧疗;⑤舌后坠伴 HFNC 效果不佳者,先予以口咽通气道打开上气道,后将 HFNC 鼻塞与口咽通气道开口处连通,如仍不能改善,可考虑无创通气其他呼吸支持方式;⑥避免湿化过度或湿化不足,密切关注气道分泌物性状变化,按需吸痰,防止痰堵窒息等紧急事件的发生;⑦注意管路积水现象并及时处理,警惕误入气道引起呛咳和误吸,应注意患者鼻塞位置高度高于机器和管路水平,一旦报警,应及时处理管路冷凝水;⑧ HFNC 如若出现患者无法耐受的异常高温气体,应停机检测,避免灼伤气道;⑨为克服呼吸管路阻力,建议 HFNC 最低流量最好不小于 15L/min;⑩注意调节鼻塞固定带松紧,避免固定带过紧引起颜面部皮肤损伤;⑪ 使用过程中如有机器报警,及时查看并处理,直至报警消除;⑫ 使用过程中出现任何机器故障报错,应及时更换并记录报错代码提供厂家售后,严禁报错机器继续使用。

复习题

1. 缺氧的类型主要包括

A. 低张性缺氧

B. 血液性缺氧

C. 循环性缺氧

D. 中枢性缺氧

参考答案:D

---

2. 以下关于氧疗目标 SpO_2,不正确的是

A. 无高碳酸血症呼吸衰竭风险患者的目标 SpO_2 为 90%~94%

B. 伴高碳酸血症呼吸衰竭风险患者的目标 SpO_2 为 88%~92%

C. 一氧化碳中毒患者的目标 SpO_2 为 <90%

D. 百草枯中毒患者的目标 SpO_2 为 88%~92%

参考答案:C

---

3. 下列不是高流量湿化氧疗适应证的是

A. Ⅰ 型呼吸衰竭,100mmHg ≤ PaO_2/FiO_2<300mmHg,无气管插管指征,生命体征相对稳定

B. 自主呼吸微弱、昏迷

C. 有创通气撤机患者,年龄 <65 岁 APACHE Ⅱ <12 分,体重指数 <30kg/m²,气道通畅,排痰充分,撤机顺利,合并症 ≤ 1 个,没有心力衰竭、中到重度慢阻肺及长期机械通气等问题

D. 外科手术脱机序贯高流量湿化氧疗

参考答案:B

---

4. 氧疗过程中注意事项不正确的是

A. 氧疗前和患者充分交流,取得患者配合

B. 注意管路积水并及时处理,警惕误入气道引起呛咳和误吸

C. 舌后坠伴 HFNC 效果不佳者,先予以口咽通气道打开上气道,后将 HFNC 鼻塞与鼻腔连通

D. 预防交叉感染

参考答案:C

机 械 通 气

夏金根

中日友好医院呼吸与危重症医学科

学习目标

1. 掌握机械通气的概念,包括改善氧合的方法、通气特点和通气类型等。
2. 掌握常用通气模式的原理及其特点:A/C、SIMV 和 PSV。
3. 理解其他通气模式的原理及其特点:BiLevel/APRV、PRVC、PAV 和 NAVA。
4. 掌握机械通气的各类常见并发症。
5. 掌握呼吸机波形与人机不协调的识别和处理。
6. 掌握机械通气的程序化撤离流程和操作。
7. 掌握无创正压机械通气的适应证和禁忌证、监测内容以及临床应用流程。

掌握要点

1. 改善氧合的方法。
2. 常用通气模式的原理及其特点。
3. 机械通气的各类常见并发症。
4. 程序化撤离流程和操作。
5. 无创正压机械通气的适应证和禁忌证。

参考文献

1. Tobin MJ.Advances in mechanical ventilation.N Engl J Med,2001,344 :1986-1996.
2. Nilsestuen JO,Hargett KD.Using ventilator graphics to identify patient-ventilator asynchrony.Respir Care, 2005,50 :202-234.
3. Marini JJ.Dynamic hyperinflation and auto-positive end-expiratory pressure:lessons learned over 30 years.

Am J Respir Crit Care Med,2011,184(7):756-762.

4. MacIntyre NR,Cook DJ,Ely EW Jr,et al.Evidence-based guidelines for weaning and discontinuing ventilatory support:a collective task force facilitated by the American College of Chest Physicians;the American Association for Respiratory Care;and the American College of Critical Care Medicine.Chest, 2001,120:375S-395S.

5. Keenan SP,Sinuff T,Burns K,et al.Clinical practice guidelines for the use of noninvasive positive-pressure ventilation and noninvasive continuous positive airway pressure in the acute care setting.CMAJ,2011,183 (3):E195-214.

一、机械通气的概念

机械通气是指应用呼吸机部分或完全替代呼吸功能不全或衰竭患者的自主通气功能,以保障机体的基本通气和氧合功能,为原发病的治疗争取时间。机械通气的概念框架图如图1。

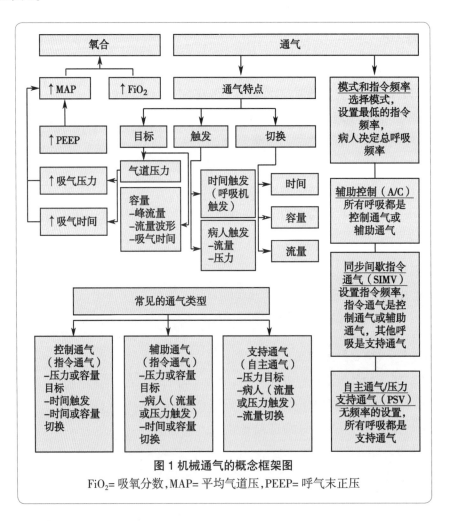

图 1 机械通气的概念框架图
FiO_2= 吸氧分数,MAP= 平均气道压,PEEP= 呼气末正压

(一)氧合功能
1. 改善氧合的方法
(1)增加吸入氧气浓度(或吸氧分数 FiO_2)。

(2)增加呼气末正压(PEEP)或平均气道压(MAP):开放肺泡,改善通气血流比,如对于急性呼吸窘迫综合征等患者。

2. 监测氧合功能

(1)PaO_2/FiO_2(氧合指数)。

(2)SpO_2。

(二)通气功能

1. 通气特点　机械通气的每次呼吸可分三个时相("3T"),即触发(trigger)、目标或控制(target/control)、切换(termination/cycling)。

(1)触发

1)时间触发(或呼吸机触发):由呼吸机设置的指令频率决定,例如指令频率为10次/min,呼吸机每6s会给予一次控制通气。用于无自主呼吸或自主呼吸微弱的患者。

2)患者触发:在呼气末,当自主吸气努力导致的气道内压力或流量改变达到预设的触发阈值时呼吸机会立即输送气体,可分为压力触发和流量触发。

3)由此将机械通气下的各次呼吸分为强制(呼吸机协助)与自主(呼吸机支持)两种(表1)。

(2)目标:是指呼吸机送气时的通气目标。

1)容量目标型:①需要设置:潮气量、峰流量和流量波形(方波或递减波);②当潮气量输送完后吸气终止;③气道压力大小取决于患者的呼吸力学和吸气力学。

2)压力目标型:①需要设置:吸气压力(平台压 -PEEP)。②吸气时间取决于通气类型:指令通气时需设置吸气时间;自主通气时由患者自主吸气努力和流量切换值决定。③潮气量取决于患者的呼吸力学和吸气力学。

(3)切换

1)容量切换:达到预设的潮气量时吸气终止(如容量控制的 A/C 和 SIMV 模式)。

2)压力切换:达到预设的最大吸气压力时吸气终止。

3)流量切换:达到预设的吸气流量时吸气终止,例如在 PSV 模式下,吸气流量下降到吸气峰流量的 25% 时吸气终止。

4)时间切换:达到预设的吸气时间时吸气终止,如压力控制的 A/C 和 SIMV 模式。

2. 每次呼吸的通气类型　通气常指一段时间多次呼吸,而此段讨论是单次呼吸的通气类型。机械通气的常见通气类型包括控制通气、辅助通气和支持通气,区别主要在于触发和切换的时相不同。两种强制性通气类型(控制与辅助)必须达到设置的压力或容量目标,差别在于控制通气的触发是时间设置,而辅助通气则由患者呼吸流量或压力的改变触发。支持通气用于全自主呼吸,只通过压力设置给予支持(表1)。

表 1　控制、辅助和支持通气的区别

	控制通气	辅助通气	支持通气
触发	时间	患者(压力 / 容量)	患者(压力 / 容量)
目标	压力或容量	压力或容量	压力
切换	时间或容量	时间或容量	流量

3. 机械通气的模式

(1)机械通气模式:描述通气时不同通气类型的组合。

(2)常用模式

1)辅助控制通气模式(A/C):①设置最低指令通气频率(背景频率);②自主呼吸频率低于背景频率,启动控制通气;大于背景频率,进入辅助通气;③容量或压力为通气目标。

2)同步间歇指令通气(SIMV):①设置指令通气频率,通气为辅助通气或控制通气;②指令通气之间为自主呼吸或支持通气。

3)压力支持通气(PSV):①仅用于存在自主呼吸的患者;②所有呼吸均为支持通气。

(3)其他通气模式

1)双相气道正压通气(BiLevel)/气道压力释放通气(APRV):①设置高、低水平的持续气道内正压通气(CPAP)。②设置高、低 CPAP 的持续时间(T$_{high}$ 和 T$_{low}$),高低 CPAP 交替出现。这两个时间就是此模式的双"相",每相下可有多次呼吸发生;与一次呼吸中的触发,目标与切换的三个"时相"含义不同。③患者可以在高、低水平的 CPAP 上自主呼吸,并可以得到压力支持(图 2)。④当 T$_{high}$>T$_{low}$ 时,模式可以转换为 APRV(图 3)。经典 APRV 设置方法:设置 T$_{low}$ 使压力释放时的流量终止于峰流量的 50%~75%。⑤ BiLevel/APRV 优势之一是保留自主呼吸,促进重力依赖区的气体分布,改善通气血流比和氧合。⑥目前未有证据证实 BiLevel/APRV 优于传统通气模式。

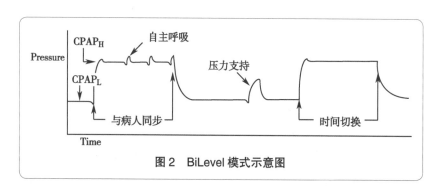

图 2　BiLevel 模式示意图

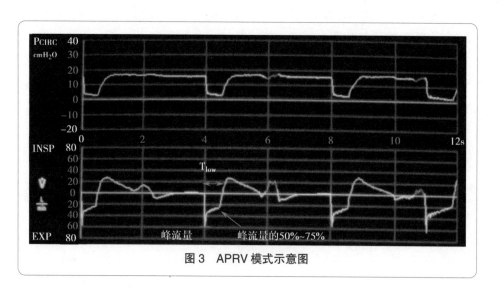

图 3　APRV 模式示意图

2)压力调节容量控制(PRVC):①其他名称 VC+、AutoFlow、适应性压力控制通气等;②通气均为指令通气(辅助与控制通气),压力目标型,时间切换;③但是,设置的送气目标是潮气量:呼吸机根据前几次呼吸情况调整吸气压力而达到目标潮气量。

3)容量保证压力支持(VAPS):①类似于 PRVC,但仅应用于自主呼吸患者;②每次通气是患者触发,以压力为目标,以流量为切换的方式;③呼吸机所给吸气压力支持会根据设置的目标潮气量自动调整。

前几次自主吸气努力越强,吸气压力越低;前几次自主吸气努力越弱,吸气压力越高。

4)成比例辅助通气(PAV):①呼吸机根据患者吸气努力成比例地给予压力支持;②每次通气均是压力目标,患者触发和流量切换的方式;③每次通气压力根据弹性阻力、气道阻力和流量需求的变化而改变;④模式需要设置辅助自主呼吸功的百分比。

5)神经调节通气辅助(NAVA):①呼吸机在吸气过程中根据膈肌肌电位成比例地给予压力辅助。膈肌肌电活动由经食管的带测肌电电极的导管测量;②呼吸机调节辅助的百分比;③患者触发,压力目标,肌电切换(膈肌肌电峰值的 70%);④理论上人机协调性优于压力支持通气(PSV)。

二、机械通气常见的并发症

1. 氧损伤
2. 气压伤
3. 动态过度充气
4. 呼吸机相关肺损伤(VALI)
5. 呼吸机相关肺炎(VAP)
6. 应激性溃疡
7. 气管软化 / 狭窄
8. 声带损伤
9. 嘴唇、鼻子和牙齿等上呼吸道的创伤
10. 意外拔管
11. 气管插管位置不正
12. 气管开口出血等

三、呼吸机波形和人机协调性

1. **呼吸机波形**　呼吸机波形最常用的波形是压力 - 时间曲线、流量 - 时间曲线和容量 - 时间曲线。监测呼吸机波形可用来评估和监测呼吸力学,指导呼吸机参数的设置,和评估人机协调性等(图 4)。

(1)压力 - 时间曲线:反映整个呼吸周期中气道压力随时间变化的曲线。

(2)流量 - 时间曲线:反映整个呼吸周期中气道流量随时间变化的曲线。

(3)容量 - 时间曲线:反映整个呼吸周期中肺容量随时间变化的曲线。

（4）其他波形：压力 - 容量环、流量 - 容积环、CO_2- 时间曲线、食管压力 - 时间曲线等。

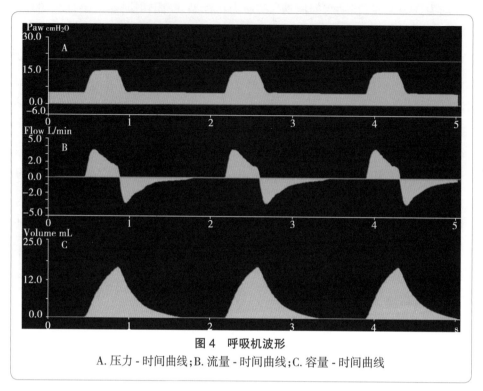

图 4　呼吸机波形
A. 压力 - 时间曲线；B. 流量 - 时间曲线；C. 容量 - 时间曲线

2. 人机协调性　良好的人机协调是保障有效通气与患者舒适的前提。人机协调性表现为患者与呼吸机在呼吸时相和吸气流量的同步性，可以借助呼吸机波形来评估和监测。常见的不同步类型包括：

（1）在触发时相

1）无效触发：临床中最常见的人机不协调类型，是指患者存在吸气动作，但未能触发呼吸机送气（图 5）。常见的原因包括产生内源性 PEEP、压力支持 / 潮气量过大、呼吸驱动降低或触发阈值高等。

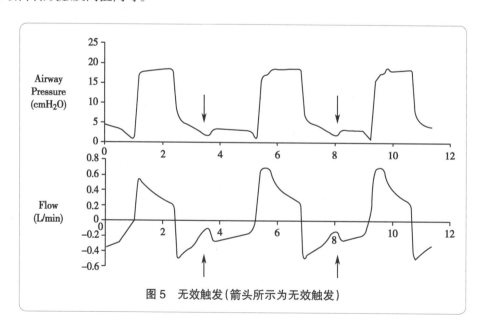

图 5　无效触发（箭头所示为无效触发）

2)双触发:一次吸气动作触发两次呼吸机送气(图6),常见于呼吸机设置吸气时间过短、潮气量过小或自主吸气驱动过强等。双触发易致肺泡过度充气、触发高压报警等。

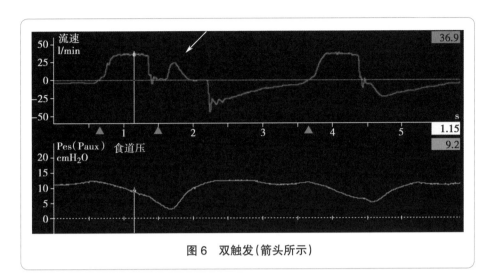

图6　双触发(箭头所示)

3)自动触发:患者未做努力而呼吸机自动产生的呼吸。触发的最常见原因是管路漏气,其他还见于管路积液、管路震荡,甚至心搏引起的颤动。后果是呼出潮气量减小、频率加快。

4)吸气流量不同步:主要见于容量控制的通气模式,呼吸机设定的流量不能满足患者的流量需求,严重者会导致"空气饥渴"现象,在压力时间曲线上表现为吸气支"勺状"的凹陷(图7)。

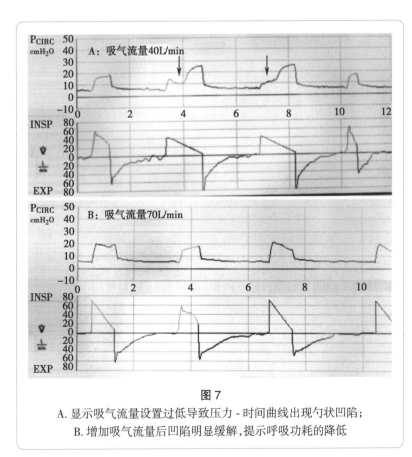

图7

A.显示吸气流量设置过低导致压力-时间曲线出现勺状凹陷;

B.增加吸气流量后凹陷明显缓解,提示呼吸功耗的降低

（2）在切换时相

1）切换延迟：呼吸机的吸气时间长于患者自主吸气时间，导致切换过晚，在压力 - 时间曲线上表现为吸气末期压力的凸起（图 8）。这种情况可以通过降低吸气时间纠正。

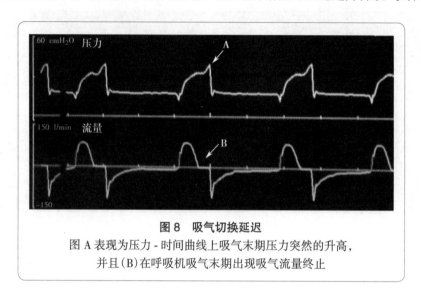

图 8　吸气切换延迟
图 A 表现为压力 - 时间曲线上吸气末期压力突然的升高，
并且（B）在呼吸机吸气末期出现吸气流量终止

2）切换过早：呼吸机吸气时间短于患者吸气时间，严重者会出现上述的双触发情况。

（3）呼气阶段：呼气时人机不同步主要原因是内源性 PEEP 的产生。

1）内源性 PEEP（PEEPi），亦称自动 PEEP（auto-PEEP），是因为呼气量小于吸气量（例如肺气肿），造成过度充气而形成肺内正压。PEEPi 损伤肺泡，严重时影响静脉回流，还会造成触发困难。

2）并发症：低血压、气压伤 / 气胸、呼吸功耗增加、人机不同步和肺泡通气量的降低等。极端情况下（如哮喘持续状态）可以致命。

3）内源性 PEEP 的识别：呼气末流量时间曲线不能归 0（图 9）。如发现 PEEPi 应首先断开呼吸管路，让呼气完成，多可立刻恢复血压。呼吸机调整策略包括增加流速，减小潮气量，放缓呼吸频率（目标是延长呼气时间）。治疗旨在降低气道阻塞（气管扩张剂）。

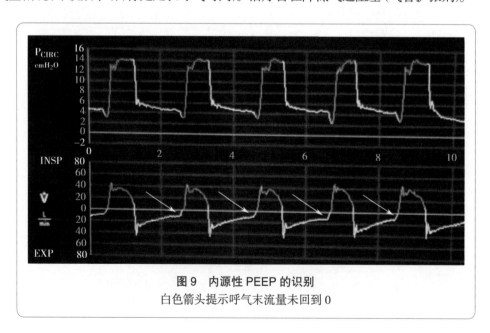

图 9　内源性 PEEP 的识别
白色箭头提示呼气末流量未回到 0

4)静态内源性 PEEP 的测量:在无自主呼吸状态,将外源性 PEEP 调为 0,呼气末屏气 3s 以上,所测得的肺内压力的升高值,即为 PEEPi(图 10)。在正常肺通气下,呼气末肺内压应该等于环境气压。

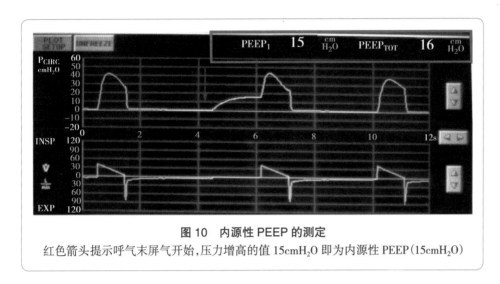

图 10　内源性 PEEP 的测定
红色箭头提示呼气末屏气开始,压力增高的值 15cmH₂O 即为内源性 PEEP(15cmH₂O)

四、正压通气的生理效应

1. **心脏**　静脉回流下降,肺血管阻力增加,但左心室后负荷降低。

2. **肺**　肺泡扩张可以压迫肺血管,胸膜腔内压力梯度下降,原本处于 I 区状态的肺泡进一步扩张会增加死腔通气。

五、机械通气撤离

机械通气的撤离是指待原发病控制后逐渐降低呼吸支持水平直至能够完全断开呼吸机的过程。

1. **程序化撤机(表 2)**

(1)撤离前由呼吸治疗师或护士进行每日患者的评估。

表 2　程序化撤机评估内容

评估参数	测量指标
病情稳定	血压心率,血管活性药物和 pH 等
精神状态	镇静药物剂量、镇静评分等
氧合	FiO₂,PEEP,PaO₂/FiO₂ 等
呼吸力学	浅快呼吸指数,气道阻力,顺应性等
耐受能力	自主呼吸试验
气道通畅性	气囊漏气试验
其他	咳嗽、痰液性状、一般情况等

1)通气支持的原因已经得到控制。

2)充足的氧合功能:$PaO_2/FiO_2 \geqslant 150{\sim}200mmHg$;$PEEP \leqslant 5{\sim}8cmH_2O$;$FiO_2 \leqslant 0.4{\sim}0.5$;$pH \geqslant 7.25$。

3)血流动力学稳定,无需或只需小剂量的血管活性药物。

(2)自主呼吸试验(SBT)。

(3)评估气道的通畅性和气道保护能力。

2. 自主呼吸试验(SBT) SBT 是观察患者在最低呼吸支持水平下自主呼吸的能力,已经取代 SIMV 而作为撤机试验的首选方式。实施 SBT 的相关内容:

(1)实施方式:T 管,持续气道内正压通气(CPAP)$\leqslant 5cmH_2O$,自动导管补偿和低水平的 PSV(PS $5{\sim}8cmH_2O$)。

(2)SBT 时间:$30{\sim}120min$。

(3)停止试验标准:呼吸频率 >35 次/min,并持续超过 5min;$SaO_2<90\%$;心率 >140 次/min,或心率持续变化 $>20\%$ 或 $<20\%$;收缩压 $>180mmHg$ 或 $<90mmHg$;紧张焦虑或出汗。

3. 撤机困难的常见原因

(1)原发病未控制或未解决的潜在问题。

(2)可逆的气道阻塞。

(3)气管插管的额外阻力。

(4)大量气道内分泌物。

(5)呼吸抑制药物的使用。

(6)代谢性碱中毒。

(7)电解质紊乱。

(8)血流动力学不稳定。

(9)缺血性心脏病。

(10)院内感染。

(11)神智不清。

(12)营养不良或饲补过度。

(13)潜在的神经肌肉问题。

(14)心理因素。

六、无创正压通气

无创正压通气(NPPV)是治疗急性或慢性呼吸衰竭患者越来越常用的一种呼吸支持方式。无创通气指通过鼻罩、口鼻面罩或全脸面罩等无创性(无气管插管)连接方式为患者提供正压通气辅助。与有创机械通气相比,NPPV 的优势和弊端如表 3。

表3　无创正压通气与有创正压通气的比较

	无创正压通气	有创正压通气
优势	• 无需建立人工气道 • 较少呼吸机相关肺炎 • 使用、撤除方便	• 可行有效气道管理 • 精细化通气支持 • 保证高水平通气支持
弊端	• 无法充分行气道管理 • 非精准化通气支持 • 通气支持水平较有创低	• 需要建立人工气道 • 易发呼吸机相关肺炎 • 需谨慎掌握应用指征

1. 适应证

(1)慢阻肺急性加重。

(2)心源性肺水肿(未需要电击或心脏按压才恢复循环者)。

以下情况也可以考虑:

(1)怀疑肺炎的免疫抑制患者发生呼吸衰竭。

(2)术后(腹部、肺切除)呼吸衰竭。

(3)辅助拔管(拔管失败的高风险人群,如慢阻肺)。

2. 禁忌证

(1)呼吸心搏骤停。

(2)严重的意识障碍。

(3)不配合。

(4)气道保护能力差、痰液引流障碍。

(5)面部手术、创伤和畸形。

(6)误吸风险高。

(7)休克。

(8)多脏器功能衰竭。

3. NPPV 的监测

(1)患者方面

1)面罩舒适度。

2)耐受性。

3)呼吸窘迫。

4)呼吸频率和生命体征。

5)辅助呼吸肌肉的使用。

6)血气分析。

7)SpO_2。

8)胸腹矛盾呼吸等呼吸形式。

(2)呼吸机方面

1)漏气。

2)合适的吸气压、呼气压和潮气量。

3)人机协调性。

4) SaO_2,2h 后血气。

（3）场所

1）开始在 ICU。

2）病情稳定后可转至过渡病房。

4. NPPV 的临床应用流程（图 11）

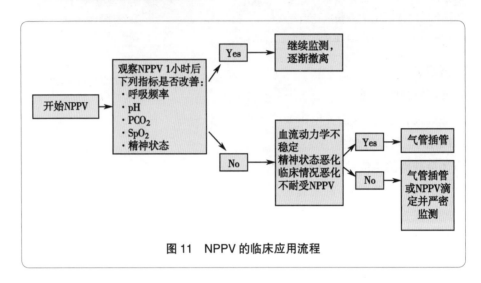

图 11 NPPV 的临床应用流程

复习题

1. 患者,男性,75 岁,胸部术后接受有创通气治疗,压力调节容量控制通气（PRVC）模式,潮气量设置为 500ml,呼吸频率设置为 12 次 /min。患者现出现心源性肺水肿,自主呼吸频率达 30 次 /min。请问下列关于机械通气参数变化的描述正确的是

A. 压力支持的呼吸次数将增加至 18 次 /min

B. 潮气量降低

C. 峰压增加

D. 所有的呼吸将会是控制通气

参考答案:C

2. 下列关于压力支持通气的描述正确的是

A. 需要设置吸气时间

B. 患者决定吸气压力

C. 需要设置呼吸频率

D. 吸气流量降至某一阈值后终止吸气

参考答案:D

3. 根据下图呼吸机波形判断此时呼吸机模式最可能是

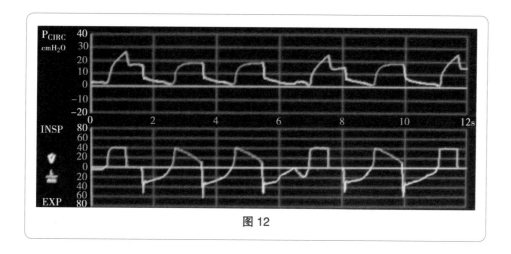

图 12

A. A/C

B. SIMV

C. PSV

D. BIPAP

参考答案:B

4. 下图人机不同步的类型是

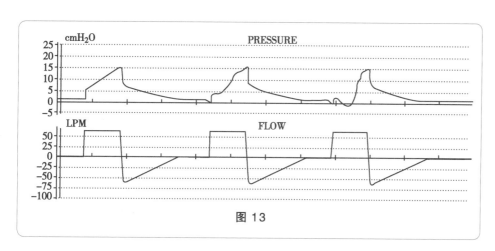

图 13

A. 双触发

B. 无效触发

C. 流量不同步

D. 自动触发

参考答案:C

5. 中年男性,哮喘持续状态,呼吸机设置如下:容量控制的 A/C 模式,呼吸频率 16 次 /min,潮气量 450ml,吸气流量 60L/min。深度镇静后无自主呼吸。听诊发现整个呼吸周期中双肺可闻及哮鸣音,内源性 PEEP 15cmH$_2$O,BP 70/40mmHg。下列哪个呼吸机参数调整方案在降低内源性 PEEP 效果方面最有效

A. 增加外源性 PEEP 至 13cmH$_2$O

B. 降低潮气量至 350ml

C. 降低呼吸频率至 10 次 /min

D. 增加吸气流量至 80L/min

参考答案:C

6. 关于 BiLEVEL 模式的描述不正确的是

A. 定压型通气模式

B. 高、低压双相均允许自主呼吸的存在

C. 有利 ARDS 肺泡的复张及肺容积的维持

D. 可用于严重气道阻塞的患者,有助于减少动态肺过度充气

参考答案:D

7. 关于 PEEP 的描述不正确的是

A. 外源性 PEEP 可以降低慢阻肺合并 Ⅱ 型呼吸衰竭患者的内源性 PEEP

B. PEEP 利于 ARDS 肺复张

C. PEEP 可以减少回心血量

D. PEEP 可以导致死腔量的增加

参考答案:A

机械循环辅助

冯莹莹

中日友好医院呼吸与危重症医学科

学习目标

1. 掌握心源性休克的定义和病理生理机制。
2. 了解常用机械循环辅助(mechanical circulatory support,MCS)装置的种类及特点。
3. 了解主动脉内球囊反搏(intra-aortic balloon pump,IABP)的生理机制与应用指征、波形的解读。
4. 了解 V-A ECMO 的生理机制与应用指征及常见并发症。

掌握要点

1. 心源性休克的病理生理机制。
2. IABP 的生理机制与应用指征。
3. V-A ECMO 在心源性休克中的应用。
4. 顽固性心源性休克选用 pMCS 的决策树。
5. 临时 MCS 转为长期 MCS 决策树。

参考文献

1. Kar B,Basra SS,Shah NR,et al.Percutaneous circulatory support in cardiogenic shock:interventional bridge to recovery.Circulation,2012,125(14):1809-1817.
2. Kapur NK,Esposito ML,Bader Y,et al.Mechanical circulatory support devices for acute right ventricular failure.Circulation,2017,136(3):314-326.
3. Thiele H,Zeymer U,et al;IABP-SHOCK Ⅱ Trial Investigators.Intraaortic balloon support for myocardial infarction with cardiogenic shock.N Engl J Med,2012,367(14):1287-1296.

4. Thiele H, Ohman EM, Desch S, et al. Management of cardiogenic shock. Eur Heart J, 2015, 36(20): 1223-1230.

一、心源性休克概论

(一)心源性休克的定义

心内充盈压正常或偏高的情况下出现心排血量减少、重要脏器低灌注的综合征。其特点包括:①显著而持续的低血压,收缩压(SBP)低于 90mmHg;②心脏指数(CI)减低,<2.0~2.2L/min;③心内充盈压正常或升高,肺毛细血管楔压(PCWP)>18mmHg。

(二)心源性休克的典型病理生理改变(以急性心肌梗死为例)

1. 收缩功能下降　每搏量和心排血量下降,造成低血压与全身低灌注,进一步导致代偿性血管收缩和冠脉灌注减少,加重缺血和心肌功能异常。

2. 舒张功能下降　左室舒张末压升高,继而出现心源性肺水肿和低氧,缺血的基础上进一步出现缺氧。

3. 心肌持续缺血　因每搏量下降、心率代偿性增快,氧耗增加、氧供不足,缺血加重。

4. 全身炎症反应综合征　释放多种炎症因子,加重全身低灌注、血管收缩和心排血量下降。

5. 最终导致死亡。

二、机械循环辅助(MCS)装置的作用

1. 保证脏器灌注。
2. 降低心内充盈压。
3. 减少心室容积、室壁应力和心肌氧耗。
4. 增加冠脉灌注。
5. 限制梗死面积扩大。

需要中高剂量强心剂支持的为中重度心源性休克;需要两种或两种以上大剂量强心剂的为严重顽固性心源性休克,此时即可以考虑使用 MCS。不同的 MCS 支持程度有所不同,IABP 或 Impella2.5 支持左心室;而 TandemHeart 或 ECMO 则提供全心功能支持(图 1)。

三、机械辅助装置的种类与选择

(一)常用的机械辅助种类及选择

应当根据心源性休克的病因、可能需要支持的时间、心衰的分类(左心衰、右心衰或全心衰)及治疗目标(等待心功能恢复、转为长期 VAD 的过渡、等待移植的过渡、等待家属作决策,等)来进行装置选择。

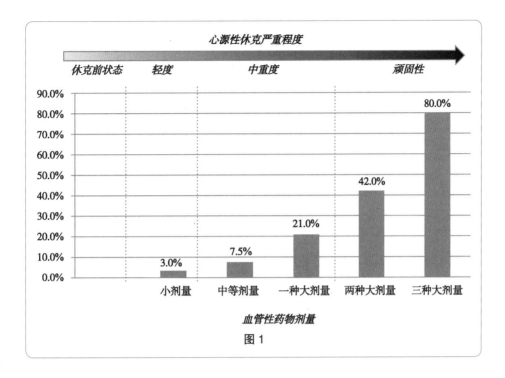

图1

1. **经皮置管** IABP,Impella,TandemHeart,ECMO。

2. **外科植入** TandemHeart,Abiomed BVS 5000,CentriMag,ECMO。

(二) 常用辅助装置对比(表1)

表1 常用辅助装置对比

	IABP	Impella	TandemHeart
放置难易程度	容易	容易	较难
支持方式	LV	LV 或 RV	LV,RV,BiV
置管方式	经皮穿刺	经皮穿刺	经皮穿刺或外科手术
管径	7F	12~14F	21F
触发	ECG/动脉压力	非同步	非同步
可增加的心排血量	0.5L/min	2.5~4.0L/min	4~6L/min
搏动性血流	是	否	否
支持时间	短	7 天	14 天
下肢缺血	+	++	+++
溶血	+	++	++
置管部位出血	+	++	++

注:经皮 LV 辅助装置(LVAD)可有效增加 CI、降低 PCWP,但是 30d 死亡率无区别。

四、主动脉内球囊反搏(IABP)

1. **舒张期充气** 主动脉瓣关闭、二尖瓣开放期间球囊充气,提高舒张压,增加冠脉血供,增加脑、肾脏等重要脏器血供。

2. **收缩期放气** 主动脉瓣开放、二尖瓣关闭期间球囊放气,短期内迅速降低主动脉内压力,降低后负荷。

3. 传统上心源性休克的主要机械支持方式,可以稳定血流动力学。

4. 在心律不齐的患者中,选择 R 波触发的辅助方式。IABP 的球囊充放气时机应与心动的各个周期保持一致以发挥最大作用并减少副作用:

(1)球囊充气过早,可使主动脉内压力过早上升,导致主动脉瓣提前关闭,减少本次射血的心排血量.

(2)充气过晚则减少了舒张期升压时间,使冠脉的有效灌注时间缩短,降低了冠脉灌注压。

(3)如果球囊在等容收缩期前过早放气,使压力突降发生在舒张末期主动脉压最小值之前,球囊就无法起到降低后负荷的作用,同时还减少了冠脉的有效灌注时间。

(4)充气状态持续到左室射血期(放气过晚),主动脉舒张压持续偏高,延迟了主动脉瓣开放时间,增加了射血后负荷,搏出量减少,心肌氧耗反而增加。

5. 需要注意　①对循环的改善:增加 CI 40%,增加冠脉血流 34%,降低血乳酸 42%,平均可降低心率 7 次 /min,增加舒张压 30mmHg,降低收缩压 20mmHg。②虽然 IABP 有助于稳定血流动力学,但是不降低急性心肌梗死合并心源性休克患者的病死率。③仍依赖于左室自身的功能,心功能极差时 IABP 可能效果不好。④ IABP 辅助后血流动力学改善明显的患者预后较好。

6. 适应证　① STEMI 合并心源性休克但对药物治疗反应不佳;②心肌病合并心衰对强心药反应不佳者;③室性心动过速对常规治疗反应不佳者;④心梗的机械并发症(室间隔破损、乳头肌断裂)

7. 禁忌证　严重主动脉瓣反流、主动脉夹层或腹腔主动脉瘤、严重外周血管疾病。

五、ECMO

(一) 概述

1. 由引流端、离心泵、氧合器、灌注端构成。

2. 两种组成方式　静脉 - 静脉方式:提供呼吸支持;静脉 - 动脉方式:提供心肺支持。

3. 根据管路尺寸粗细可提供 4.5L/min 以上的支持流量。

4. 需要抗凝。

(二) ECMO 与离心式 LVAD 的异同(表 2)

(三) 适应证

1. V-V ECMO　① PaO_2/FiO_2 of <100mmHg 的低氧性呼吸衰竭,且机械通气参数已经最优化,包括潮气量、呼气末正压和吸呼比,并且机械通气时间不超过 7d;②Ⅱ型呼衰且 pH<7.20。

2. V-A ECMO　①顽固性心源性休克;②心搏骤停;③心脏术后无法撤离体外循环;④心脏移植或心室辅助装置植入的过渡期。

总体而言,ECMO 不能改善死亡率,只有 VV-ECMO 对 H1N1 引起的 ARDS 可能有效。

表 2　ECMO 与离心式 LVAD 的异同

	V-A ECMO	离心式 LVAD
置管地点	床旁	导管室 / 手术室
置管难度	++	++++
置管时间	10~15min	30~60min
心脏辅助	双心室辅助	左室辅助
呼吸支持	有	无
支持时间	有限	较长
康复潜力	较难	较易
抗凝要求	+++	+
卒中风险	+++	++
出血风险	++++	+++
下肢缺血	+++	+++
左室后负荷	↑↑↑	↓↓↓

（四）V-A ECMO 时左室扩张与左室减压

经外周置管的 V-A ECMO 的静脉血经体外膜肺后回到动脉系统，与左心前向血流形成对冲，理论上增加了左室后负荷，可能引起左室扩张、左房左室及肺血管压力升高、左心及主动脉系统内血液瘀滞甚至血栓形成，因而需要进行左室减压（表 3）。

表 3　V-A ECMO 时左心减压策略

经皮	IABP
	轴流式 Impella
	左右室间或左右房间置管引流
	房间隔造口
外科	直接左室尖置管
	直接左房置管
无创	强心药物支持
	降低 V-A ECMO 流量

六、机械辅助装置的临床应用决策（图 2、图 3）

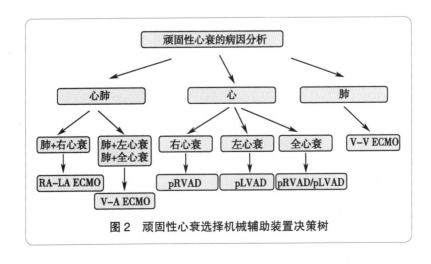

图 2　顽固性心衰选择机械辅助装置决策树

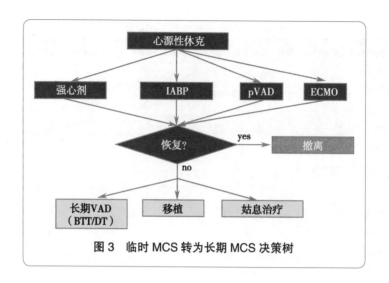

图3 临时 MCS 转为长期 MCS 决策树

复习题

1. 55 岁女性,既往有结肠癌伴脑转移、肺转移,未治疗,2 天前因"便血"入院。入院时血压 80/40mmHg,心率 122 次 /min,呼吸 24 次 /min,体温 36.6℃,予以补液、禁食水等治疗。今晨心电监护示血压降低至 70/40mmHg,心率 167 次 /min,予以 1 000ml 乳酸钠林格补液后血压仍维持于 70/40mmHg,以下做法不正确的是

A. 急查心电图与心肌酶谱

B. 急查血气分析与乳酸

C. 急查血常规

D. 继续液体复苏

参考答案:D

2. 此患者诊断中可能性最小的是

A. 急性肺血栓栓塞症

B. 急性心肌梗死

C. 应激性心肌病

D. 失血性休克

参考答案:D

3. 不是 IABP 的禁忌证的是

A. 重度二尖瓣狭窄并反流

B. 下肢动脉粥样硬化伴间歇性跛行

C. 重度主动脉瓣反流

D. 胸主动脉夹层

参考答案:A

镇痛、镇静、谵妄与呼吸机撤离

郭 强

苏州大学附属第一医院

学习目标

1. ICU 镇痛和镇静药物合理使用。
2. ICU 谵妄的预防和处理。
3. 机械通气的脱机。

掌握要点

1. 各类镇痛和镇静药物的特点。
2. 脱机流程(程序化撤机)。

一、ICU 疼痛

(一) 来源

各类原发疾病、ICU 监测、手术伤口(显性因素)、长时间卧床(体位固定)及气管插管(隐匿因素)等。疼痛使机体处于应激状态,睡眠不足和代谢改变,进而出现疲劳和定向力障碍,组织耗氧增加、凝血过程异常、免疫抑制和分解代谢增加等。疼痛还可以刺激疼痛区周围肌肉的保护性反应,导致全身肌肉僵直或痉挛等。

50% 以上的 ICU 患者可能出现焦虑,其特征包括躯体症状(如心慌出汗)和紧张感。镇痛治疗是通过药物或者非药物以提升患者的痛觉阈值,减轻或消除患者的疼痛反应。

(二) 阿片类镇痛药

1. **优点** ICU 镇痛首选药物,镇痛效果好(但神经痛首选加巴喷丁、氨甲酰氮䓬等,辅以阿片类药物)。阿片类药物能缓解呼吸困难,但缓解遗忘、催眠和抗焦虑作用尚不明确。

主要不良反应是升高 CO_2 呼吸反应的阈值(有时是有利的),引起呼吸性酸中毒,即使 SpO_2 正常。

2. 处理 提醒患者呼吸,必要时予以纳诺酮(0.4mg/ml 稀释 10 倍),40~80μg 静脉注射,每 2~5 min 一次。纳诺酮半衰期短于阿片,有时需要静脉滴注。

3. 其他不良反应及处理

(1)皮肤瘙痒:苯海拉明,低剂量纳诺酮。

(2)恶心呕吐:止吐剂。

(3)便秘:肠道理疗(如灌肠),也可使用甲基纳诺酮或新斯的明。

(4)欣快感和烦躁感:少见。

(5)尿潴留。

(6)胸壁僵硬综合征:予以司可林

(三)常用药物特点

1. 吗啡

(1)静脉注射 20~30min 后达到峰浓度,持续时间 2~4h。

(2)便宜。

(3)血管舒张作用(静脉作用大于动脉,因此用于充血性心力衰竭)。

(4)组胺样代谢物产生(不产生临床影响)。

(5)长效代谢产物(吗啡 -6- 葡萄糖苷酶)肾衰时可蓄积。

2. 氢吗啡酮

(1)峰浓度时间和持续时间与吗啡相似。

(2)不产生组胺。

(3)无须肾脏排出活性代谢产物。

(4)0.2mg 氢吗啡酮≈ 1mg 吗啡。

3. 芬太尼

(1)静注 2~3min 即达峰浓度。

(2)作用持续 30~40min(机制是再分布)。

(3)最终排出与吗啡类似(药效消失时间也相似)。

(4)便宜。

(5)无组胺产生。

(6)10 mcg 芬太尼≈ 1mg 吗啡(强 100 倍)。

4. 哌替啶

(1)低剂量(12.5~25mg 静脉注射)用于寒战、僵直,其他情况已基本废弃不用。

(2)活性代谢产物去甲哌替啶会在肾功能不全患者体内聚集。

(3)促发癫痫。

(4)与单胺氧化酶抑制剂有相互作用。

(5)会导致阿托品样反应引起心动过速。

(6)组胺释放。

5. 瑞芬太尼

(1)超短效。

(2)快速经血浆脂酶代谢。

(3)轻度镇静：0.01~0.05 mcg/(kg·min)，全麻：0.1~0.2mcg/(kg·min)。

(4)骤然停药会导致痛觉过敏。

(5)短暂心动过缓。

(6)可以很快导致阿片耐药。

二、ICU 镇静

镇静治疗是通过药物等手段使焦虑或/和躁动的患者处于一种平静安详的状态。镇静治疗首先需要尽量去除焦虑和躁动的诱发因素。在此基础上，镇静药物治疗应能够使患者解除焦虑，安静而不再关注身边的痛苦恐惧，并且能够遗忘诸多恶性的刺激。镇痛治疗是镇静的基础，但镇静剂本身无止痛作用。

（一）镇静作用

1. 抗焦虑

2. 遗忘

3. 催眠

4. 抗精神失常

5. 抗谵妄

（二）意义

1. 消除疼痛能减少不良刺激和交感兴奋。

2. 改善睡眠，诱导遗忘，减少患者在 ICU 的痛苦记忆。

3. 减轻焦虑、激惹及谵妄。

4. 降低代谢，减少氧耗。

5. 让病情危重者进入休眠状态可减少炎症介质释放，保护器官和细胞。

ICU 镇静镇痛需要定时评估镇静程度(表 1)，调整药物选择及剂量以达到预期目标。

表 1　常用的 RASS 评分系统

+4	有攻击性	有暴力行为
+3	非常躁动	试图拔出各种插管
+2	躁动焦虑	身体激烈移动，不能配合呼吸机
+1	不安焦虑	身体只有轻微移动
0	清醒平静	清醒安静
−1	昏睡	呼唤时睁眼超过 10s
−2	轻度镇静	呼唤时睁眼不足 10s
−3	中度镇静	对声音有反应
−4	重度镇静	对身体刺激有反应
−5	无法唤醒	对声音及身体刺激都无反应

注：ICU 镇静目标是 0~−1 分。

（三）常用药物特点

1. **苯二氮䓬类药物**

（1）抗焦虑、遗忘作用、催眠。

（2）无镇痛作用。

（3）抗惊厥作用（特别是癫痫、酒精戒断综合征）。

（4）血流动力学影响很小。

（5）对呼吸几无抑制。

（6）老年患者可见反常性激惹。

2. **氟马西尼**

（1）苯二氮䓬的拮抗剂。

（2）作用时间短。

（3）可能导致癫痫。

（4）可短暂改善肝性脑病。

3. **咪达唑仑**

（1）起效快（1min 以内）。

（2）抑制呼吸。

（3）肾衰时会发生代谢活性产物蓄积。

4. **劳拉西泮**

（1）无活性代谢产物。

（2）比咪达唑仑起效慢，作用时间长。

（3）丙二醇毒性（存在于溶剂中）。

（4）可导致渗透压间隙增大，代谢性酸中毒，急性肾小管坏死，特别是伴发肾衰竭或使用大剂量时（15~20mg/h）。

5. **丙泊酚**

（1）GABA4 受体激动剂。

（2）无镇痛作用。

（3）长期使用没有严重的聚集作用。

（4）会导致血压降低（抑制心肌收缩，扩张血管）。

（5）呼吸抑制（因此只应用于插管患者）。

（6）甘油三酯升高，可致胰腺炎（需监测甘油三酯浓度）。

（7）配液中的高脂浓度增加感染风险。

（8）丙泊酚输注综合征

1）发生率低，可致命，多见于儿童。

2）输注 >48h，剂量 >4mg/（kg·h）时需警惕。

3）表现为横纹肌溶解、代谢性酸中毒、高钾血症、心律不齐、心衰、肾衰竭、肝脏肿大、高甘油三酯血症。

4）易患因素：合用激素或血管活性药物。

6. **氟哌啶醇**

（1）抗精神失常，患者表现平静与漠然。

(2)有效剂量个体差异大(1~2 000mg/d,静脉注射),10min 达到峰值,持续时间变化大。

(3)对谵妄是否有效仍在研究中。

(4)副作用会引起锥体外系症状。

(5)静脉比口服副作用小。

(6)会引起尖端扭转性室速。

(7)降低癫痫阈值。

(8)酒精戒断综合征患者病死率增高。

(9)偶发神经阻滞恶性综合征。

7. 右旋美托咪啶

(1)选择性 α_2 受体激动剂。

(2)抗焦虑、镇静、镇痛。

(3)可唤醒配合神经系统检查。

(4)无呼吸抑制。

(5)可用于未插管患者,或清醒支气管镜引导气管插管。

(6)负荷剂量 0.5~1mcg/kg over 10~20min 能引起血压升高,维持剂量连续输注[0.2~0.7mcg/(kg/h)]则引起低血压。

(7)无交感作用,可导致迷走功能无拮抗,而发生心动过缓、窦性停搏。用吡咯糖治疗,价格较贵。

8. 氯胺酮

(1)苯环己哌啶衍生物

(2)NMDA(N-甲基-D-天冬氨酸)受体拮抗剂

(3)离解催眠、遗忘作用

(4)镇痛作用。

(5)起效快、持续时间短(0.5~1mg/kg)。

(6)适用于非插管患者的简单手术(如换敷料)。

(7)交感兴奋,可使血压、心率、颅内压增高。

(8)降低心肌收缩力。

(9)可致噩梦、幻觉。

(10)剂量 > 5 mcg/(kg·min)时,考虑换用苯二氮䓬类。

(11)可扩张支气管,但增加分泌物。

(四)每日镇静间断

经过多个大型临床实验验证后,目前已成定论:ICU 期间,包括机械通气患者,每日唤醒,间断镇静治疗可以改善多项临床指标,包括机械通气时间、ICU 留住时间、住院时间、谵妄发生率,甚至死亡率。每日按计划间断是目前推荐的 ICU 镇静方案的必需成分。

三、谵妄

谵妄是指意识和注意障碍,伴有认知功能改变和感知障碍,表现为一过性可逆性认知障碍。ICU 患者发生率很高（11%~87%）。

1. 危险因素 老年痴呆、高血压、酒精依赖等情况，而且情况越严重，谵妄发生率越高。镇静镇痛药使用也容易导致谵妄。

2. 预后 谵妄患者死亡率增高，机械通气时间延长，住院时间延长，远期认知与功能状态下降。

3. 谵妄评分 Confusion Assessment Method（CAM-ICU）、Intensive Care Delirium Screening Checklist（ICDSC）。

4. 防治

（1）协助定向（时间，场合，环境）。

（2）增强睡眠（质量与时间）。

（3）减少使用镇静药物。

（4）尽早下床。

（5）右美托咪定较其他药物影响小。

5. 治疗

（1）临床常用氟哌啶醇但并无证据。

（2）抗精神病药物作用不肯定：奎硫平、利培酮、奥氮平、齐拉西酮。

（3）利凡斯的明有害（Lancet 2010；376：1829）。

6. 危重症协会 PAD 指南（pain，agitation，delirium） 推荐常规监测疼痛，方法包括患者自报、行为疼痛量表、ICU 疼痛观察指标等。

镇静评估采用 RASS 或 SAS 系统。推荐使用的镇静剂有异丙酚、右美托咪定，减少苯二氮䓬类使用。可以考虑单用阿片类。

谵妄患者需要接受 CAM-ICU 或 ICU 谵妄筛查表进行评估。

四、呼吸机撤离

已成定论：尽早脱机有利恢复；延迟拔管增加病死率，延长住院时间，并使肺炎等并发症发生率增高。机械通气撤机（liberation from MV）包括脱离呼吸机支持（weaning）与拔管（extubation）两部分。

（一）撤机方案

每日按照方案尝试脱机的方式优于以前传统的逐渐减量（压力支持与频率支持）方式。每日脱机方案只需要依次回答下列 7 个问题。

参数解决办法

1. 血流动力学稳定？尝试停用升压剂。

2. 清醒状态每日镇静间断，避免连续镇静。

3. 氧和 PEEP ≤ 5，FiO_2 ≤ 50%。

4. 肺顺应性呼吸频率 / 潮气量比 ≤ 105。

5. 呼吸耐力自主呼吸试验通过。

6. 分泌物清除咳嗽好，吸痰频率 ≤ 每 2h。

7. 气道通畅漏气试验。

处理好镇静对脱机非常重要。最佳镇静方案是每日唤醒和间断镇静。

过分强调浅快呼吸指数(频率/潮气量)可能会延迟脱机。很多医院已经从脱机方案中去掉这项指标。

达到预定标准后,即应开始自主呼吸试验,用 CPAP 5cmH$_2$O 或 T 管,30~120min(而不是传统的 24h)。有条件也可使用自动管道补偿(呼吸机自动用压力支持克服呼吸管道的阻力)。

漏气试验标准方法是:将潮气量设为 10ml/kg,然后比较气囊充满时与气囊放气后的呼出潮气量。如果漏气 ≤ 25%,可用甲泼尼龙每 6h 40mg,4 次后重新测试。

(二)脱机失败的危险因素

1. 连续 2 次以自主呼吸试验失败。

2. 慢性心衰。

3. 拔管后 PaCO$_2$>45mmHg。

4. 并发症 >1 个(心衰除外)。

5. 咳嗽无力。

6. 拔管后上气道哮鸣。

7. 年龄 >65 岁。

8. 拔管当天 APACHE Ⅱ 评分 >12。

9. 插管时呼吸衰竭是因为肺炎。

试验表明,再插管患者病死率会增加,49~72h 后需要再插管病死率高达 69%。

(三)处理流程图(图 1)

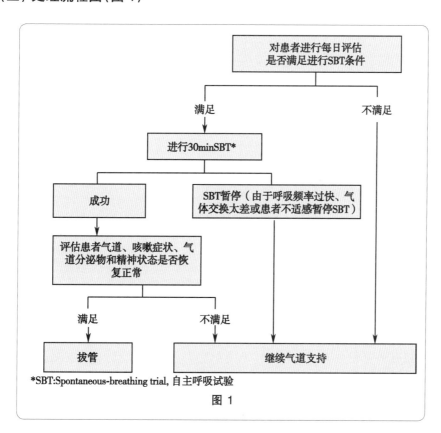

*SBT:Spontaneous-breathing trial, 自主呼吸试验

图 1

复习题

1. 使用 RASS 评分系统评价镇静深度,ICU 镇静目标是
A. 0~1,轻度镇静、安静状态 ~ 清醒平静,身体只有轻微移动
B. 0~-1,清醒平静、安静状态 ~ 昏睡,呼唤时睁眼超过 10s
C. -1~1,昏睡,呼唤时睁眼超过 10s~ 轻度镇静,身体只有轻微移动
D. 0~-1,清醒平静,呼唤时睁眼不超过 10s~ 昏睡,身体只有轻微移动

参考答案:B

2. 以下不能兼顾镇静、镇痛作用的药物是
A. 氯胺酮
B. 瑞芬太尼
C. 丙泊酚
D. 右旋美托咪定

参考答案:C

3. 下列镇痛药物肾衰时蓄积的有
A. 芬太尼
B. 吗啡
C. 氢吗啡酮
D. 瑞芬太尼

参考答案:B

4. 下列镇静药物有镇痛作用的包括
A. 丙泊酚
B. 咪达唑仑
C. 地西泮
D. 氯胺酮

参考答案:D

5. 不属于谵妄的危险因素的是
A. 高血压
B. 糖尿病
C. 使用镇痛药物
D. 使用镇静药物

参考答案:B

6. 每日脱机方案需要评估的问题不包括

A. 出入量

B. 气囊漏气实验

C. SBT

D. 血流动力学

参考答案:B

---

7. 脱机失败的危险因素不包括

A. 连续 2 次以自主呼吸试验失败

B. 慢性心衰

C. 拔管后 $PaCO_2 > 45mmHg$

D. 入院 24h APACHE II 评分 >12

参考答案:B

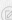

休克和血流动力学监测

刘嘉琳

上海交通大学医学院附属瑞金医院重症医学科

学习目标

1. 明确造成休克的病因。
2. 了解休克的临床表现。
3. 监测血流动力学的基本方法。
4. 基于患者病情能应用和解析血流动力学监测及其结果。
5. 了解休克患者的液体治疗。
6. 了解血管活性药物在休克患者中的应用。

掌握要点

1. 四种类型休克的血流动力学特点。
2. 有创血流动力学监测的实施。
3. 针对休克的处理,包括液体复苏和血管活性药物的应用。

参考文献

1. Rhodes A, Evans LE, Alhazzani W, et al.Surviving Sepsis Campaign: International Guidelines for Management of Sepsis and Septic Shock: 2016.Intensive Care Med.2017 Mar; 43(3): 304-377.

2. Hollenberg SM, Ahrens TS, Astiz ME, et al.Practice parameters for hemodynamic support of sepsis in adult patients in sepsis.Task Force of the American College of Critical Care Medicine, Society of Critical Care Medicine.Crit Care Med 1999; 27: 639-660.

3. Asfar P, Meziani F, Hamel JF, Grelon F, et al.High versus low blood-pressure target in patients with septic shock.N Engl J Med.2014 Apr 24; 370(17): 1583-1593.

4. OgnibeneFP.Hemodynamic support during sepsis.Clin Chest Med.1996 Jun; 17(2): 279-287.

一、休克的定义

机体有效循环血量减少、组织灌注不足而使细胞氧利用不足所导致的代谢紊乱和功能受损状态,进而可以造成脏器功能的损伤或衰竭。它的病理生理变化是一个从亚临床阶段的组织灌注与氧供不足,细胞缺氧与功能紊乱,而向多脏器功能障碍综合征(multiple organ dysfunction syndrome,MODS)或多脏器衰竭(multiple organ failure,MOF)发展的过程,在病程的早期予以及时、有效的治疗可以逆转该病理生理变化。

二、休克的病理生理改变

1. 体循环异常

(1)前负荷(血管内有效容量)降低。

(2)心脏收缩功能减弱。

(3)后负荷(外周血管阻力)下降。

(4)血红蛋白含量减少。

(5)动脉血氧含量降低。

这些因素的异常可以导致全身组织灌注不良、氧输送、氧含量降低。

2. 微循环异常

(1)毛细血管开放密度异常。

(2)微循环血栓形成。

(3)通透性增加。

(4)内皮损伤。

(5)氧释放或弥散障碍。

3. 细胞和线粒体功能异常(生物产能衰竭)

细胞氧摄取与利用异常,加重细胞功能异常,导致细胞死亡。

三、休克的分类和常见临床表现

1. 休克按血流动力学特征可分为四种类型:分布性(66%)、心源性(16%)、低血容量性(16%)和梗阻性(2%)。

2. 休克的主要临床表现

(1)表象是血压降低,病理是灌流不足。

(2)体循环动脉血压下降,心率增快。高血压患者的休克状态可能表现为血压"正常"。

(3)组织灌注不足:少尿或无尿、意识改变、皮肤湿冷(分布性休克例外)。

(4)血乳酸水平增高。

3. 各类休克的特点

(1)分布型休克:血管扩张(血管瘫痪)使外周阻力大幅降低,心排血量正常或升高。脓毒症是主要病因,但全身炎症反应(SIRS)状态也发生在胰腺炎、烧伤、过敏、中毒、神经源休克(脊髓受伤)、心肺复苏后以及体外循环。分布型休克表现为"暖"休克(无皮肤湿冷)。

(2)心源性休克:各种原因使心脏泵功能衰竭(心排血量下降)。机制包括:①心肌受损(心肌梗死、心肌病);②严重心律失常;③机械故障(瓣膜破坏,室缺,心肌穿孔)。表现为冷休克、新杂音、肺水肿,以及心电图与心肌酶谱异常等。

(3)低血容量性休克:有效循环血容量不足导致前负荷下降,源自内(消化道)或外(创伤)出血,或体液的隐性流失(第三间隙)或丧失(尿,腹泻,大汗)而补充不足。表现为严重体位性血压/心率变化、苍白(贫血者)。

(4)梗阻性休克:机械性梗阻造成后负荷增高,前负荷降低加心肌收缩力下降。常见于大面积肺栓塞、张力性气胸、心脏压塞、腹腔间隔综合征等。表现由病因不同而各异。

四、休克患者的初始治疗

1. 快速评估、稳定生命体征。

2. 识别紧急因素 如急性 ST 段抬高心梗、张力性气胸、活动性出血,给感染者抗生素等;注意具体患者休克原因往往不止一个。

3. 休克的复苏 液体复苏和血管活性药物的应用。

4. 建立有创血流动力学监测(中心静脉插管、动脉插管、导尿管等)。

• 应用床旁聚焦心超。可以提供瞬时信息以助休克分类,提示病因;

焦点放在:心包是否积液,大致心脏收缩评估,右与左心室大小,下腔静脉大小与变异度。

五、液体复苏反应

精确评估液体反应可以指导液体复苏。感染性休克患者只有 50% 液体反应良好,其定义为静脉快速给液 300~500ml 后,CO 增加 15% 以上。CO 测量可用生物电抗法、脉压波形分析或多普勒。

1. **动态评估** 改变胸腔内压观察脉压,每搏输出量及 IVC 变化。只能用于机械通气患者,需要高潮气量设置(10ml/kg),并且不能有自主通气、心律失常或右心室功能异常。

2. **抬腿试验** 通过引力将血液从下肢送入胸腔,相当于 300ml 快速给液。

将患者置于平卧位(ICU 患者平时应该 45° 倾斜),用海绵块将下肢抬高 45°,持续 3min。可以增加主动脉血流、心排血量、每搏量、颈动脉血流。

3. **静态评估** 中心静脉压、尿量、心率下降等。

（一）有创血流动力学监测种类

1. 动脉血压监测。

2. 中心静脉压／右房压测定。

3. 肺动脉导管　肺动脉压、心排血量的测定。

4. 血氧饱和度监测　中心静脉氧饱和度、混合静脉氧饱和度。

（二）有创血流动力学方法监测的实施和解读（要点）

1. 有创动脉压力测定可以进行动态、准确的持续观察

（1）测定前确认压力换能器的位置。

（2）调节零点，校对系统。

（3）频率反应测试。

（4）尽量选用无伸缩压力传送管道，缩短长度。

（5）以快速冲洗试验测试并调节系统内阻尼和共振频率在正常范围。

2. 中心静脉压（CVP）　反映右房或胸段腔静脉压力。

（1）有 A、C、V 三个正向波，X、Y 两个负向波。

（2）A 波出现在心电图 P 波之后。

（3）A 波对应心房收缩，C 对应三尖瓣关闭，V 对应三尖瓣关闭后心房充盈。

（4）CVP 值取呼吸末 A 波的平均值，一般在 5~12cmH$_2$O。

3. 肺动脉漂浮导管（PAC）　途经右房、右室入肺动脉，在远端嵌顿形成 PCWP。PCWP 测量的是在舒张期末从左心经肺毛细血管回传的压力。

（1）反映左房压力和左室舒张末压力（前负荷）。

（2）在有左束支传导阻滞（LBBB）的病人中，如果没有植入起搏器，应慎用 PAC（可能引起右束支传导阻滞而造成房室完全阻断）。

（3）导管前端经过右室时要快，否则易于诱发室性心律失常。

（4）打气囊时要缓慢、监测压力波形变化。出现 PCWP 波形或感觉阻力时立刻停止充气，以防止肺动脉破裂的严重并发症。

（5）体温下经常发生 PAC 尖端向远端（口径更小的血管）位移。

（6）要彻底放气后才能回移导管，否则可损坏三尖瓣。

（三）肺循环通气压力分区

正常肺循环压力较低，接近气道压力，而且随解剖部位而发生变化的幅度大于气道压，因此肺循环压力测定可能受到气道压力影响。按照循环／气道压力关系可以将肺野大致分为三区：一区气道压高于 PCWP（肺尖），二区二者接近，三区 PCWP 高于气道压（肺底部）。因此 PAC 尖端多在血流推动下漂浮进入肺底部（三区）。

如果 PAC 落在一、二区，尤其在正压通气时，气道压力可以形成假象，使肺动脉压与 PCWP 假升高。以下线索提示这种情况：气道压力高于 PCWP，PCWP 连续记录明显看到随呼吸波动，在平卧侧位影像上 PAC 尖端位置高于左心房。

（四）肺动脉漂浮导管的压力测定和变化

1. 导管入右心房　呈现典型的右房压力波形，压力 0~8mmHg。

2. 导管进入右心室

(1)收缩压明显升高,波形垂直升降,压力在 20~30 mmHg。

(2)舒张压不变或略下降,压力在 0~8 mmHg。

(3)脉压明显增大。

3. 肺动脉

(1)收缩压基本保持不变,波形变为正弦状,压力在 20~30mmHg。

(2)舒张压上升,压力在 10~15mmHg。

(3)压力曲线的下降支出现重搏切迹。

4. 肺动脉嵌顿

(1)压力下降,收缩压与舒张压波形消失。

(2)PAWP 在 5~15mmHg。

5. 血流动力学参数

(1)直接力学测定:血压(90~130/60~80mmHg)、右房压力(0~8mmHg)、肺动脉压力(15~30/9~16mmHg)、肺毛细管楔压(5~12mmHg)、心排血量(4.0~8.0L/min)等。

(2)间接力学测定:心排指数、外周血管阻力、肺血管阻力。

(3)氧含量与氧耗量(动脉与中心静脉氧含量差)。

(五)四类休克的血流动力学特征

汇总见表 1。

表 1　四种休克的血流动力学特征

参数	感染性	心源性	低容性	梗阻性
BP	低	低	低	低
CO	偏高	低	低	低
SVR	低	高	高	肺循环阻力增高
PCWP	正常	高	低	正常
RAP	正常	高	低	高

六、休克的治疗原则

1. 很大程度取决于病因。

2. 气道管理和机械通气。机械通气除了纠正缺氧,还可以降低氧耗量(应激状态下呼吸肌氧耗可占全身 1/4 强)。

3. 液体复苏

(1)复苏要设定目标,在感染性休克应按照尽早达到目标原则执行,在 6h 以内使平均动脉压(MAP)≥ 65mmHg、中心静脉压 8~12mmHg。

(2)复苏早期至少静脉输注 30ml/kg(体重)的晶体液。

(3)避免过度复苏、动态监测血动力学并判断液体反应。

4. 血管活性药物的应用

(1)若液体复苏 6h 血压仍未达标,则应在第 1h 内使用升压药。

（2）血管活性药物包括血管收缩剂（去甲肾上腺素）、促收缩药（多巴酚丁胺、磷二酯酶Ⅲ抑制剂）及两种活性兼有（多巴胺）。

（3）脓毒症休克首选应用去甲肾上腺素。

（4）可加用血管加压素（0.03U/min），协助达标或降低去甲肾上腺用量。

（5）或可联合肾上腺素或多巴胺（心动过速或心律失常慎用）。

（6）感染性休克在血压难以达标时，可考虑联合静脉给予激素（氢化可的松200mg/d）。

（7）心源性休克可考虑应用正性肌力药物：多巴酚丁胺、左西孟旦等。

5. 机械支持

（1）主动脉气囊泵可升高动脉压，减轻左室后负荷，但并不能改善心源性休克死亡率；

（2）ECMO可作为临时救命方式用于可逆性心源性休克，或等待心脏移植的过渡方式。

复习题

1. 在ICU中最为常见的休克类型是

A. 心源性休克

B. 低血容量性休克

C. 过敏性休克

D. 分布性休克

E. 梗阻性休克

参考答案：D

---

2. 血流动力学表现为BP降低、CO偏高、SVR低、PCWP正常、RAP正常，属于

A. 心源性休克

B. 失血性休克

C. 感染性休克

D. 梗阻性休克

参考答案：C

---

3. 放置肺动脉漂浮导管测定PCWP时，导管尖端应位于

A. 右心室

B. 左心房

C. 肺底部（三区）

D. 肺尖部（二区）

参考答案：C

4. 肺动脉漂浮导管在放置的过程中,测得的压力变化依次为

A. 左心房→左心室→肺动脉→肺动脉楔压

B. 左心室→肺动脉→左心房→肺动脉楔压

C. 右心房→右心室→肺动脉→肺动脉楔压

D. 右心室→右心房→肺动脉楔压→肺动脉

参考答案:C

---

5. 休克患者的治疗包括

A. 液体复苏,设定目标是平均动脉压(MAP)≥ 65mmHg,中心静脉压 8~12mmHg

B. 脓毒症休克首选应用甲肾上腺素

C. 感染性休克尽早静脉给予激素

D. 低血容量性休克可考虑应用多巴酚丁胺

参考答案:A

血流动力学监测与液体反应性评价

张 祎

中日友好医院呼吸与危重症医学科

学习目标

1. 了解危重症患者常用的血流动力学监测手段。
2. 理解血流动力学监测结果。

掌握要点

1. 掌握中心静脉导管、肺动脉漂浮导管、重症超声等监测方法。
2. 利用监测所获静态和动态指标,评价容量状态、灌流情况和液体反应性。

参考文献

1. Jozwiak M, Monnet X, Teboul JL. Less or more hemodynamic monitoring in critically ill patients. Curr Opin Crit Care. 2018, 24: 309-315.

2. Laher AE, Watermeyer MJ, Buchanan SK, et al. A review of hemodynamic monitoring techniques, methods and devices for the emergency physician. Am J Emerg Med. 2017, 35(9):1335-1347.

3. Cecconi M, De Backer D, Antonelli M, et al. Consensus on circulatory shock and hemodynamic monitoring. Task force of the European Society of Intensive Care Medicine. Intensive Care Med. 2014, 40(12):1795-1815.

4. Jozwiak M, Monnet X, Teboul JL. Prediction of fluid responsiveness in ventilated patients. Ann Transl Med. 2018, 6(18):352.

5. Bednarczyk JM, Fridfinnson JA, Kumar A, et al. Incorporating Dynamic Assessment of Fluid Responsiveness Into Goal-Directed Therapy: A Systematic Review and Meta-Analysis. Crit Care Med. 2017, 45(9):1538-1545.

血流动力学监测能实时评价:①当前容量状态(前负荷);②低灌注的原因;③对液体治疗的反应。监测器官灌注和血流动力学的常用指标如下。

一、末梢及器官灌注指标

1. 病史和体格检查　毛细血管充盈时间、平均动脉压等。

2. 实验室检查　BUN/Cr，FENa，FEUrea，HCO_3^-，乳酸。

(1) BUN/Cr：正常 BUN/Cr 比例接近 10/1。发生氮质血症 BUN/Cr 比例改变可提示病因，>10/1 提示肾前因素(灌流不足)，<10/1 多为肾脏实质性病变。

(2) 钠排泄分数(FeNa)：FeNa=(UNa × SCr)/(SNa × UCr)× 100%。

≥ 2% 提示急性肾小管坏死(ATN)，即浓缩异常；≤ 1%，提示肾前性氮质血症。

导致 FENa 假性升高的因素：使用利尿剂。

导致 FENa 假性降低的因素：ATN 合并慢性肾前性灌注不足(肝硬化、慢性心力衰竭)；药物(静脉造影剂、血红素色素，环孢素、他克莫司等)；急性肾小球肾炎或血管炎；间质性肾炎。

(3) 尿素排泄分数(FeUrea)：FeUrea=(Uurea × SCr)/(SUrea × UCr)× 100。≤ 35% 提示肾前性氮质血症；FeUrea 不受利尿剂影响。

(4) 乳酸：血乳酸升高表示存在低灌注；最新版脓毒症抢救指南将血乳酸 >4mmol/l 列为灌流不良的指标，并以乳酸水平下降作为抢救有效的指标。

3. 尿量　≥ 0.5ml/(kg·h) 提示足够的肾灌注。

4. 胸片(CXR)　血管蒂的宽度(VPW)：从半奇静脉汇入左侧头臂静脉处，做一条垂直线，测量奇静脉汇入上腔静脉处与这条垂直线的水平距离(图 1 和图 2)。

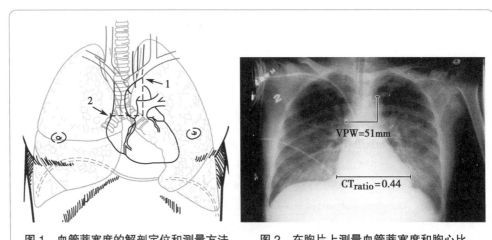

图 1　血管蒂宽度的解剖定位和测量方法　　图 2　在胸片上测量血管蒂宽度和胸心比

VPW 的临床意义：VPW > 63mm 同时胸心比 > 0.52 时，提示静脉静水压增高(高容量状态)。

二、容量状态和液体反应性的概念

血流动力学监测的目的在于优化液体治疗，通过增加每搏量(SV)改善脏器灌注，所牵涉的生理机制包括容量状态和液体反应性。

1. **容量状态**　即前负荷状态。当前负荷不足,心脏收缩处于 Frank-Starling 曲线升支时,增加前负荷能明显增加 SV;前负荷接近 Frank-Starling 曲线水平支时,补液不能继续增加 SV(图 3)。此时前负荷进一步增加可使 Frank-Starling 曲线转为下降,即为容量超负荷,再补液反而会导致 SV 下降。

当心肌收缩力下降时(如心肌缺血),Frank-Starling 曲线会整体下移。此时前负荷即使处于 Frank-Starling 曲线,补液治疗提升 SV 的作用也会减弱(图 4)。

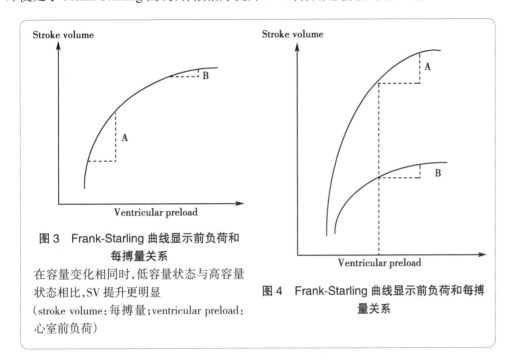

图 3　Frank-Starling 曲线显示前负荷和
每搏量关系
在容量变化相同时,低容量状态与高容量
状态相比,SV 提升更明显
(stroke volume:每搏量;ventricular preload:
心室前负荷)

图 4　Frank-Starling 曲线显示前负荷和每搏
量关系

在心肌收缩力下降时,即使前负荷处于 Starling 曲线升支,补液治疗对 SV 提升也很有限,因此,液体治疗能否增加 SV,能增加多少,取决于:

(1)容量状态。

(2)心肌收缩力和 / 或心室腔顺应性。

2. **液体反应性**　指给液是否能实际增加 SV,以 CI 增加 15% 为阳性。心排血量可以直接测量或以无创方法代替,例如下腔静脉直径变异。通常以 500ml 生理盐水快速静注为给液标准量,最新指南推荐被动抬腿试验,即将患者从 45° 卧位改为平卧并将其双腿同时抬高 45°,相当于增加约 300ml 静脉回流。

三、血流动力学监测的常用参数

1. 静态指标

(1)中心静脉压(CVP):需要上腔静脉置管,取心房波形的平均值[(a 波顶点 + 谷点)/2],正常 2~8mmHg。

(2)肺动脉导管(PAC):PAC 可以直接测量右心房、右心室,与肺动脉压力;经过操作可以测量心排血量(CO)与肺动脉楔压(PAWP),还可以取样测量中心静脉混合氧饱和度(SvO_2)。

PAWP 也称肺毛细血管楔压(PCWP),临床用来反映左心室舒张末期压力(前负荷)。为避免胸腔压力呼吸变化的影响,无论正压还是负压通气,PAWP 统一在呼气末取值。

SvO_2 反映全身氧耗量,正常值 >75%,心源性休克时降低,感染性休克时升高。

CO 根据 Fick 原理通过在右房推注标记物质,然后在右室测量浓度变化而计算得出。现代方法是以低温盐水为标记物,用温度变化曲线推算心排血量。

近年趋于一致的意见是危重患者常规使用 PAC 监测并无明显效益,反而增加心脏置管的各种副作用。

2. 动态指标

(1)脉搏压力差值(△ PP):需动脉插管进行压力波形分析,△ PP 指最大脉搏压力与最小脉搏压力间的差值。△ PP 变化超过 13% 为液体反应阳性。

(2)CVP 差值(△ CVP):超过 1mmHg 为液体反应阳性。

(3)下腔静脉扩张指数(△ IVC):在剑突下,用超声测量下腔静脉直径变化。△ IVC=(吸气最大直径 – 呼气最小直径)/ 呼气最小直径。△ IVC>18% 预测 CO 增加 >15%。

用动态指标预测液体反应性比单项静态指标可靠。

复习题

1. 表示肺动脉导管进入肺动脉的压力波形是

A. 压力上升支突然升高,下降支迅速回到零点

B. 压力上升支不变,下降支显著升高

C. 压力波形呈平台,波幅减低

D. 呈一直线

E. 以上都不是

参考答案:B

解析:肺动脉导管从右室进入肺动脉后呈现以下波形(图 5)

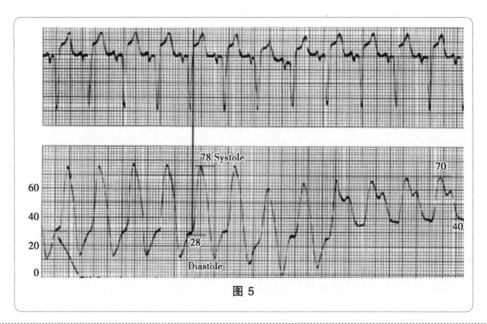

图 5

2. 肺动脉楔压(PAWP)是反映

A. 左心室前负荷

B. 左心室后负荷

C. 右心室前负荷

D. 右心室前、后负荷

E. 左心室前、后负荷

参考答案:A

3. 感染性休克机械通气患者的液体反应性最可靠的预测指标是

A. 中心静脉压(CVP)

B. 肺动脉楔压(PAOP)

C. 脉搏压力差值(ΔPP)

D. 混合静脉氧饱和度(SvO2)

参考答案:C

解析:脉搏压力差值(ΔPP)需动脉插管进行压力波形分析,ΔPP指最大脉搏压力与最小脉搏压力间的差值,为动态指标,预测液体反应性比单项静态指标可靠。而压力静态指标CVP、PAOP在正压通气时,胸腔内压的变化影响其对容量状态和液体反应性的评价。

4. 以下患者(图6)均诊断为感染性休克,并接受机械通气,可能获得最佳液体反应性的是

参考答案:B

解析:在剑突下,用超声测量下腔静脉直径变化。ΔIVC =(吸气最大直径 – 呼气最小直径)/ 呼气最小直径。ΔIVC>18% 可预测患者有较好的容量反应性。A、C、D可见随呼吸下腔静脉直径变化小或无变化。

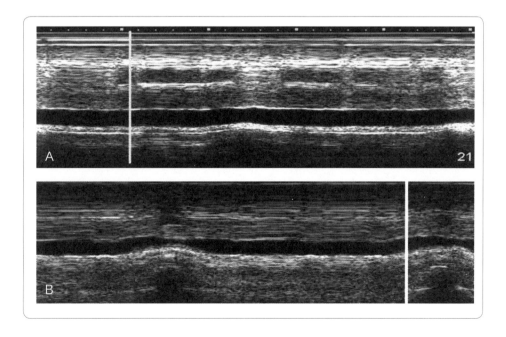

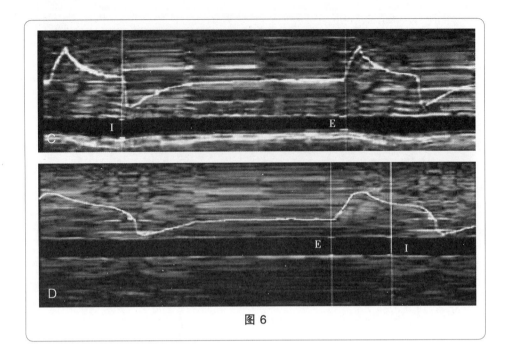

图 6

急性肾损伤

周庆涛

北京大学第三医院呼吸与危重症医学科

学习目标

1. 急性肾损伤（AKI）的流行病学、定义及诊断标准。
2. AKI 的病因及诊断、鉴别诊断。
3. 急性肾小管坏死（ATN）的识别及预后。
4. 肝肾综合征和造影剂肾病所致 AKI 的临床表现和处理策略。
5. 重症患者肾脏替代治疗的循证策略。

掌握要点

1. AKI 的 KDIGO 诊断及分期标准。
2. AKI 的病因及相应处理。
3. 滤过钠排泄分数（FENa）和尿素排泄分数（FEUrea）的计算及意义。

参考文献

1. Kidney Disease：Improving Global Outcomes（KDIGO）Acute Kidney Injury Work Group.KDIGO clinical practice guideline for acute kidney injury.Kidney Int Suppl，2012，2（1）：1-138.
2. Bellomo R，Ronco C，Kellum JA，et al.Acute renal failure-definition，outcome measures，animal models，fluid therapy and information technology needs：the Second International Consensus Conference of the Acute Dialysis Quality Initiative（ADQI）Group.Crit Care，2004，8（4）：R204-212.
3. Mehta RL，Kellum JA，Shah SV，et al.Acute Kidney Injury Network：report of an initiative to improve outcomes in acute kidney injury.Crit Care，2007，11（2）：R31.

一、AKI 的流行病学

1. 所有 ICU 患者中发生率为 1%~25%。

2. 相关病死率 15%~60%。

3. 脓毒症是最常见病因。

4. 预后随 AKI 的加重而恶化，损伤越严重，病死率越高，住院时间越长。

5. 即使 Cr 轻度升高也使 10 年生存率降低。

6. 与发展为慢性肾脏病（CKD）和心血管病相关。

二、AKI 的诊断标准

（一）RIFLE 标准

1. 2002 年由急性透析质量指导组制定，其核心是按照血肌酐、GFR、尿量的变化，将 AKI 分为 5 期（前 3 个为急性损害严重程度级别：危险 Risk、损伤 Injury、衰竭 Failure。后 2 个为预后级别：肾功能丧失 Loss、终末期肾病 End-stage）。

2. 该标准对 AKI 进行了定义，使临床早期诊断成为可能。

3. 局限性　根据公式计算的 GFR 估测值在急性、非稳定状态下对肾功能的评估价值有限。

（二）AKIN 标准

1. 于 2005 年在 RIFLE 基础上对 AKI 的诊断及分级标准进行修订后制定。

2. 对分期指标做了调整，去除了 RIFLE 标准中的 GFR 指标，仅以 Scr 和尿量变化为依据。

3. AKIN 标准对 RIFLE 标准进行了简化，仅保留了前 3 个急性病变期，分别与 RIFLE 标准的 R\I\F 等级相对应。

（三）KDIGO 标准

1. 改善全球肾脏病预后组织 KDIGO，在 RIFLE 和 AKIN 标准的基础上，于 2012 年 3 月发布了 KDIGO 标准，确立了新的 AKI 定义、诊断及分期标准。

2. AKI 定义为：在 48h 内 SCr 升高 $\geqslant 0.3$ mg/dl（$\geqslant 26.5\mu$mol/L）；或在 7d 内 SCr 升高达基线值的 1.5 倍或以上；或尿量减少（<0.5ml/（kg·h））且持续时间在 6h 以上。

3. KDIGO 分期

1 期 SCr 升高 $\geqslant 0.3$ mg/dl（$\geqslant 26.5\mu$mol/L）或升高 1.5~1.9 倍；尿量 <0.5ml/kg/h，时间 6~12h。

2 期 SCr 升高 2.0~2.9 倍；尿量 <0.5ml/（kg·h），时间 $\geqslant 12$h。

3 期 SCr 升高 $\geqslant 4$mg/dl（$\geqslant 353.6\mu$mol/L），或需要肾脏替代治疗，或患者 <18 岁，估计 GFR 降低到 <35ml/（min·1.73m^2），或升高 $\geqslant 3$ 倍；尿量 <0.3ml/（kg·h），时间 $\geqslant 24$h，或无尿 $\geqslant 12$h。

三、AKI 的发生发展机制

1. 尚不完全清楚。

2. 近期的研究表明 AKI 损害固有免疫。

3. NephroCheck 2014 年 9 月 5 日,美国 FDA 首次批准开展评估 AKI 发生风险的检测。NephroCheck 包含 2 个尿标志物,分别是金属蛋白酶组织抑制因子 -2(TIMP-2)和胰岛素样生长因子结合蛋白 7(IGFBP7)。两者都是对损伤导致的 G1 细胞周期停滞的诱导剂,可能反映肾小管细胞的应激状态,但其临床应用价值尚未确定。

四、AKI 的病因

1. **肾前性** 血容量不足、心衰、肝肾综合征。

2. **肾性** 肾小球疾病(免疫性、血栓性)、急性肾小管坏死(低血压、脓毒症、药物、毒素等)、急性间质性肾炎(药物性、自身免疫性疾病、感染)。

3. **肾后性** 梗阻。

尿液检查

– 镜检:尿比重([Na]离子异常)、pH(NAG 酸中毒)、红细胞(肾小球肾炎、损伤、癌症)、白细胞(感染或急性间质性肾炎)、管型(肾小球肾炎或急性肾小管坏死)、电解质(评价是否肾前性 AKI,肾小管酸中毒)、蛋白。

–FENa:滤过钠排泄分数,计算公式:钠排泄分数 =[(尿钠 × 血肌酐)/(血钠 × 尿肌酐)]×100%。钠排泄分数为鉴别肾前性 AKI 与急性肾小管坏死最敏感的指标,肾前性 AKI 肾小管对钠的重吸收相对增高,使尿钠排出减低,FENa 明显降低。急性肾小管坏死,肾小管不能吸收 Na^+,故尿 Na^+ 排出明显增多。应用利尿剂后可使尿钠排出增多,FENa 作诊断依据不再可靠。患者多尿、使用甘露醇等也影响其诊断价值。

–FEUrea:使用利尿剂时应改用 FEUrea,此时比 FENa 具有更好的诊断价值。

1. **急性肾小管坏死(ATN)**

(1)危险因素:年龄大、血容量不足、慢性肾脏疾病、糖尿病、非甾类抗炎药。

(2)诊断:病史;镜检见棕色管型 + 小管上皮细胞;尿钠 >20;滤过钠排泄分数 >1%。

(3)预后:少尿型 ATN 预后比非少尿型 ATN 更差。转换为非少尿型可以方便临床管理,但预后没有改善。

2. **肝肾综合征**

(1)发病机制:内脏血管扩张而肾血管收缩。

(2)分型:Ⅰ型:快速进展;Ⅱ型:常见于利尿剂抵抗性腹水患者。

(3)诊断:排除其他病因,包括急性肾小管坏死和血容量不足。FENa 通常降低,无血尿、无蛋白尿。

(4)治疗及预后:预后很差,除非得到肝移植。可以试行经颈静脉肝内门体静脉分流术、白蛋白、米多君(甲氧胺福林)、加压素类似物,但缺少循证依据。

3. 造影剂肾病

(1) 诊断：使用造影剂 24~48h 后 Cr 升高；通常不会少尿；尿沉渣可能显示急性肾小管坏死；FENa 常 <1%。

(2) 治疗：N- 乙酰半胱氨酸治疗价值虽然证据不一致，但风险很小。

(3) 预防是关键：充分水化以保证肾灌注；使用尽可能低剂量的造影剂；避免非甾体抗炎药和环氧合酶 -2 抑制剂。

五、肾脏替代治疗及预后

1. 肾脏替代治疗

(1) 最佳剂量目前尚未确定，"强化" 与 "常规" 治疗相比，并无明显获益。

(2) 与间歇性血透相比，连续肾脏替代治疗（CRRT）并无明显优势。

(3) "尽早" RRT 与 "延迟" RRT 相比并无明显获益（缺乏设计良好的前瞻性研究）。

2. 急性肾衰竭预后 体液潴留越多，死亡率越高。

复习题

1. 改善全球肾脏病预后组织 KDIGO 于 2012 年确定了 AKI 定义的定义，不符合该定义的是

A. 血清肌酐高于正常值上限

B. 在 48h 内血清肌酐升高 ≥ 0.3 mg/dl（≥ 26.5μmol/L）

C. 在 7d 内血清肌酐升高达基线值的 1.5 倍或以上

D. 尿量减少（<0.5ml/kg/h）且持续时间在 6h 以上

参考答案：A

---

2. 患者住院期间发生 AKI，无尿 ≥ 12h，请问该患者按照 KDIGO 2012 年的标准属于 AKI 的

A. 1 期

B. 2 期

C. 3 期

D. 4 期

参考答案：C

---

3. 48 岁女性，体重 65kg，有高血压和高脂血症史，因肺炎和脓毒性休克入院。初始 Cr 1.0mg/dl，基线值不详。入院 24h 后患者已经接受了补液、抗生素和血管活性药物治疗，临床判断血容量充足，24h 尿量 700ml，血清 Cr 1.5 mg/dl，未使用利尿剂。关于该患者肾功能的评价，正确的是

A. 她的肾功能基本正常

B. 因为患者没有使用利尿剂,所以在评价 AKI 时,尿素排泄分数(FEUrea)的价值优于滤过钠排泄分数(FENa)

C. 像该患者这样血清肌酐的轻度升高不会影响远期预后

D. 尿钠 >20mmol/L 与急性肾小管坏死(ATN)的诊断相符合

参考答案:D

4. 关于造影剂肾病,正确的是

A. 预防是关键,如充分水化以保证肾灌注、尽量少用造影剂、避免非甾体抗炎药和环氧合酶 -2 抑制剂

B. 通常会出现少尿

C. 尿沉渣可能显示急性肾小管坏死

D. N- 乙酰半胱氨酸是治疗特效药

参考答案:A

5. 关于肾脏替代治疗(RRT),正确的是

A. "强化"RRT 与"常规"RRT 治疗相比,患者获益明显

B. RRT 最佳剂量目前尚未确定

C. 与间歇性 RRT 相比,连续肾脏替代治疗(CRRT)具有明显优势

D. "尽早"RRT 与"延迟"RRT 相比,患者获益明显

参考答案:B

酸 碱 失 衡

周庆涛

北京大学第三医院呼吸与危重症医学科

学习目标

1. 单纯和复杂性酸碱失衡的诊断方法。
2. 计算血清阴离子间隙,并对低蛋白血症患者进行校正。
3. 使用"GOLDMARK"法对常见的阴离子间隙增高性酸中毒(AG 代酸)进行鉴别诊断。
4. 通过尿阴离子间隙区别肾性和肾外原因导致的非 AG 酸中毒。
5. 应用 Delta-Delta 间隙诊断混合性代谢失衡。

掌握要点

1. 掌握酸碱分析的步骤方法。
2. 掌握酸碱失衡代偿公式。

一、酸碱分析方法

1. 碱剩余

2. Henderson-Hasselbalch 法

3. 以上两者为基于碳酸氢盐的方法,其优势:①临床医生熟悉;②易使用。但是应用时一定要考虑到低白蛋白血症的影响,否则很容易漏读潜在的严重酸中毒。

4. 强离子差(SID)(Peter stewart)

(1)因变量:$[H^+]$, $[OH^-]$和$[HCO_3^-]$

(2)3 个自变量

1）PCO_2

2）A_{TOT}（非挥发性弱酸——磷酸盐，白蛋白，其他血清蛋白）（A_{TOT} 指 the total plasma concentration of nonvolatile weak acids，即血浆非挥发性弱酸总浓度）

3）$[SID]=[Na^+]+[K^+]+[Ca^{2+}]+[MG^{2+}]-[Cl^-]-[其他强离子]$

二、H^+、HCO_3^- 和 $PaCO_2$ 的关系

$[H^+]=K\times([H_2CO_3]/[HCO_3^-])$（Henderson 公式，其中 K 为解离常数）

$[H^+]=24\times(PCO_2/[HCO_3^-])$

举例：患者的 ABG 为 7.40/33/105；血清 $[HCO_3^-]=20$

$[H^+]=24\times(33/20)=40$

$[H^+]=80-pH$ 值的尾数部分，即 pH 值的小数部分等于 $80-[H^+]$

pH	7.7	7.6	7.5	7.4	7.3	7.2	7.1	7.0
$[H^+]$	20	25	30	40	50	60	80	100

The Henderson-Hasselbalch equation

$pH = pKa + \log_{10}x([A^-]/[HA])$（$pKa$ 是酸解离常数，$[A^-]/[HA]$ 指碱的浓度 / 酸的浓度）

$pH = 6.1 + \log_{10}x([HCO_3^-]/[(0.03)\times PCO_2])$

强调：pH 取决于 $[HCO_3^-]$ 和 $PaCO_2$ 的比值。不论 $[HCO_3^-]$ 和 $PaCO_2$ 发生什么样的变化，只要其比值保持不变，pH 就维持不变。

三、酸碱分析步骤和方法

1. 病史和查体　是否有腹泻、耳鸣、呼出气水果味（烂苹果味）等表现。

2. 查血气分析　pH、$PaCO_2$、$[HCO_3^-]$，判断原发酸碱失衡。

3. 计算阴离子间隙（按照白蛋白水平进行校正）

（1）如果是 AG 酸中毒：按照 GOLDMARK 法确定问题阴离子。

（2）如果是无 AG 酸中毒：查尿 AG 以明确肾性（如肾小管酸中毒）或肾外（如腹泻）病因。

4. 应用代偿公式判断是否存在混合性酸碱失衡。

5. 计算 Delta-Delta 间隙判断酸碱失衡类型。

6. 得出结论。

四、阴离子间隙

1. 这是一个人为构建但却非常实用的指标，用来发现血液中的有害物质。

2. $AG=[Na^+]-[Cl^-]-[HCO_3^-]$

(1)常规检测的阳离子－常规检测的阴离子。

(2)正常范围(12 ± 2)mmol/L(我国常用正常范围为(12 ± 4)mmol/L)。

(3)未检测的阴离子:蛋白质,SO_4,PO_4,有机阴离子。

(4)未检测的阳离子:Ca,Mg,"K"。

3. 低白蛋白血症导致的阴离子间隙　2种方法,相同的结果。

(1)上调AG计算值:血浆白蛋白浓度比正常值每下降1mg/dl,给算出的AG增加2.5mmol。

(2)下调AG正常值:血浆白蛋白浓度比正常值每下降1mg/dl,把AG正常值降低2.5mmol。

举例:一位营养不良患者白蛋白为2.0 g/dl(正常为4g/dl),他的AG期待正常值为5。

代偿公式

代谢性酸中毒:$PaCO_2=1.5\times HCO_3^-+8$

代谢性碱中毒:$PaCO_2=0.9\times HCO_3^-+15$　(代偿极限55~60)

呼吸性酸中毒

急性:$HCO_3^-=(PaCO_2-40)/10+24$　(即$PaCO_2$每增加10则HCO_3^-增加1)

慢性:$HCO_3^-=(PaCO_2-40)/3+24$　(即$PaCO_2$每增加10则HCO_3^-增加3)

呼吸性碱中毒

急性:$HCO_3^-=24-[(40-PCO_2)/5]$　($PaCO_2$每增加10则HCO_3^-增加2)

慢性:$HCO_3^-=24-[(40-PaCO_2)/2]$　($PaCO_2$每增加10则HCO_3^-增加5)

五、计算"Delta-Delta"或"Delta 间隙"

(1)$\Delta AG/\Delta HCO_3^-$

(2)假设H^+的容积等于HCO_3^-容积(都只存在于血浆)。

(3)假设AG每增加1mmol,HCO_3^-应该减低1mmol,于是有:

Delta 间隙 ＝(实际AG－正常AG)/(正常HCO_3^-－实际HCO_3^-)

Delta-Delta 的解读

(实际AG－正常AG)/(正常HCO_3^-－实际HCO_3^-)约等于1。

其中正常AG=12,正常HCO_3^-=24。

=1 表示 AG 代酸

>1 表示代酸合并代碱

<1 表示同时存在非 AG 代酸

乳酸酸中毒时比值接近1.6,反映了非碳酸氢盐的缓冲作用(例如骨吸附)

酮症酸中毒时比值接近1,甚至更低。

六、尿 $AG=U_{Na}+U_K-U_{cl}$

间接测量NH_4^+排泄,因此用于"测试"肾脏对酸中毒的反应。

正常范围：-10～+10

UAG 增加或"正值"（>+10）：这在酸中毒时是不正常的，反映 NH_4^+ 分泌不足。

UAG 减少或"负值"（<-10）：这在酸中毒时是正常的，说明 NH_4^+ 分泌正常。

七、代谢性碱中毒

1. 生成阶段

（1）阴离子丢失 /H^+（Cl^-）（酸丢失过多）。

（2）获得阳离子 / 碱（钠盐输入［醋酸盐、柠檬酸盐］）（碱获得过多）。

2. 维持阶段　肾 HCO_3^- 排泄减少。

（1）血容量不足。

（2）醛固酮增多症（继发或原发）。

（3）低氯血症。

（4）低钾血症（和低镁血症）。

3. 代谢性碱中毒机制

（1）阳离子增加：肠外营养、大量输血、乳酸林格液、柠檬酸钠。

（2）氯离子减少

1）反应性氯离子减少（U_{Cl^-}<10）：呕吐、胃肠减压（鼻胃管抽吸）、利尿、高碳酸血症后。

2）抵抗性氯离子减少（U_{Cl^-}>20）：原发性醛固酮增多症、继发性醛固酮增多症、低钾血症、巴特综合征、吉特曼综合征。

八、AG 代酸的鉴别诊断

（一）MUDPILES（老式字头记忆法）

– 甲醇（Methanol）

– 尿毒症（Uremia）

– 糖尿病酮症酸中毒（Diabetic ketoacidosis）

– 三聚乙醛（Paraldehyde）

– 铁，异烟肼（Iron, Isoniazid）

– 乳酸（Lactate）

– 乙二醇（Ethylene glycol）

– 水杨酸（Salicylates）

（二）GOLDMARK（更新的阴离子间隙字头记忆法）

Glycols（ethylene&propylene）乙二醇（乙烯和丙烯）

Oxoproline 代脯氨酸

L-lactate　L- 乳酸

D-lactate　D- 乳酸

Methanol 甲醇

Aspirin 阿司匹林

Renal failure 肾衰

Ketoacidosis 酮症酸中毒

（三）乳酸酸中毒

1. A 型由组织缺氧所致（休克、肠缺血等）。

2. B 型原因多样，产生增加和 / 或利用减少。

（1）毒品和毒素：水杨酸盐、核苷逆转录酶抑制剂（抗 HIV 药物）、醇类（乙醇、甲醇、乙二醇）、利奈唑胺、beta- 激动剂、丙泊酚、可卡因。

（2）恶性肿瘤。

（3）糖尿病。

（4）感染。

（5）D- 乳酸酸中毒：考虑空肠旁路手术或小肠切除；通常常规检查无法发现。

（6）先天性代谢障碍。

（四）5- 氧代脯氨酸（即焦谷氨酸）

典型特征：女性远多于男性、营养不良、长期使用对乙酰氨基酚、肾和 / 或肝更能障碍，也可能伴有先天性代谢障碍。

（五）高氯代酸

1. **尿 AG（-）** 肾外病因，包括腹泻，NaCL 过量，胰瘘，尿流改道。

2. **尿 AG（+）** 肾内病因，肾小管酸中毒分型及临床特征见表 1。

表 1　肾小管酸中毒分型及临床特征

肾小管酸中毒类型	血清学异常	尿液检查	病因
Ⅰ型 远端	↓ K，酸中毒可能很严重	pH > 5.5	原发肾脏疾病，系统性疾病，毒素
Ⅱ型 近端	↓ K，± 肾小管广泛功能失调	pH 不定（重吸收阈值变化）	少见，一般都是范可尼综合征表现之一
Ⅳ型 ↓醛固酮 or ↑ 抵抗性	↑ K	pH < 5.5	DM，药物（ACE-，NSAIDs、肝素、保钾利尿剂）

（六）呼吸性酸碱失衡

1. **呼吸性酸中毒** 慢阻肺、阻塞性睡眠呼吸暂停低通气综合征、肥胖低通气综合征等。

2. **呼吸性碱中毒** 妊娠、肝脏疾病、脓毒症、水杨酸、中枢疾病、缺氧、焦虑。

（七）其他

1. 碱血症可增加 AG。

2. **AG 减低或阴性的常见原因** 钾、镁、钙水平增高；锂；副蛋白（异常蛋白），试验室错误。

九、总结

采用系统性方法分析酸碱失衡,包括:判断原发酸碱失衡;计算 AG,并按照白蛋白水平校正;使用 GLODMARK 法分析 AG 酸中毒;使用尿 AG 诊断非 AG 酸中毒;应用代偿公式;使用 Delta-Deltagap。

复习题

1. 低蛋白血症与阴离子间隙(AG)的关系,以下叙述正确的是

A. 低蛋白血症时,应上调 AG 计算值

B. 低蛋白血症时,应下调 AG 计算值

C. 低蛋白血症时,应上调 AG 正常值

D. 低蛋白血症时,对 AG 没有影响

参考答案:A

2. 73 岁相对健康的女性,因恶心、呕吐 5 天入院,无法进食。查体发现黏膜干燥、皮肤皱缩、轻度体位性低血压。血生化:钠 134,钾 2.8,氯 83,二氧化碳 42,尿素氮 33,肌酐 1.2。ABG:pH 7.50,$PaCO_2$ 53,PaO_2 70(未吸氧)。

下列对患者酸碱失衡状态的描述最恰当的是

A. 呼酸,代谢代偿

B. 代碱,呼吸代偿

C. 非 AG 酸中毒合并呼碱

D. 代碱合并呼酸

参考答案:B

3. 43 岁男性,表现为发热和嗜睡。查体:发热、心动过速,其他生命体征稳定。其 BMI 高达 70,双下肢水肿,右腿红肿、皮温增高。

血 WBC $15.5×10^9/L$,伴核左移。血生化:钠 142,钾 4.1,氯 94,二氧化碳 38,尿毒氮 20,肌酐 1.2。ABG:pH 7.30,$PaCO_2$ 80,PaO_2 47。

关于患者的酸碱状态的叙述,正确的是

A. 急性呼酸,伴代谢代偿

B. 代碱,伴呼吸代偿

C. 慢性呼酸,伴代谢代偿

D. 慢性代碱,伴急性代偿

参考答案:C

4. 63 岁女性,发热、尿痛、尿急。既往有 2 型糖尿病、高血压和高胆固醇血症。平

时用药包括阿司匹林、力诺普利和普伐他丁。查体:疲倦,轻度 CVA(肋脊角)压痛,生命体征稳定。

血生化:钠 138,钾 5.8,氯 115,二氧化碳 17,尿素氮 34,肌酐 2.5,白蛋白 4.1。

尿:WBC >50/HP,白细胞酯酶(+),pH 5.0。UNa30,UK40,UCL 20。

接诊医师考虑患者的化验检查提示脓毒症,建议收住 ICU。下列最能形容你的反应的是

A. 没有 ABG 我不会去猜测病情严重程度

B. 患者明显腹泻,真不敢相信病史里面居然没提到这点

C. 你是正确的,血清碳酸氢根降低,血清碳酸氢盐水平低反映了脓毒症病情进展,应该送她去 ICU

D. 患者血清低碳酸氢盐与其尿路感染无关,她的用药方案应重新评估

参考答案:D

---

5. 25 岁男性,有 1 型糖尿病,表现为恶心、呕吐、腹痛。

血生化:钠 135,钾 4.8,氯 89,二氧化碳 24,尿素氮 22,肌酐 1.0,血糖 650mg/dl(36mmol/L)

在没有 ABG 结果帮助判断的情况下,下列叙述中最能解释患者酸碱失衡的是

A. AG 酸中毒伴代碱

B. 酸 - 碱状态正常

C. 非 AG 酸中毒

D. AG 酸中毒

参考答案:A

快速性心律失常

梁 瀛

北京大学第三医院呼吸与危重症医学科

学习目标

1. 了解 ICU 中心律失常的发病率。

2. 理解心律失常的发生机制。

3. 掌握室上性心律失常的识别和处理原则。

4. 掌握室性心律失常的识别和处理原则。

掌握要点

1. 室上性心动过速

(1)室上性心动过速的处理原则通常取决于是否存在血流动力学不稳定。

(2)在治疗房颤的同时,应考虑抗凝治疗。

(3)警惕房颤合并预激综合征的情况。

2. 室性心动过速

(1)熟悉鉴别室性心动过速与室上性心动过速的几种标准。

(2)熟悉导致长 QT 间期的病因或疾病状态及尖端扭转型室速的危险因素。

参考文献

1. Robert O.Bonow,Douglas L.Mann,DouglasP.Zipes,Peter Libby.Braunwald 心脏病学 . 第 10 版 .Elsevier 出版社

2. 林果为,王吉耀,葛均波 . 实用内科学 .15 版 . 北京:人民卫生出版社,2017 年

一、ICU 中心律失常的发病率

1. 发病率　半数以上 ICU 住院患者发生心律失常,其中 12% 不能自行恢复,78% 为偶发期前收缩。

2. 主要病因　大多源自代谢紊乱。

3. 心梗后 10%~20% 患者发生心律失常。

(1)最常见的室上心动过速是房颤 / 房扑。

(2)室性期前收缩、非持续性室速:常见。

(3)持续性室速 / 室颤少见(<5%),通常在心梗后头 4h 内发生。

二、心律失常的发生机制

1. **自主节律性增加**　窦性心动过速、异位或紊乱性房速、交界区心动过速。

2. **折返机制**　房扑、房室结折返型心动过速、房室折返型心动过速、心梗后室速。

3. **触发机制**　尖端扭转型室速、地高辛中毒。

三、室上性心动过速

1. **心律不规则**　以房颤、异位 / 紊乱性房速最为常见,另外需考虑房扑。

2. **心律规则**　最可能是房室结折返型心动过速、房室折返型心动过速(预激综合征)、房扑,另外需考虑异位性房性心动过速。

(一) 心房颤动

1. **心电图特征**　频率 350~600 次 /min 的 f 波,RR 间期绝对不齐(心室反应不规则)(图 1)。

2. **发生率**　在心力衰竭患者中为 5%~10%。此外,年龄越大,房颤发生率越高。

3. **危险因素**　年龄、心脏结构性疾病、高血压、瓣膜病、左室肥厚、术后。

4. **急诊处理原则**

(1)血流动力学不稳定的房颤(具有低血压、神志改变、休克、缺血性胸痛、急性心力衰竭等表现):首选同步电复律(交流电 120~200J),电复律前适当镇静。

(2)血流动力学稳定的房颤:控制心室率及节律为主。

5. **控制心室率的药物选择**

(1)无心衰及旁路:β 受体阻滞剂、非二氢吡啶类钙拮抗剂、上述药物联合地高辛。

(2)合并心衰:地高辛、胺碘酮。

(3)存在旁路:伊布利特,普鲁卡因酰胺;有旁路者禁用地高辛、胺碘酮及 CCB。

6. **房颤的转复治疗**

(1)药物转复:临床常用胺碘酮。

(2)电复律:交流电 120~200J 或直流电 200J,与抗心律失常药物联合可提高转复成

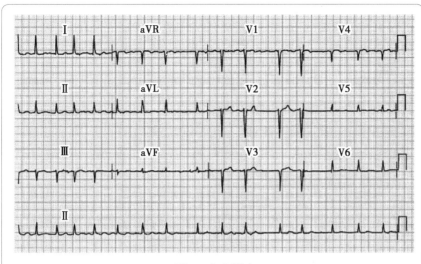

图 1　心房颤动

P 波消失,代之以大小不一,形态各异的颤动波(f 波);f 波频率 350~600 次 /min;
心室律绝对不规则(RR 间期不匀齐)

功率,禁用于洋地黄中毒和低钾血症。

7. **抗凝治疗**　房颤超过 48h,不规则搏动的心房内可有血栓形成,急诊复律可能导致血栓脱落形成动脉栓塞。因此需要抗凝。方案有三个:

(1)方案 A:控制心室率并口服抗凝 3 周,择期行同步电复律。

(2)方案 B:经食管超声检查。如未见心房血栓,给负荷量肝素后,加肝素点滴维持下做同步电复律,这是目前临床上比较常用的方法。

(3)方案 C:急诊同步电复律,尽快开始抗凝:适用于血流动力学不稳定的房颤。

8. **术后房颤的处理**

(1)手术后 2d 是房颤高发期。心脏手术后发生率高达 40%,绝大多数 6 周自行恢复。

(2)如血流动力学稳定:控制心室率 + 抗凝。

(3)如血流动力学不稳定、心绞痛或肺水肿:复律。

(二)异位性 / 紊乱性房性心动过速

1. **机制**　自主节律性增加或触发机制。

2. **心电图特征**　心室率 150~200 次 /min。异位性:单一 P 波形态;多源性:>3 种 P 波形态(图 2)。

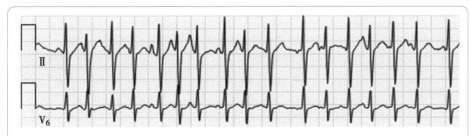

图 2　紊乱性房性心动过速

紊乱性房性心动过速,又称多源性房性心动过速。具有 3 种以上的 P 波形态,
PR 间期各不相同;心室率 150~200 次 /min;心室律不规则

3. **危险因素** 地高辛中毒、冠心病、心肌梗死、肺心病、低钾血症。

4. **治疗**

(1)病因治疗为主。

(2)控制心室率:CCB(地尔硫䓬、维拉帕米)、β受体阻滞剂、地高辛(病情危重时多无效)。

(3)药物转复:胺碘酮、普鲁卡因胺。

(4)电复律通常无效。

(三)房室结折返型心动过速

1. **机制** 折返机制。房室结存在双径路:快径:传导快但不应期长;慢径:传导慢但不应期短。正常情况下:窦性节律通过快径下传。发生房性期前收缩,快径仍处在前一个心动周期的不应期,使期前收缩通过慢径下传,然后经快径向心房逆传,形成折返环路。

2. **心电图特征** 表现为窄QRS心动过速,心室率150~220次/min。RR间期多规整。逆传P波埋藏在QRS波里(假S波)(图3)。

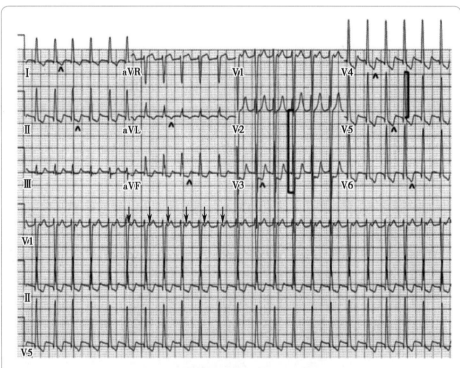

图3 阵发性房室结折返型心动过速

异位心律,电轴不偏,心率150次/min,连续规则的QRS波,其形态和时限正常,未见明确窦性P波,长V1导联中箭头所指为逆传P波埋藏在QRS复合波里

3. **处理**

(1)刺激迷走神经:Valsalva动作。

(2)AVN阻滞剂:首选腺苷,也可以选择钙拮抗剂、β受体阻滞剂。

(3)其他抗心律失常药物:地高辛、胺碘酮、普鲁卡因胺。

(4)电复律(50~100J)。

(5)心房或心室超速起搏。

(四)房室折返型心动过速

1. **机制**　折返机制,解剖上存在房室旁路。

(1)顺传型:房室结前传、旁路逆传(95%)。

(2)逆传型:旁路前传、房室结逆传(5%)。

(3)房室节与旁路同时下传即为预激综合征(图4)。

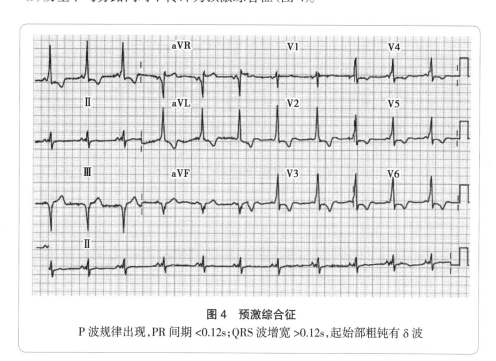

图4　预激综合征
P波规律出现,PR间期<0.12s;QRS波增宽>0.12s,起始部粗钝有δ波

2. **心电图特征**　心室率150~250次/min,房室关系1:1,RP间期>70ms。顺传型表现为窄QRS(图5),逆传型表现为宽QRS(预激综合征图形)

3. **治疗**　类似房室结折返型心动过速。

4. **预激综合征与猝死的关系**　如果旁路不应期短,足以快速下传房颤波,可导致极快的心室率(图6),年猝死率1/1 000。

(1)治疗:预激综合征伴房颤要立刻处理。

(2)切勿单独使用房室结阻滞剂(如地高辛、钙拮抗剂、β受体阻滞剂、胺碘酮等)!

(3)控制心室率:普鲁卡因胺+β受体阻滞剂。

(4)药物复律:伊布利特、普鲁卡因胺。

(5)电复律(120~200J)。

(五)心房扑动

1. **机制**　折返机制,在围绕三尖瓣环处出现折返(逆钟向或顺钟向均可出现)。

2. **心电图特征**　心房信号呈典型锯齿状F波,频率250~350次/min。心室呈窄QRS,房室传导2:1或3:1(图7)。

3. **治疗原则**　类似于房颤,但心室率控制更为困难;电复律能量50~100J;心房超速起搏可能效果更佳。

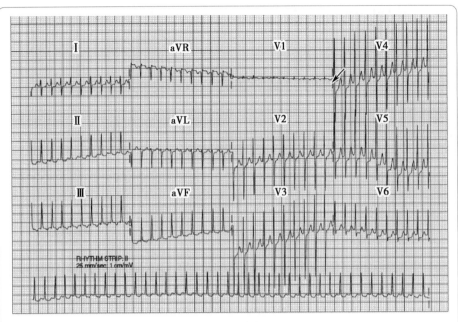

图 5　顺传型房室折返型心动过速

可见快速、规则、形态和时限正常的 QRS 波，频率 250 次 /min，逆传 P 波位于 QRS 波之后（如箭头所示，逆传 P 波与 T 波部分融合），RP 间期 0.12s

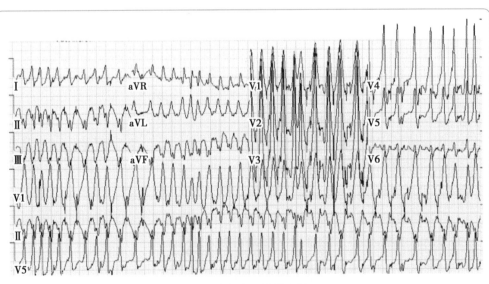

图 6　房颤伴预激综合征

未见规律出现的窦性 P 波；RR 间期绝对不等；心室率 200~300 次 /min；QRS 波增宽 >0.12s，起始部粗钝有 δ 波

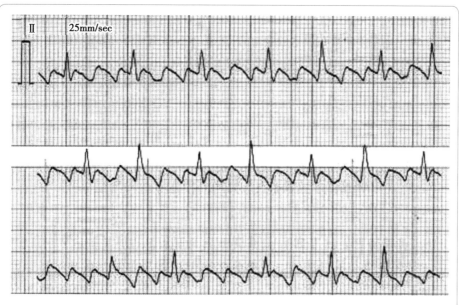

图 7　心房扑动

P 波消失,代之以有规律的振幅相等、形态相同的锯齿状或波浪状扑动波(F 波),F 波之间等电位线消失,固定频率 300 次 /min 左右;RR 间期不匀齐,房室传导比例 2:1 或 3:1,部分呈 4:1

四、室性心动过速

室性心动过速(室速)是最为常见的宽 QRS 心动过速类型。

1. **机制**　折返机制与触发自主节律性增加。

2. **心电图**　连续出现 3 个以上宽大畸形 QRS 波,心室率 70~250 次 /min(图 8)。根据 QRS 形态,可分为单形性室速和多形性室速。

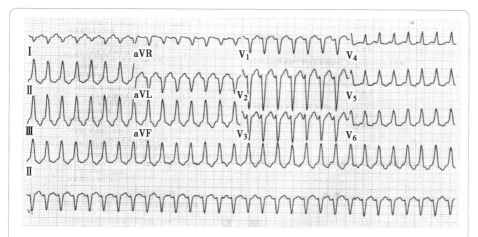

图 8　室性心动过速

异位心律,电轴右偏,心室率 188 次 / 分,QRS 波宽大畸形,时限 0.16s,可见室房分离

3. 宽 QRS 心动过速的鉴别诊断

（1）需鉴别的心律失常类型：室速、室上性心动过速伴差异性传导、室上性心动过速伴潜在束支传导阻滞、室上性心动过速伴预激综合征。

（2）室性心动过速与室上性心动过速伴差异性传导的鉴别

1）以下情况提示室速：室性融合波 / 心室夺获、房室分离、RBBB 图形但 QRS 时限 >140ms 或 LBBB 图形但 QRS 时限 >160ms、电轴左偏。

2）以下情况提示室速：心动过速可通过刺激迷走神经终止、存在规律持续的 p 波、Ashman 现象、存在诱发 QRS 增宽的临界心率、束支传导阻滞存在可变性。

（3）Brugada 诊断流程：具有以下特点提示室速：

1）在胸前导联（V_1~V_6）中无 RS 波形出现。

2）在其中一个胸前导联中 RS 间期 >100ms。

3）胸前导联所有 QRS 波同向性。

4）QRS 波单一形态。

5）如果为 RBBB 图形，观察 V_1 与 V_6，存在以下特点提示室速：V_1 导联：R 波为单一形态 / 呈 QR 或 QS 型 /Rr' 型；V_6 导联：R/S<1/R 波单一形态 / 呈 QR 或 QS 型。

6）如果为 LBBB 图形，观察 V_1 与 V_6，存在以下特点提示室速：V_1 导联：R 波 >30ms/S 波存在明显切迹 /R 波起始到 S 波谷底间期 >60ms；V_6 导联：出现 q 波。

4. 急诊治疗

（1）血流动力学不稳定室速：低血压、神志改变、休克、缺血性胸痛、心力衰竭等表现。

1）如脉搏规整：同步电复律 100J。

2）如脉搏不规则：电除颤 200J。

（2）血流动力学稳定的室速

1）腺苷（不能复律但有助与室上心律鉴别）。

2）普鲁卡因胺。

3）胺碘酮。

5. 多形性（尖端扭转型）室速（图 9）

（1）病因：长 QT 间期（药物因素或先天性）、代谢紊乱（低钾血症或低镁血症）、中枢神经系统损伤、心肌病、心肌缺血。

（2）治疗

1）纠正电解质紊乱。

2）治疗缺血。

3）针对长 QT 的治疗：硫酸镁、利多卡因、心房起搏。

4）电除颤。

5）除颤无效可试用肾上腺素（1mg 静推，5 分钟重复），以缩短 QT 间期。

6）抗心律失常不能改善死亡率。

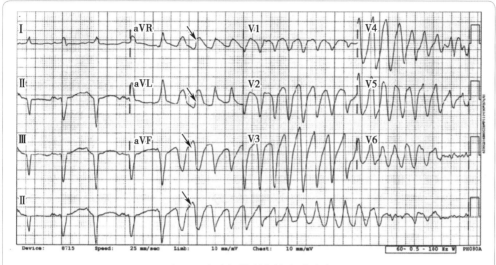

图 9　尖端扭转型室性心动过速

基本搏动的 QT 间期延长,室性期前收缩出现在上一个心动周期的 T 波上(R on T,箭头所示);室速发作时,QRS 波的外形和振幅呈连续和进行性改变;QRS 波的波峰连续在等电基线的一侧出现,然后在另一侧,呈典型的扭转状

复习题

1. 男性,65 岁,高血压病史 20 年,慢性持续性房颤 2 年,长期口服普罗帕酮、地高辛治疗,未口服抗凝药物。门诊就诊时 BP 120/70mmHg,诉轻度活动后气短。以下不正确的是

A. 应接受长期抗凝治疗

B. 属于发生栓塞的高危患者

C. 此患者需急诊电复律治疗

D. 如给予电复律治疗,复律前需抗凝治疗

参考答案:C

2. 女性,36 岁,突发心悸伴头晕来诊,BP 80/50mmHg,无胸痛、晕厥。心电图如下所示:

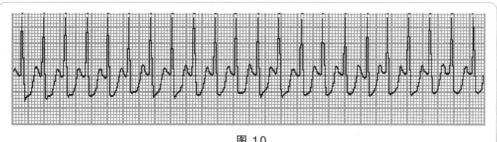

图 10

该患者首选的治疗方案是

A. 腺苷静脉推注

B. 胺碘酮复律

C. 同步电复律

D. 非同步电复律

参考答案：A

---

3. 以下不支持室性心动过速的是

A. 连续出现 3 个以上宽大畸形 QRS 波

B. QRS 波形态一致

C. QRS 波有 2 种以上形态

D. QRS 波之前可规律出现的 P 波

参考答案：D

---

4. 男性,50 岁,突发胸痛 1h 来诊,急诊初步诊断为急性冠脉综合征,给予心电血压监测,15min 后患者出现烦躁,BP 70/40mmHg,监测屏幕上出现连续的宽大畸形 QRS 波,心室率 200 次 /min,触诊颈动脉搏动弱但规律。以下处理最为合理的是

A. 胺碘酮

B. 利多卡因

C. 同步电复律

D. 非同步电复律

参考答案：C

---

5. 关于房颤的治疗,不正确的是

A. 治疗原发疾病

B. 持续时间超过 48h 的房颤,复律前需严格抗凝

C. 房颤持续时间超过 48h 的患者均不适宜急诊电复律

D. 栓塞风险高危的患者,除了抗凝,还应该控制心室率

参考答案：C

心力衰竭

黄珺君

北京大学第一医院呼吸和危重症医学科

学习目标

1. 了解心力衰竭的流行病学特点和预后。
2. 掌握心力衰竭的诊断思路和初步病情评估的方法。
3. 根据血流动力学参数指导治疗。

掌握要点

1. 因心力衰竭住院严重影响预后。
2. 心力衰竭是一个临床诊断，不依赖实验室检查。
3. 袢利尿剂可以有效控制充血症状，是住院患者治疗的首选。
4. 患者同时合并充血及低灌注时，使用血管扩张剂优于正性肌力药物。
5. 右心导管血流动力学监测应有选择地使用，而普遍应用并无获益。

参考文献

1. Fonarow G,et al.JACC,2007,50:768-777.

2. Bhatia,et al.NEJM,2006,355:260-269.

3. Setoguchi S,et al.Am Heart J,2007,154:260-266.

4. Stevenson LW.Eur J Heart Fail,1999,1:251.

5. Maisel AS,et al.NEJM,2002,347:161.

6. Januzzi J et al.Am Heart J,2005,149:744.

一、流行病学特点

1. 心力衰竭在美国是 65 岁以上人群住院的首要病因。

2. 住院患者患有心力衰竭者中,大部分人左室射血分数(LVEF) $\leqslant$ 40%。

3. LVEF 减低的患者相较于 LVEF 保留的患者,具有年龄偏大、女性多见的特点,且常合并高血压、慢性肾脏病、冠心病等疾病。

4. LVEF 差的患者,死亡率增加。

5. 因心力衰竭反复住院的患者,随着住院次数的增多,死亡率增高。

二、诊断及其病生理基础

心力衰竭是一个临床诊断,主要包括两方面的临床表现。

1. 充血　本质为发生于衰竭心脏上游的静水压增高。左心衰竭引起肺循环充血,征象包括端坐呼吸、夜间阵发性呼吸困难、肺部啰音。右心衰竭引起体循环静脉充血,征象包括颈静脉怒张、腹水、水肿(低垂部位最重,例如双下肢)。

2. 低灌注　是心脏泵功能不足的直接结果,征象包括脉压减小、肢端皮温下降、嗜睡或反应迟缓、使用 ACEI 后出现低血压、低钠血症、肾功能异常。

3. 上述两方面临床表现可以反映为皮肤温度和湿度的变化。皮肤的温度反映了末梢灌注的情况,温度越低意味着灌注越差(即心排血量越低);皮肤的湿度反映了外周充血的情况,湿度越大意味着充血越严重,即静水压越高。肺血管的静水压由肺毛细血管楔压作为衡量指数。以此为基础为后续的治疗提供线索。

4. BNP 的应用及局限性

(1)许多因素可以影响 BNP 的数值:老年、女性、压力负荷增高、慢性肾脏病,可导致 BNP 水平升高;肥胖、使用卡维地洛或螺内酯等药物,可导致其水平下降;LVEF 保留的心力衰竭患者 BNP 水平相对较低。

(2)BNP 作为心衰筛查指标特异性欠佳:BNP $\geqslant$ 100 的阳性预测值为 79%,阴性预测值为 89%;NT-pro BNP $\geqslant$ 900 的阳性预测值为 77%,阴性预测值为 92%。目前临床上将 <100pg/ml 作为正常上限的界值,100~400pg/ml 的范围视为灰区,而 >400pg/ml 则提示存在心力衰竭。但对于心力衰竭诊断已经确立的患者,BNP 可以反映病情严重程度(随着心力衰竭纽约心功能分级的增高,BNP 呈增高趋势)。

(3)BNP 与肺毛细血管楔压的相关性有限。

(4)与临床症状评估相比,BNP 额外获益较小,因此 BNP 只适用于在诊断不明时做出提示。

(5)出院前的 BNP 水平可以预测出院后情况(即 BNP 越高,再住院风险越大)。

三、病因

1. 病因　主要包括缺血性心脏病(40%)、扩张型心肌病(37%)、心脏瓣膜病(12%)和高血压(11%)。

2. 扩张型心肌病的病因包括化疗药物(主要为阿霉素)、结缔组织病、HIV 感染、浸润型心肌病、围生期心肌病、毒物相关心肌病、心肌炎、特发性心肌病(40% 存在遗传因素)。其他如心动过速、先天性心脏病、应激性心肌病和美洲锥虫病等也可导致心力衰竭。

四、新发心力衰竭的初步检查

1. 所有病例均应询问病史、查体、查心电图、超声心动图(有无二尖瓣反流、左室舒张末期内径、右室功能)、促甲状腺素(TSH)、铁蛋白、血钠、血氯;运动负荷试验。有风险因素患者应评估冠脉情况。

2. 有指征的病例应查肾上腺素水平,冠脉造影,有创血流动力学监测,心脏核磁共振成像,以及(需要时)心肌活检。

五、鉴别诱因

1. 急性冠脉综合征或冠脉缺血。

2. 严重的高血压。

3. 房性和室性心律失常。

4. 感染。

5. 肺栓塞。

6. 肾衰竭。

7. 药物因素(如非甾体类抗炎药、类固醇药物、噻唑烷二酮类药物等)。

8. 对药物及饮食控制依从性欠佳。

六、治疗

(一) 急性心力衰竭的治疗原则

1. 纠正诱因。

2. 改善容量状态和灌注。

3. 优化口服药物治疗方案。

4. 患者教育。

5. 启动长期治疗及疾病管理计划。

(二) 急性心力衰竭的药物治疗

1. 缓解充血,首选利尿治疗(一线药物为袢利尿剂)。

2. 充血加重,但体循环阻力正常时,可使用正性肌力药物(如多巴胺、米力农、钙离子增敏剂)。

3. 低灌注,或者充血加重但体循环阻力升高时,可使用血管扩张剂(硝普钠、硝酸甘油、奈西立肽)。

4. 加压素受体抑制剂,内皮素拮抗剂,新式肌力药,腺苷拮抗剂,合成 BNP(奈西利肽)均已证明无效。

(三)利尿剂

1. 常用利尿剂

(1)碳酸酐酶抑制剂:代表药物为乙酰唑胺,最大利尿效应 3%~5%,作用于近曲肾小管。

(2)袢利尿剂:代表药物为呋塞米、布美他尼、托拉塞米,最大利尿效应 20%~25%,作用于髓袢升支。

(3)噻嗪类利尿剂:代表药物为氢氯噻嗪、美托拉宗(甲苯喹唑酮),最大利尿剂效应 5%~8%,作用于近端远曲肾小管。

(4)保钾利尿剂:代表药物为螺内酯、阿米洛利,最大利尿剂效应 2-3%,作用于远端远曲肾小管和集合管。

2. 袢利尿剂的药动学 出现心力衰竭时,需要更大剂量的利尿剂才能达到同等的利尿效果,同时最大利尿效果也呈下降趋势。因此推荐的给药方案为:

(1)选择适当的初始剂量(通常比病情稳定时的利尿剂剂量大)。

(2)避免过量。

(3)在有效剂量时,增加给药频率。

(4)利尿剂耐药时推荐联合用药。

3. 利尿剂使用剂量及方式的研究

(1)高剂量给药(相对于低剂量组):72h 内的呼吸困难缓解率更高;负平衡(净尿量)及体重下降效果更好;但血肌酐水平也同时升高;60d 内的死亡率、再住院率和急诊就诊率则无显著区别。

(2)分次给药和连续泵入的给药方式组间在以上指标中无显著区别。

(3)透析超滤脱水效果不强于药物利尿,却使而血肌酐升高。

(四)扩血管药物在心力衰竭中的应用

1. 硝普钠 作用强、起效快;半衰期 1~2min;对心排血量、体循环阻力、肺循环阻力、平均动脉压均有明显作用,对中心静脉压影响稍小;血压低及肾功能不好时慎用。

2. 硝酸甘油 临床常用;半衰期 3min;对心排血量、体循环阻力、肺循环阻力、平均动脉压作用均较小,对中心静脉压作用明显。

(五)强心药物在心力衰竭中的应用

1. 多巴酚丁胺 对 α_1、β_1、β_2 受体均有作用,对 β_1 作用较强;可显著增加心排血量,对心率、肺循环阻力影响小,可降低体循环阻力。

2. 多巴胺 作用受泵入速度影响;1~2μg/(kg·min),无明显作用;2~10μg/(kg·min),对 α_1、β_1 有作用,以 β_1 为主,可显著增加心排血量;10~20μg/(kg·min),对 α_1、β_1 有作用,

以 α_1 为主,可显著增加心率和体循环阻力。

3. 米力农　磷酸二酯酶 3 抑制剂;可显著增加心排血量,降低体循环和肺循环阻力。

4. 部分研究证明,心源性休克时多巴胺增加死亡率;多巴酚丁胺增加心律失常发生率;米力农增加心律失常及低血压发生率。

5. 急性心力衰竭时静脉使用强心药物可增加死亡率;因此静脉强心药物仅应该用作决定性治疗前的桥接,或用于给难以有效治疗病例缓解症状。

(六) 血流动力血监测

多数情况下应用血流动力学指导治疗并不改善患者预后,但以下特殊情况可考虑右心导管监测。

1. 容量、灌注、体循环或肺循环压力情况不明。

2. 经验性治疗后仍有显著低血压或肾功能恶化。

3. 用于心室辅助装置或心脏移植的潜在患者的评估。

4. 疑诊心源性休克。

5. 严重的心力衰竭,但不能确定充盈压升高、低灌注、血管张力异常等几项指标中何为主导因素。

6. 强心药依赖状态,或经调整方案而心衰仍然严重的病例。

(七) 出院安排

1. 按照循证医学制订全套方案。

2. 书面教育材料,描述活动水平、饮食、药物清单、随诊安排、体重监测、以及出现症状时如何应对。

(八) LVEF 减低的慢性心力衰竭的治疗

下列药物均能改善生存率:

1. **血管扩张剂**　ACEI,脑钠肽降解酶抑制剂。

2. **β 受体阻滞剂**　美托洛尔、比索洛尔、卡维地洛,但不宜在急性加重期启用。

3. **醛固酮拮抗剂**　螺内酯、依普利酮效果相似。

4. **器械治疗**　除颤器和或再同步治疗(用于左束支传导阻滞合并宽 QRS 的患者)。

5. **其他**　地高辛、依法布雷定、华法林。

七、总结

1. 因心力衰竭住院严重影响预后。

2. 心力衰竭是一个临床诊断,不依赖实验室检查。

3. 袢利尿剂可以有效控制充血症状,是住院治疗的首选。

4. 患者同时合并充血及低灌注时,使用血管扩张剂优于正性肌力药物。

5. 右心导管血流动力学监测应有选择地使用,普遍应用并无获益。

复习题

1. 55 岁女性,主因"呼吸困难进行性加重 2 周"就诊。既往高血压病及 2 型糖尿病病史。查体:神情,BP 100/75mmHg,HR 100 次 /min,颈静脉怒张,双肺呼吸音稍粗,肝颈静脉回流征阳性,双下肢对称性可凹性水肿。明确诊断,应首先进行的检查是

A. 血 BNP 水平

B. 超声心动图

C. 冠状动脉造影

D. 右心导管检查

参考答案:B

2. 下列药物中,不改善心衰的预后的是

A. 螺内酯

B. β 受体阻滞剂

C. 呋塞米

D. 福辛普利

参考答案:C

3. 患者 80 岁女性,陈旧心肌梗死。超声提示 LVEF 23%,左室舒张末期内径 8.0cm。近期在药物治疗下反复出现憋气、夜间不能平卧,发作心悸、意识丧失 2 次。心电图如下图(图 1)。对于患者目前情况,最合适的治疗是

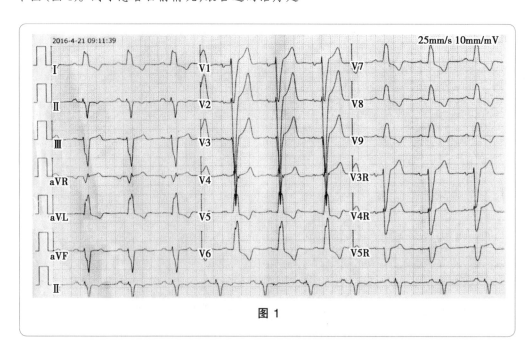

图 1

A. 服用胺碘酮

B. 植入 ICD

C. 植入 CRT

D. 植入 CRT-D

参考答案:D

---

4. 在心力衰竭患者中,最常见的血流动力学参数异常是

A. CO 降低

B. CI 降低

C. PCWP 升高

D. SV 下降

参考答案:C

---

5. 患者 80 岁女性,肺部感染、心功能不全、冠心病入院,院外长期服用三环类抗抑郁药物。入院心电图如下图(图 2)。那么该患者不宜应用的药物有

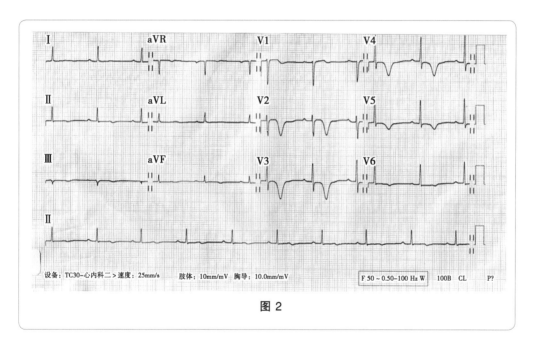

图 2

A. β 受体阻滞剂

B. 莫西沙星

C. 阿司匹林

D. 硝酸酯

参考答案:B

急性冠脉综合征及急性心包炎

郭文亮

广州医科大学附属第一医院 PCCM 科

学习目标

1. 不同亚型急性冠脉综合征共同病理生理学特点。
2. 急性冠脉综合征的评估要素在于指导进一步处理方案。
3. ST 段抬高型心肌梗塞紧急再灌注是首要目标。
4. 机械再通优于药物溶栓。
5. 急性冠脉综合征的二级预防。
6. 心脏压塞的临床表现。

参考文献

1. Lopes RD, Heizer G, Aronson R, et al.Antithrombotic Therapy after Acute Coronary Syndrome or PCI in Atrial Fibrillation.N Engl J Med.2019；380：1509-1524.

2. Kimura K, Kimura T, Ishihara M, KJCS 2018 Guideline on Diagnosis and Treatment of Acute Coronary Syndrome.Circ J.2019；83：1085–1196.

3. Ibanez B, James S, Agewall S, et al.2017 ESC Guidelines for the management of acute myocardial infarction in patients presenting with ST-segment elevation：The Task Force for the management of acute myocardial infarction in patients presenting with ST-segment elevation of the European Society of Cardiology(ESC).Eur Heart J. 2018；39：119–177.

4. Lilly LS.Treatment of acute and recurrent idiopathic pericarditis.Circulation.2013；127(16)；1723–6.

5. Schwartz GG, Steg PG, Szarek M, et al.ODYSSEY OUTCOMES Committees and Investigators.Alirocumab and cardiovascular outcomes after acute coronary syndrome.N Engl J Med 2018；379：2097–2107.

一、急性冠脉综合征

急性冠脉综合征(acute coronary syndrome, ACS)是指冠状动脉内不稳定的粥样斑块破裂或糜烂引起血栓形成所导致的心脏急性缺血综合征,包括 ST 段抬高型心肌梗死(STEMI)、非 ST 段抬高型心肌梗死(NSTEMI)和不稳定型心绞痛(UA)。后两者合称非 ST 段抬高型急性冠脉综合征(NSTE-ACS)。危重医学关注要点在于 ACS 的急性期处理。

(一)粥样斑块形成的危险因素

1. **吸烟**

2. **高血压**

3. **高脂血症**

4. **糖尿病**

5. **遗传因素**

6. **年龄**　致死性心肌梗死患者中约 4/5 是 65 岁以上的老年人。

7. **性别**　男性冠心病死亡率为女性的 2 倍,男性发病较女性平均年龄早 10 岁。

8. **体力活动不足**

(二)ACS 病理生理

包括斑块破裂和糜烂、血小板聚集和血栓形成、血管收缩、微血管栓塞导致急性或亚急性心肌供血供氧的减少。

(三)ACS 评估要素

1. **高危因素**　TIMI 分数(表 1)。

2. **临床症状**　胸痛是主要症状。

3. **心电图改变**

(1)ST 段抬高,或新发左束支传导阻滞。

(2)ST 段压低 ≥ 0.5mm、T 波倒置 >1mm。

(3)异常 Q 波。

(4)心电图除了提示缺血表现,同样重要的是可以用来做缺血冠脉的分布定位。

(5)应该争取在胸痛出现 10min 以内获得 12 导联心电图,与以往心电图比较,并且进行系列监测(ACS 患者多达 50% 首次心电图可以阴性)。

(6)心电图是决定下一步处理的最重要依据。

4. **血清学指标(ACS 的生物标志)**

(1)肌钙蛋白定量

1)胸痛 3~6h 后出现改变。

2)首次测量作为基线值进行系列对比监测。

3)假阴性见于病程早期或测试方法敏感度不够。

4)假阳性见于非冠心病引起的心肌受损(例如休克、左室肥厚、高血压危象、心肌炎/钝挫伤、冠脉痉挛等),以及肾衰竭(排除延迟)。

5)升高超过 1.5 更可能是心肌梗死,细胞内容释放入血;<1.5 可以是漏出。

(2)CK-MB:因其可源自其他肌肉组织,已逐渐被肌钙蛋白取代。

二、不稳定型心绞痛和非 ST 段抬高型心肌梗死

1. 治疗目标　快速缓解缺血症状、预防冠脉事件再发生。

2. UA/NSTEMI 的危险分层

(1) TIMI 评分：共 0~7 分，0~3 分为低风险，4~7 分为高风险（表 1）。

(2) TIMI 评分越高，14 天死亡率、再发心肌梗死及急需血管重建发生率越高（表 2）。

表 1　TIMI 评分内容（每条 1 分）

患者特征
年龄 >65 岁
≥ 3 项冠脉疾病高危因素（家族史、高脂血症、糖尿病、吸烟）
既往冠脉狭窄 ≥ 50%
ST 段偏移
24h 内出现 2 次或以上心绞痛
近 1 周服用阿司匹林
肌钙蛋白升高

表 2　TIMI 评分与 14d 死亡率、再发心肌梗死及急需血管重建发生率关系

TIMI 评分	综合事件发生率（%）
0/1	4.7
2	8.3
3	13.2
4	19.9
5	26.2
6/7	40.9

3. NSTE-ACS 治疗策略选择　尽早有创治疗或保守治疗。

(1) 下列情况考虑有创治疗

1) 反复或难治性的缺血。

2) 血流动力学不稳定。

3) 肌钙蛋白升高，ST 段偏移。

4) TIMI 评分为高风险。

5) 充血性心力衰竭，EF<40%，或二尖瓣反流加重。

6) 近期有过经皮冠状动脉介入治疗（PCI）手术或者既往曾行冠脉搭桥手术的患者。

(2) 保守治疗仅限于

1) 风险分数低。

2) 患者或医生选择。

3) 不适于 PCI 或旁路移植手术。

4. 一般辅助治疗

(1)硝酸甘油:改善症状但不降低死亡率。

(2)β受体阻滞剂:改善症状,也改善死亡率。禁忌:心衰,心排血量低下,心源性休克危险性高,高度房室阻滞。

(3)钙通道拮抗剂:用于β受体阻滞剂疗效不明显,或者禁忌的情况下。

(4)吗啡:镇痛、抗焦虑,同时减轻心脏前负荷。注意不要掩盖心绞痛。

(5)ACEI:若患者有慢性心功能不全或 $EF \leqslant 40\%$。

5. 抗血栓治疗

(1)抗凝:各种抗凝剂可任选,无特殊考虑。

(2)抗血小板治疗。

(3)阿司匹林:所有患者。

(4)P2Y12 ADP 阻断剂:多数患者需与阿司匹林合用。

(5)Ⅱb/Ⅲa 糖蛋白抑制剂:只用于导管术后。

三、ST 段抬高型心肌梗死

1. 治疗目标　尽早恢复再灌注,限制梗死范围扩大。"时间就是心肌"。

2. ST 段抬高型心肌梗塞紧急再灌注指征

(1)发病 12h 内。

(2)发病在 12~24h,仍有持续缺血的症状和心电图表现。

3. 再灌注策略选择

PCI:在有条件医院作为首选。

1)PCI 中心:①发病 90min 内,或虽超过 90min 但有溶栓禁忌证,行 PCI 介入;②如果超过 90min 但无溶栓禁忌,给予溶栓。

2)无 PCI 条件医院:①预计发病到转院行 PCI 时间小于 120min,争取 PCI;②如果超过 120min 但有休克或者溶栓禁忌,仍然转院争取 PCI;③超过 120min 而无休克或禁忌者,溶栓。

4. 溶栓治疗　不符合上述 PCI 要求,无溶栓禁忌证。

(1)非纤维蛋白特异性溶栓药物:链激酶和尿激酶。

(2)特异性溶栓药物

1)阿替普酶(tPA):100mg/90min 静脉点滴。

2)替奈普酶:30~50mg,静脉推注。

3)瑞替普酶。10mg 静脉推注,30min 后重复第 2 次。

(3)溶栓的绝对禁忌证

1)既往颅内出血。

2)脑血管结构病变。

3)颅内肿瘤。

4)3 个月内发生过缺血性卒中。

5）3 个月内发生明显头部创伤。

6）2 个月内行颅内或脊柱手术。

7）可疑主动脉夹层。

8）活动性出血。

（4）溶栓的相对禁忌证

1）高血压控制不佳。

2）CVA 超过 3 个月。

3）超长或形成创伤的心肺复苏。

4）3 周内接受过大手术。

5）近期 2~4 周有内脏出血。

6）不能压迫止血部位的大血管穿刺。

7）妊娠。

8）正在服用抗凝药。

（5）溶栓成功表现

1）2h 内胸痛症状明显缓解。

2）肌钙蛋白峰值提前至发病 12h 内。

3）60~90min 内心电图抬高的 ST 段至少回落 50%。

4）2~3h 内出现再灌注心律失常。

（6）对于溶栓成功的高危患者在 3~24h 内行冠脉造影并对梗死相关血管行血运重建。

高危因素包括：①前壁心肌梗死；②下壁心肌梗死伴有射血分数降低或右室梗死；③广泛 ST 段抬高，或左束支传导阻滞；④心力衰竭；⑤低血压或心动过速。这些患者溶栓成功后尽早行冠脉造影加血运重建可改善 30d 内死亡率、再梗死率、再缺血发生率、心衰或心源性休克发生率。

（7）对于溶栓失败的患者应做补救 PCI。

5. 心肌梗死并发症

（1）乳头肌功能失调或断裂。

（2）心脏破裂。

（3）心室壁瘤。

（4）栓塞。

（5）心肌梗死后综合征。

6. 急性冠脉综合征的二级预防

（1）生活模式改变：控制血脂、血糖、血压，戒烟、有氧运动、减重、流感疫苗注射。

（2）药物治疗：阿司匹林（81mg/d，终身）、氯吡格雷（1 年）、β 受体阻滞剂、降胆固醇药，ACEI 或 ARB（尤其射血分数 <40%，心衰，糖尿病）、硝酸甘油（急救备用）。

四、急性心包炎

1. **定义**　急性心包炎为心包脏层和壁层的急性炎症,可由细菌、病毒、肿瘤、自身免疫、物理、化学等因素引起。

2. **病因**

(1)急性非特异性。

(2)感染:病毒、细菌、真菌、寄生虫、立克次体。

(3)肿瘤。

(4)自身免疫:风湿热及其他结缔组织疾病,如系统性红斑狼疮、结节性多动脉炎、类风湿关节炎、贝赫切特病、艾滋病;心肌梗死后综合征、心包切开后综合征及药物性如肼屈嗪、普鲁卡因胺、青霉素等。

(5)代谢疾病:尿毒症、痛风。

(6)物理因素:外伤、放射性。

(7)邻近器官疾病:急性心肌梗死、胸膜炎、主动脉夹层、肺梗死等。

3. **急性心包炎心电图表现**　常与 ST 段抬高型心肌梗死相鉴别(表3)。

(1)ST 段抬高。见于除 aVR 导联以外的所有常规导联中,呈弓背向下型。

(2)一至数日后,ST 段回到基线,出现 T 波低平及倒置,持续数周至数月后 T 波逐渐恢复正常

(3)除 aVR 和 V_1 导联外 PR 段压低。

(4)无病理性 Q 波,无 QT 间期延长。

(5)常有窦性心动过速。

表 3　急性心包炎与急性 ST 段抬高型心肌梗死心电图鉴别要点

	ST 段	ST 段抬高的导联	ST-T 演变	PR 段
急性心包炎	弓背向下	广泛	数日至数周	压低
急性 ST 段抬高型心肌梗死	弓背向上	梗死的相应导联	数小时	正常

4. **危重医学注意关注要点在于心脏压塞的识别与紧急处理**

(1)Beck 三联征:颈静脉怒张,低血压伴奇脉,心音遥远。

(2)心电图:窦性心动过速、QRS 低电压,大量渗液时可见电交替。

(3)紧急处理:心脏超声定位与心包穿刺抽液。

复习题

1. 52 岁老年男性晨起出现左侧胸痛送至急诊科,心电图如下图(图1),以下紧急处理中最合适的是

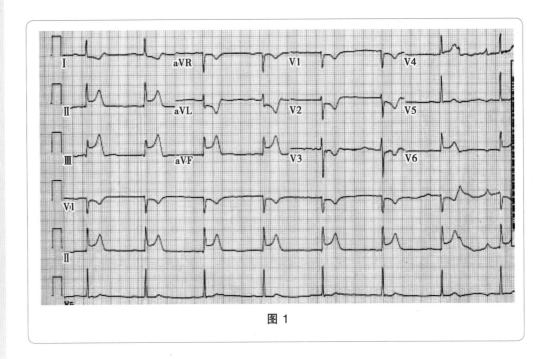

图 1

A. 如在发病 90min 内能行冠脉造影检查,则送去导管室

B. 给予药物溶栓

C. 给予钙离子拮抗剂及硝酸酯类药物治疗

D. 给予阿司匹林及心脏超声检查

参考答案:A

2. 56 岁中年男性,以劳力后呼吸困难和外周水肿为主要表现,18 年前曾诊断为霍奇金淋巴瘤,曾予放化疗治疗。查体:心率 110 次 /min,血压 90/70mmHg,颈静脉压力 14cmH$_2$O 随吸气时升高,肺部未闻及干湿啰音,心音难以闻及,下肢水肿。心电图如下图(图 2),以下处理中最为恰当的是

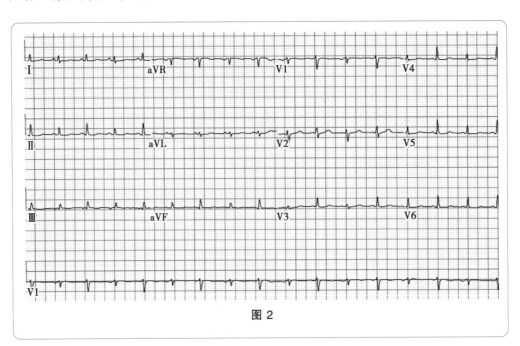

图 2

A. 紧急行心脏超声检查及心包穿刺引流

B. 给予 β 受体阻滞剂、ACEI 及静脉利尿药物治疗

C. 心肌活检

D. 给予低分子肝素治疗及行冠脉造影检查

E. 心脏 MRI 检查

参考答案:A

---

3. 溶栓成功表现不包括

A. 2 小时内胸痛症状明显缓解

B. 肌钙蛋白峰值提前至发病 12h 内

C. 60~90min 内心电图抬高的 ST 段至少回落 50%

D. 没有心律失常

参考答案:D

---

4. 根据下列心电图(图 3),最为合适的诊疗措施是

A. 如在发病 90min 内能行冠脉造影检查,则送去导管室

B. 胸痛 6h 内可考虑溶栓治疗

C. 给予钙离子通道拮抗剂和硝酸酯类

D. 给予阿司匹林和行超声心动图

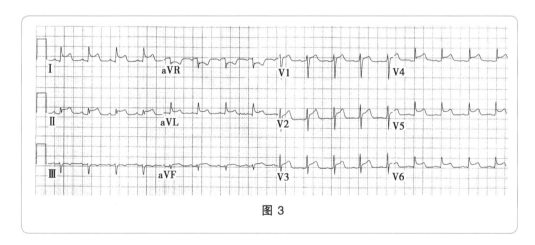

图 3

参考答案:D

心 肌 炎

黄珺君

北京大学第一医院呼吸和危重症医学科

学习目标

1. 了解心肌炎的定义、常见病因及组织学分类。
2. 掌握病毒性心肌炎的特点及心肌炎诊断标准。
3. 了解心肌炎的治疗原则。

掌握要点

1. 心肌炎最常见病因为病毒感染。
2. 心肌炎的诊断标准需结合临床表现及辅助检查,其中心肌活检为金标准,病理类型对预后及治疗方案的决定均有较大作用。
3. 心肌炎的治疗一般以对症支持为主,免疫抑制治疗需符合一定条件。

参考文献

1. Cooper LT Jr.Myocarditis.N Engl J Med 2009 ;360 :1526-38.
2. Ammirati E,Cipriani M,Sormani P,et al.Survival and left ventricular function changes in fulminant versus non-fulminant acute myocarditis.Eur Heart J 2017 ;38 :1065.
3. Wang Z,Wang Y,Lin H,et al.Early characteristics of fulminant myocarditis vs non-fulminant myocarditis: A meta-analysis.Medicine(Baltimore).2019 ;98(8):e14697.

一、心肌炎的定义及病因

1. **定义**　由病原微生物感染或理化因素引起的,以心肌细胞坏死和间质炎症细胞浸润为主要表现的心肌炎症性疾病。

2. 病因

(1)感染因素:病毒、细菌、螺旋体、立克次体、真菌、原虫等(其中病毒最常见)。

(2)非感染性:系统性疾病(自身免疫病)、理化因素(药物、毒素)等。

二、心肌炎的病理组织学分类

根据炎症细胞浸润类型可分为淋巴细胞性、嗜酸性粒细胞性、多形性和巨细胞性。

三、病毒性心肌炎

1. 嗜心肌病毒感染引起的以心肌非特异性间质性炎症为主要病变的心肌炎。

2. 常见病原　柯萨奇病毒、埃可病毒、脊髓灰质炎病毒、流感、风疹、单纯疱疹等。

3. 临床表现

(1)急性新发的心力衰竭。

(2)病毒前驱感染史。

(3)可能有胸痛。

(4)心肌损伤标记物升高。

(5)虽有 ST 段改变,但除外冠心病。

(6)辅助检查:超声心动图、心脏核素显像、心脏核磁共振、心肌活检(金标准)。

4. 临床拟诊心肌炎的标准

(1)临床表现

1)急性胸痛。

2)新发生(数天至 3 个月)或恶化的气促、疲乏;伴或不伴左右心力衰竭症状。

3)亚急性 / 慢性(>3 个月)或恶化的气促、疲乏;伴或不伴左右心力衰竭症状。

4)心悸,无明确原因的心律失常、晕厥或短暂心脏性猝死。

5)无明确原因的心源性休克。

(2)辅助检查

1)心电图异常,包括房室传导阻滞、束支阻滞、ST/T 改变、窦性静搏、室性心动过速、心房颤动、R 波减低、异常 Q 波、低电压、频发期前收缩、室上性心动过速等。

2)肌钙蛋白升高。

3)超声心动图 / 造影提示左室和 / 或右室结构和功能异常。

4)心脏磁共振证实心肌组织学的特征性改变。

有上述临床表现的 1 种或以上,并且伴有辅助检中的 1 项或以上异常者,符合项目越多越支持诊断。如患者无症状,则需具备上述辅助检查 2 项或以上异常。

5. 心肌炎的一般治疗

(1)血流动力学不稳定患者:转入重症监护病房,必要时使用机械通气及循环辅助装置。

(2)血流动力学稳定患者:建议住院治疗,警惕病情迅速恶化等突发事件。

(3)心衰患者:推荐使用利尿剂、血管紧张素转化酶抑制剂、血管紧张素Ⅱ抑制剂;如心衰症状持续,加用醛固酮受体拮抗剂。

(4)心律失常:对症处理。若需植入心律转复除颤器(ICD),则应延迟至急性期以后。

(5)急性期限制体力活动直至完全恢复(限制体力活动至少6个月)。

(6)免疫调节治疗

1)抗病毒治疗(抗病毒药物、干扰素等,可能改善预后)。

2)静脉注射免疫球蛋白(不推荐)。

3)免疫吸附(不推荐)。

(7)免疫抑制治疗:激素、免疫抑制剂,使用前应除外病毒急性感染。

1)适应证:难治性心力衰竭、房室传导阻滞,考虑有自身免疫因素参与。

2)免疫抑制治疗对于大多数心肌炎无效。

3)巨细胞性心肌炎较淋巴细胞性心肌炎预后差,但免疫抑制治疗有效。

4)心肌活检有助于判断心肌炎的病理类型,以明确是否运用免疫抑制治疗,并判断预后。

四、暴发性心肌炎与急性心肌炎

1. 暴发性心肌炎存在严重血流动力学异常,病情进展迅速(通常为1~2d),死亡病例多为发病后数周以内,但总体远期预后良好。

2. 急性心肌炎多数病例具有病程隐匿、反复发作的特点,发病初期病情较轻,绝大多数患者存活;但数年后往往可发展为扩张型心肌病,死亡率随之增加,因此总体远期预后欠佳。

五、总结

1. 心肌炎最常见的病因为病毒感染。

2. 心肌炎的诊断标准需结合临床表现及辅助检查,其中心肌活检为金标准,病理类型对预后及治疗方案的决定均有较大作用。

3. 心肌炎的治疗一般以对症支持为主,免疫抑制治疗需符合一定条件。

复习题

1. 32岁男性,1周前出现发热,咽痛,未特殊治疗。近3d出现乏力,无意识丧失。入院后心电图如下图(图1),最合适的处置是

A. 植入永久起搏器

B. 行电生理检查

C. 植入临时起搏器

D. 异丙肾上腺素

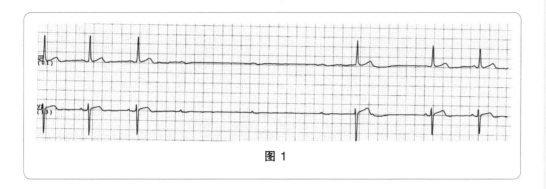

图 1

参考答案:C

. . . .

2. 心肌炎最常见的病毒是

A. 腺病毒

B. 柯萨奇病毒

C. 鼻病毒

D. EB 病毒

参考答案:B

. . . .

3. 35 岁女性,主因"呼吸困难进行性加重 2 周"就诊。既往体健。查体:神清,BP 90/60mmHg,HR 120 次 /min,R 30 次 /min,颈静脉怒张,双肺散在湿啰音,双下肢对称性可凹性水肿。心电图提示各导联 ST 段广泛抬高 0.1~0.2mV。cTNI 0.7ng/ml。超声心动图提示左室射血分数 20%,室壁运动弥漫减弱。以下检查中最有可能明确诊断的是

A. 冠状动脉造影

B. 心脏核素显像

C. 心肌活检

D. 经食管超声心动图

参考答案:C

高血压急症

梁 瀛

北京大学第三医院呼吸与危重症医学科

学习目标

1. 熟悉高血压急症的临床症状和体征。

2. 明确高血压急诊的治疗目标。

3. 掌握具体类型高血压急症中,不同降压药物选择优先顺序。

4. 能列举常用降压药物的不良反应。

掌握要点

1. 初始降压速率 在开始的数分钟 / 数小时内使平均动脉压(MAP)下降 20%。

2. 高血压急症 首选硝普钠(注意不良反应)和非诺多泮(在青光眼患者不适用)。

3. 颅内出血 首选尼卡地平或拉贝洛尔。

4. 肺水肿 / 心肌缺血 静脉硝酸甘油。

5. 主动脉夹层治疗原则 A 型夹层:外科手术;B 型夹层:药物治疗。

6. 先兆子痫 首先需要终止妊娠,使用熟悉的药物。

7. 儿茶酚胺超负荷 酚妥拉明。

参考文献

1. 林果为,王吉耀,葛均波. 实用内科学 .15 版 . 北京:2017. 人民卫生出版社

2.《中国高血压防治指南》修订委员会 . 中国高血压防治指南 2018 修订版 . 北京:人民卫生出版社

3. Brathwaite L,Reif M,Hypertensive Emergencies:1.A Review of Common Presentations and Treatment

Options.Card Clin.2019；37(3)，275-286.

4. Giannattasio C，Maloberti A，Magni G，et al.Hypertensive emergencies and urgencies：blood pressure management and its relationship with short and medium term outcome.J Hyperten.2019；37：e168.

一、定义

1. 高血压危象（hypertensive crisis） 是指短期内血压急剧升高（收缩压≥180mmHg或舒张压≥110mmHg）的临床紧急情况。基本病理生理在于此时血压水平超出靶器官血流的自主调节保护范围。高血压危象分为高血压亚急症（urgency）和高血压急症（emergency）。

2. 高血压亚急症 无症状，可以在数小时/数天使血压降低。

3. 高血压急症 靶器官发生损害，必须在数分钟/数小时将血压降低（一般不需要立即降到正常值范围）。

二、临床表现

症状和体征：呼吸困难（29%）、胸痛（26%）、头痛（23%）、神志改变（20%）、局灶性神经功能损害（11%）、微血管病溶血（27%）。

三、靶器官损害的表现

高血压脑病、颅内出血、急性心肌缺血、肺水肿、主动脉夹层、恶性肾硬化。

（一）高血压脑病

1. 临床表现 头痛、嗜睡、恶心/呕吐、癫痫发作、精神错乱甚至昏迷，眼底检查可发现视乳头（视盘）水肿。

后脑白质病综合征（posterior reversible encephalopathy syndrome，PRES）表现为头痛、神志改变、癫痫发作三联征。病理机制是脑血流自主调节功能障碍与血管内皮损伤。MRI诊断价值优于CT：在枕叶额叶病灶区域见血管源性水肿，T2 FLAIR相高强度信号。

2. 治疗方法 注意血压下降的速率：在开始治疗的数分钟/数小时，使MAP下降10%~20%。此后24h内再下降5%~15%；接着在数天或数周内逐渐将血压降至正常范围。血压下降过快会带来靶器官缺血。

3. 治疗药物 处理高血压危象应选择起效迅速、可以滴定的静脉输注药物（表1）。

（1）硝普钠：同时扩张小动脉与静脉，起效快，半衰期短，非常适合剂量滴定。硝普钠可在体内转化为氰化物，氰化物中毒浓度：氰化物1mg/L，硫氰化物10ug/L。氰化物中毒表现为乳酸升高，意识障碍，处理用静点硫代硫酸盐阻断肝脏转化。肾衰竭时硝普钠作用延长。

（2）非诺多泮：起效快，半衰期稍长。肾衰患者更为适用，但青光眼患者需慎用。

硝普钠和非诺多泮两者降压效果相当，均可作为一线降压治疗用药。

(3)尼卡地平:扩张小动脉并对心排血量影响轻微,脑出血最常用药。起效稍慢,半衰期8h。

(4)氯维地平:超短效的二氢吡啶类药物,起效快,代谢由血清酯酶水解。

(5)艾司洛尔:相对心脏特异的β受体阻断剂,由血清酯酶水解。

(6)拉贝洛尔:α和β受体阻断剂,常与硝普钠合用。尤其适用于冠脉缺血活动期。但在嗜铬细胞瘤与可卡因中毒时必须在α受体彻底阻断后使用。在COPD、心力衰竭与心动过缓时避免使用。

(7)硝酸甘油:心肌缺血的理想药物,但使用24~48h后可以产生耐药。

(8)肼屈嗪:小动脉扩张,可致反射性心动过速,妊娠期常用。动脉夹层或心肌缺血时慎用。

(9)依那普利:可以注射的ACEI,用于高肾素状态有针对性,半衰期12~24h。

表1　常用的快速降压药物总结

	起效时间	作用时间	剂量范围
硝普钠	1min	1~2min	0.3~3μg/(kg·min)
非诺多泮	5min	1小时	0.01~0.3μg/(kg·min)
尼卡地平	5~20min	<8小时	5~15mg/h
氯维地平	2~4min	5~15min	1~20mg/h
艾司洛尔	1~2min	10~30min	50~100μg/(kg·min)
拉贝洛尔	5min	2~18min	0.5~2mg/min
硝酸甘油	2min	5~10min	5~200μg/min
酚妥拉明	1~2min	10~30min	5~15mg 静脉推注

(二)急性主动脉夹层

1. 分型(两个系统有重合)

(1)DeBakey分型:根据破口位置及夹层累及范围,分为三型:

Ⅰ型:破口位于主动脉瓣上5cm内,近端累及主动脉瓣,远端累及主动脉弓、降主动脉、腹主动脉,甚至达髂动脉。

Ⅱ型:破口位置与Ⅰ型相同,夹层仅限于升主动脉。

Ⅲ型:破口位于左侧锁骨下动脉开口以远2~5cm,向远端累及至髂动脉。

(2)Stanford分型

A型(近端型):破口位于升主动脉,首选急诊外科手术。

B型(远端型):夹层病变局限于腹主动脉或髂动脉,一般首选药物保守治疗。

2. 治疗原则

(1)A型:按外科急诊状况处理,血管内支架的研究正在进行之中。

(2)B型:首选药物保守治疗;如果存在并发症,应考虑血管内支架。

药物治疗的原则

1)需要在20min内将血压快速降至正常范围,避免心动过速。

2)阻断β受体以后才能使用血管扩张剂。

3）降低脉搏波形的斜率（dP/dT）。

4）降低左心室收缩力。

5）目标收缩压 100~110mmHg，MAP 60~70mmHg。

6）药物治疗推荐艾司洛尔或拉贝洛尔。

（三）先兆子痫

1. 诊断　①妊娠 20 周以后；②收缩压 ≥ 140mmHg 或舒张压 ≥ 90mmHg；③蛋白尿（尿蛋白 / 肌酐比值 ≥ 0.3 或 24h 尿蛋白 ≥ 0.3g）；④器官损害（血小板计数 $<100 \times 10^9/$ L，或肌酐升高，或转氨酶升高）。

2. 治疗

（1）终止妊娠才能彻底控制！

（2）药物：拉贝洛尔、肼屈嗪、钙拮抗剂、硫酸镁。

（四）出血性脑卒中

降压目标是降低血肿扩大。

降压目标：收缩压 ≤ 140mmHg。

首选药物：尼卡地平或氯维地平。

（五）缺血性脑卒中急性期

通常不需要积极降压（允许性高血压）。

降压目标：收缩压 ≤ 220mmHg。

积极寻求再灌注治疗。

降压药物选择：尼卡地平、氯维地平或拉贝洛尔。

（六）儿茶酚胺高负荷

以下药物可通过儿茶酚胺过量引起高血压危象：单胺氧化酶抑制剂 + 酪胺、或甲基苯丙胺或可卡因。

可选的治疗药物：酚妥拉明、肼屈嗪、依那普利

复习题

1. 关于高血压脑病，不正确的是

A. 临床表现与颅内压升高有关

B. 发生时常表现有血压突然升高

C. 可发生于妊高症

D. 常伴有急性肺水肿的表现

参考答案：D

2. 关于高血压伴脑卒中，表述正确的是

A. 缺血性脑卒中并准备溶栓治疗的患者血压应控制在 140/90mmHg 以内

B. 缺血性脑卒中应快速将血压降至安全范围

C. 病情稳定的出血性脑卒中患者，降压目标为 140/90mmHg 以内

D. 高血压伴脑卒中可以首选口服降压药物

参考答案:C

---

3. 男性,30 岁,间断头痛、头晕 2 个月,伴消瘦、便秘,既往无高血压家族史,入院血压 200/120mmHg,OGTT 提示糖耐量减低。初步诊断首先考虑

A. 原发性高血压

B. 肾性高血压

C. 原发性醛固酮增多症

D. 嗜铬细胞瘤

参考答案:D

---

4. 关于主动脉夹层,不正确的是

A. Stanford A 型破口位于升主动脉,首选急诊外科手术

B. Stanford B 型破口局限于腹主动脉或髂动脉,一般首选药物保守治疗

C. 降压治疗需缓慢、平稳

D. 降血压的同时,应降低心肌收缩力

参考答案:C

---

5. 关于静脉降压药物,正确的是

A. 硝普钠和非诺多泮均可作为一线降压治疗用药

B. 慢性肾功能不全不影响硝普钠的代谢

C. 硝酸甘油可用于高血压伴心肌缺血的患者且不易发生耐药

D. 尼卡地平对心肌收缩力有较大影响

参考答案:A

癫痫持续状态、卒中及颅内出血

张茉沁

北京大学人民医院呼吸与危重症医学科

学习目标

1. 识别及处理癫痫持续状态。
2. 急性脑卒中的评估与治疗。
3. 蛛网膜下腔出血的治疗。

掌握要点

1. 癫痫持续状态应积极治疗，在抽搐停止后应警惕非惊厥性癫痫。
2. 所有卒中患者均应迅速完善 CT。如果确诊为缺血性卒中，无低血糖，起病 <4.5h，且无禁忌证，行 tPA 溶栓，继以血管内介入（有条件时）。
3. 对于大面积大脑中动脉供应区的缺血性卒中及小脑出血，予手术治疗。
4. 颅内出血是严重的临床情况，改善凝血功能异常是唯一的治疗手段。
5. 对于动脉瘤破裂出血，尽快应用弹簧圈栓塞或血管夹夹闭，应用尼莫地平治疗，并警惕迟发性脑缺血及脑积水。

参考文献

1. Adams HP, del Zoppo G, Alberts MJ, et al.Guidelines for the early management of adults with ischemic stroke.Stroke, 2007, 38(5): 1655-1711.
2. Broderick J, Connolly S, Feldman E, et al.Guidelines for the management of spontaneous intracerebral hemorrhage in adults.Stroke, 2007, 38(6): 1-23.
3. Marik PE, Varon J.The management of status epilepticus.Chest.2004, 126(4): 582-591.

一、癫痫持续状态

（一）概述

1. 高死亡率，但定义并不统一。

2. 抽搐癫痫状态 10%~20%；最低标准定义是持续发作 >5min，或两次发作没有恢复。

3. 无抽搐癫痫状态 20%~50%。

4. 难控状态 25%~60%；发作持续 >2h，或 1h 内两次发作无恢复，或 2 种药物不能控制。多见于脑炎、低钠、药物诱发。

（二）癫痫的病因

1. 未按时用抗癫痫药物

2. 酗酒

3. 脑血管病

4. 缺氧

5. 中枢神经系统感染

6. 肿瘤

7. 脑外伤

8. 特发（无明显诱因）

9. 低血糖

10. 毒素及药物（三环类抗抑郁药、利多卡因、安非他酮）

（三）不良预后因素

高年，发作持久，局灶性发作，多种合并症。脑血管病，缺氧，中枢神经系统感染，肿瘤病因预后不良。

（四）癫痫对全身的影响

1. 代谢性酸中毒

2. 呼吸性酸中毒

3. 低氧血症

4. 低血糖

5. 低钠血症

6. 误吸

7. 高热

8. 横纹肌溶解以及相应的高钾、肾衰、隔室综合征

（五）癫痫对脑的影响

1. 高颅压

2. 发作持续越长越难控制

3. 神经元损伤

4. 长期认知异常

（六）癫痫状态病理机制

1. GABA 受体功能不良　GABA 受体起抑制作用，是抗癫痫药结合点，发作持续时受体分子回缩入细胞内。

2. NMDA 受体功能亢进　癫痫扩散的机制，损害神经元。

（七）癫痫状态处理

1. 初始治疗　保护气道、吸氧、心电监测、用 NaCl 维持静脉通路、确认无低血糖及维生素 B_1 缺乏、监测电解质、肾功能、抗癫痫药物浓度、血气。必要时完善毒物检测。

2. 神经肌肉阻滞药物　并不能终止癫痫活动，用药需持续心电监测，避免应用琥珀酸胆碱（可致高血钾、肌肉溶解）。

3. 抗癫痫药物

（1）一线药物：苯二氮䓬类——劳拉西泮、地西泮、咪达唑仑。

（2）二线药物：苯妥英、磷苯妥英。

（3）三线药物：戊巴比妥、苯巴比妥、左乙拉西坦、丙泊酚，以及咪达唑仑连续静脉滴注等，应用时需心电监测。

（4）其他药物：丙戊酸、左乙拉西坦等数据尚缺。

4. 抽搐停止后的工作

（1）50% 癫痫持续状态无抽搐。

（2）ICU 昏迷患者需高度警惕非抽搐癫痫发作。

（3）根据情况选择完善 CT/ 腰穿等检查。

（4）处理横纹肌溶解。

5. 预防性使用抗癫痫药只在脑外伤证明有效。

二、卒中

（一）卒中的定义

脑组织正常血流受阻导致脑组织损伤，分为血管阻塞引起的缺血性卒中和脑血管破裂造成的出血性卒中。

（二）主要鉴别诊断

1. 低血糖

2. 偏头痛

3. 癫痫

4. 肿瘤

5. 脓肿

6. Wernicke 脑病

7. 主动脉夹层

8. 中毒

9. 创伤

10. 血钠、血钙水平异常

（三）卒中的初始评估

1. 立刻用急救车转往卒中中心。

2. 采集病史　起病时间,外伤手术史,抗凝、降压、抗惊厥药物史。

3. NIHSS 评分。

4. 查体　心脏、肝脏、凝血异常表现。

（四）卒中的初始治疗

1. 启动卒中抢救行动。

2. 建立静脉通路。

3. 测血糖,以及维生素 B_1、电解质、肌酐、血常规、凝血、心肌酶等。

4. 吸氧　SpO_2 目标 >94%。

5. 心电图、心电监测。

6. 胸片帮助很小,不要耽误时间。

7. 头部 CT 平扫(最为重要,立即区分卒中种类)或 MRI。

关键时间点(是医院质量标准的重要指标,从进入急诊室算起)

(1)见到医生 ≤ 10min。

(2)卒中团队接诊 ≤ 15min。

(3) CT 报告 ≤ 45min。

(4)用药 ≤ 60min。

(5)入住卒中 ICU ≤ 3h。

（五）缺血性卒中的治疗

1. 溶栓

(1)时间窗:起病 3h 之内(FDA 标准)或 4.5h 之内(欧洲及 AHA 标准)。

(2)溶栓使短期并发症(包括颅内出血)略高,但总结局优势很大。

(3) 3~4.5h 仍然有益,但颅内出血率增高。

(4)溶栓后出血转化的危险因素:CT 见低密度,水肿,肿块作用;高血糖,充血性心力衰竭,起病到溶栓时间偏长,高龄。

(5)禁忌证

1)禁忌证:血糖 <50mg/dl,3 个月之内脑外伤史,颅内出血 / 蛛网膜下腔出血史,脑部肿瘤,活动性出血,动脉穿刺,血小板计数 $<100 \times 10^9$/L,应用肝素且 PT 升高,应用华法林且 INR>1.7,口服 DTI 或 Xa 抑制剂伴凝血异常,收缩压 >185mmHg,舒张压 >110mmHg。

2)起病 3~4.5h 溶栓的禁忌证:年龄 >80 岁,NIHSS 评分 >25,口服抗凝药(无论 INR),糖尿病伴卒中史者

3)相对禁忌证:14d 内大手术史,21d 内胃肠道 / 泌尿系出血史、癫痫史,症状快速改善,3 个月内心梗史,妊娠。

2. 动脉内介入治疗　高推荐。

3. 血压控制

（1）TPA 溶栓前：降至 185/110mmHg 以下。

（2）TPA 溶栓后：维持低于 180/105mmHg。

（3）血压过高、过低都影响预后。

（4）不要过于积极降血压：允许性高血压，多自行缓解。

（5）合并心肌梗死、主动脉夹层、肾衰、肺水肿等情况时，按合并疾病对血压的要求降压，但注意监测神经系统表现。

（6）无上述情况：收缩压 >220mmHg 或舒张压 >120mmHg 时，使血压较基线降低 15%，监测神经系统症状。24h 后恢复平时降压药。

4. 阿司匹林　如果没有溶栓，48h 之内应用有益。

5. 预防深静脉血栓　选用低分子量肝素。

6. 心电监测 24h。

7. 不推荐的治疗　低温治疗、严格的血糖控制、高压氧疗、扩容及血液稀释无益、己酮可可碱、白蛋白。

8. 开颅减压术　对于大面积的大脑中动脉供应区缺血性卒中可能有益。

（六）出血性卒中的治疗

1. **病理机制**　80% 高血压、20% 抗凝、淀粉样变（越来越多见）。

2. **初始处理**

（1）普通 CT 迅速确诊。

（2）纠正凝血功能，控制血糖，控制血压（均有利于防止血肿扩大）。

（3）大血肿：外科清除（防止扩大，预防癫痫）。

（4）脑水肿：降低颅内压。

（5）收入 ICU。

（6）监测颅内压指征：昏迷指数 <9，脑积水，脑室内出血（发生率 50%），怀疑脑疝。

（7）改善凝血功能异常。

（8）服用抗血小板药者考虑输血小板。

3. **出血性卒中的血压控制**　收缩压 <180mmHg，更严格的血压控制并不能明显改善预后。

4. **预防静脉血栓栓塞症**　弹力袜作用不够，发病 2d 后可以安全使用肝素预防。

5. **控制血糖**　防止低血糖更为重要。

6. **不推荐的治疗**　低温疗法、预防性抗惊厥药物、激素、血液稀释、早期应用脱水药物。

7. **手术指征**　小脑出血血凝块 >3cm，或脑干受压，或脑积水。

三、蛛网膜下腔出血

1. **病因**　85% 由于动脉瘤破裂所致。

2. **症状**　头痛：突发，剧烈，部位弥漫；癫痫；心脏停搏；延迟性颈强直。

3. **诊断**

(1) 普通 CT 平扫：高敏感。延误时间越长敏感性越低。

(2) 腰穿：临床怀疑而 CT 阴性时必做。高压或出血表现。

4. 治疗　不予介入再出血率 40%。

(1) 尽快行弹簧圈栓塞（导管介入）或血管夹闭（开颅手术）。

(2) 3H 方案（血液稀释、升压、扩容）无效。

5. 并发症

(1) 血管痉挛所致迟发脑缺血：常见，7~14d 为高峰，几小时内逐渐加重（神志降低，定位失能）。机制复杂。口服尼莫地平预防有效。

(2) 脑积水（40%）。

处理高颅压

1. **表现**　库欣三联征：心率过缓，呼吸抑制加血压升高。其他表现：头痛，展神经瘫，乳头（视盘）水肿，眼眶淤血。

2. ICP 监测，外科导管植入脑室内（金标准）。

3. **处理**

(1) 去除高颅压诱因。

(2) 抬高床头。

(3) 高通气（$PaCO_2$ 目标 25~30mmHg）

(4) 甘梨醇，3% 高张盐水。

(5) 气管插管，气道利多卡因。

(6) 镇静：首选异丙酚。

复习题

1. 以下哪种情况患者最可能从预防性抗惊厥治疗中获益

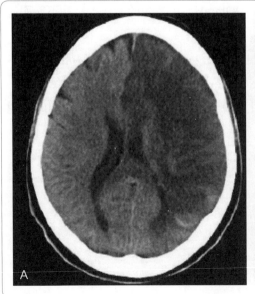
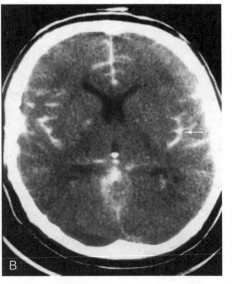

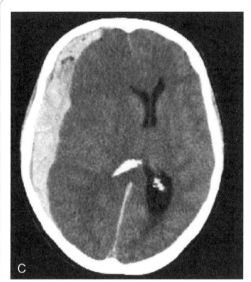
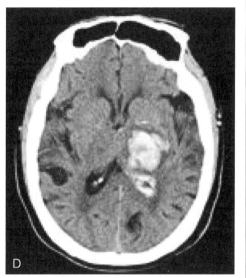

参考答案:C

2. 住院患者发生癫痫持续状态时,一线治疗为

A. 磷苯妥英

B. 劳拉西泮

C. 左乙拉西坦

D. 咪达唑仑

参考答案:B

3. 在进行 TPA 溶栓治疗前,唯一必须进行的检查是

A. 血钠

B. 血糖

C. 凝血酶原时间

D. 血钙

参考答案:B

4. 对于 TPA 溶栓治疗,以下说法正确的是

A. 必须在症状出现 3 小时内给药

B. 颅内出血风险随着出现症状到 TPA 给药的时间延长而增加

C. 收缩压必须低于 180mmHg

D. 严格的血糖控制可改善预后

参考答案:B

5. 以下何种方法能够改善出血性卒中的临床预后

A. 输注 rh Ⅶa 因子

B. 输注 rh 组织型纤溶酶原激活物

C. 治疗高血压

D. 外科手术清除血凝块

参考答案:D

ICU 急性与慢性肝衰竭

郭翠艳

北京大学第一医院呼吸与危重症科

学习目标

1. 了解急性肝衰竭的病因,能够处理对乙酰氨基酚引起的急性肝衰竭。
2. 学会重症酒精性肝炎特异的治疗方法。
3. 掌握肝移植的一些原则,包括患者的选择、并发症。
4. 能够识别肝性脑病及掌握处理原则。
5. 能够诊断和处理腹膜炎。
6. 学会评估和治疗肝肾综合征。
7. 掌握静脉曲张出血的一些重要处理方法。

掌握要点

1. 与急性肝衰竭预后相关的因素包括病因、年龄、脑病的分期。
2. 对乙酰氨基酚引起的急性肝衰竭,如果能及时给予 N 乙酰半胱氨酸治疗,预后良好。
3. 脑水肿是急性肝衰竭的严重并发症,提示预后不良。Ⅲ、Ⅳ期肝性脑病,拟行肝移植者,需行颅内压监测
4. 肝硬化的严重并发症,如腹膜炎、肝肾综合征、消化道出血,需早期识别,积极处理

参考文献

1. Runyon BA.AASLD Practice Guidelines Committee management of adult patients with ascites due to cirrhosis:an update.Hepatology,2009,49(6):2087-2107.

2. Ichai P.Etiology and prognosis of fulminant hepatitis in adults.Liver Transpl,2008,14(suppl 2):S67-79.

3. Bernal W,Wendon J.Acute Liver Failure.N Engl J Med 2013;369:2525-2534

4. Stravitz RT,Kramer AH,Davern T,et al.Intensive care of patients with acute liver failure:recommendations of the U.S.Acute Liver Failure Study Group.Crit Care Med.2007,35(11):2498-2508.

5. Montriefa T,Koyfmanb A,Long B.Acute liver failure:A review for emergency physicians.Am J Emerg Med.2019,37(2):329-337.

一、急性肝衰竭

各种原因引起的肝实质的急性损伤称为急性肝炎。损伤就会导致肝功能障碍，足够严重时即为急性肝功能衰竭，表现为黄疸、凝血功能障碍和肝性脑病等。

（一）分类

按照损伤后黄疸至肝性脑病出现的时间不同，可以把急性肝衰竭进行分期：1周内为超急性肝衰竭，1-4周为急性肝衰竭，5~26周为亚急性肝衰竭。爆发性肝衰竭，是指早期症状出现后8周内出现肝性脑病。

（二）病因

病毒性肝炎（甲肝、乙肝）、缺血性肝病、蘑菇中毒、药物特异质反应、对乙酰氨基酚（泰诺林）、自身免疫性肝炎、Wilson病（肝豆状核变性）、不确定原因的、其他原因。在发达国家，药物引起的急性肝衰竭超过一半，其中对乙酰氨基酚占39%。

（三）对乙酰氨基酚引起的急性肝衰竭的处理

1. 减少胃肠道的吸收　服用4h以内，胃管活性炭灌洗。

2. 乙酰半胱氨酸（NAC）使用指征（口服或静脉）　①对乙酰氨基酚血浓度在Rumack-Mattew图阈值线以上（图1）；②当服药时间不详，但血浓度>10ug/ml；③摄入总量>7.5g过8h后仍然不知血浓度。

3. 出现Ⅲ或Ⅳ期的脑病，应该行气管插管保护气道。

4. 考虑颅内压的监测。

5. 肝移植。

Rumack-Mattew列线图（图1）：救治乙酰氨基酚肝中毒需要监测其血浓度，并根据摄入时间，血药浓度及其变化趋势来预测风险，指导治疗。线图纵坐标是对乙酰氨基酚血药物浓度，横坐标是服药后时间，中间粗线是不同时间点的肝毒性阈值。血浓度位于线以上肝毒性风险高，需予治疗。

N-乙酰半胱氨酸作用机制：对乙酰氨基酚吸收入体后，在肝内代谢为硫酸盐和葡萄糖醛酸结合物。这些代谢约2%以原形经尿排出。小部分经肝细胞色素酶P450系统代谢：如果肝中谷胱甘肽充足，则形成无毒的结合物随尿排出；倘若谷胱甘肽缺乏，就会成为肝毒性的N-乙酰对苯醌亚胺（NAPQI）。

中毒剂量的对乙酰氨基酚会耗竭谷胱甘肽存储，大量有毒代谢产物蓄积损伤肝细胞。乙酰半胱氨酸的作用在于恢复肝脏谷胱甘肽的储备，从而阻断对乙酰氨基酚毒性代谢物生成。

N-乙酰半胱氨酸口服和静脉效果相似，但静脉使用有5%~15%患者出现药物不良反应可能（多为皮疹、变态反应）。因此，只有在胃肠道有问题或者口服不安全时才用静脉。发生急性肝损伤后，N-乙酰半胱氨酸使用越早，预后越好。

此外，研究显示 N-乙酰半胱氨酸对其他原因引起的肝损伤也有潜在获益，因此对不明原因的急性肝衰竭也推荐使用。

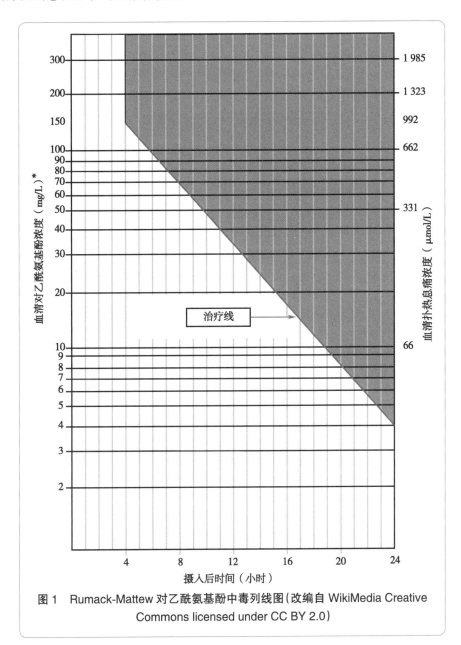

图1　Rumack-Mattew 对乙酰氨基酚中毒列线图（改编自 WikiMedia Creative Commons licensed under CC BY 2.0）

（四）急性肝衰竭的一般治疗

1. **预防消化道出血**　H_2 受体阻断剂，PPI、硫糖铝。

2. **凝血障碍**　预防性逆转凝血异常无效，不推荐使用（除非侵入性操作或有活动性出血）。

3. **脓毒血症**　最常见死因之一。出现发热（甚至尚无感染征象）的患者应常规进行尿、痰、血培养，尽早开始抗生素治疗。

4. **低血糖**　常见，应经静脉补充葡萄糖。

二、肝性脑病

(一) 分级

0级　临床表现正常。

1级　轻度意识障碍,注意力不集中,轻度行为改变。

2级　定向力障碍,人格改变,不当行为,可以焦虑不安。

3级　昏睡,但是能唤醒。

4级　昏迷,不能被唤醒,生理反射一般存在。

其中,3~4级肝性脑病是预后不良的征象。

(二) 急性肝衰竭肝性脑病的治疗

1. 预防　治疗引起急性肝衰竭的原发病因。

2. 治疗　利福昔明/新霉素目前没有证实有效。乳果糖常用于慢性肝硬化的肝性脑病,但在急性肝衰竭中未证明有生存优势,而且有肠梗阻的风险,因此仅应在肝性脑病初期试用。

3. 预防并发症　包括气道保护(3级肝性脑病需要考虑气管插管),床头抬高30°,避免刺激,监测脑水肿。

三、脑水肿

慢性肝病意识改变的机制是异常代谢物的化学作用,而急性肝性脑病(3级以上)则应首先考虑脑水肿。脑水肿的严重性在于高颅内压,以及随之而来的脑缺血缺氧与脑疝,是急性肝衰竭患者死亡最常见的原因。高颅压征象包括高血压、心动过缓、呼吸不规则。处理高颅压需要侵犯性监测与减压,在肝衰竭凝血异常时必须谨慎平衡利害。

(一) 颅内压的监测

需要穿颅放置导管,既能监测压力,也可以引流脑脊液减压。导管放置位置有四种途径:硬膜外(最常用,安全)、硬膜下、脑实质内(最准确,但风险高)、脑室内。

适应证:3、4级肝性脑病,并且可以肝移植,或者存活可能性高(如对乙酰氨基酚引起的急性肝衰竭)。

操作前应该行脑CT,排除颅内出血,评估水肿程度及指导决定颅内导管的位置。

需要维持血小板 $>60 \times 10^9/L$ 并且 INR<1.5。

(二) 高颅压的治疗

1. 甘露醇　需要肾脏尚有排尿功能,或者可以透析,才能发挥渗透利尿作用;使用时需要监测血渗透压,血钠、和血糖。

2. 输注高渗盐水将血钠控制在 145~155mmol/L。

3. 当脑灌注压(MAP - 颅内压)<60mmHg 时,考虑使用升压药物。

4. 过度通气　权宜之计,且有引起脑缺血风险。仅用于有脑疝风险的患者,维持 $PaCO_2$ 在 25~30mmHg。慎用 PEEP,可能影响静脉回流增加颅压。

5. 低温(32~34℃)与吲哚美辛治疗属于试验性方法。

6. 激素及预防性抗癫痫治疗无效,出现癫痫首选苯妥英钠。

7. 避免镇静药(多经肝代谢),但如果需要,可选择有抗癫痫作用者。

8. 颅内高压难以控制时应监测癫痫活动。

四、急性酒精性肝炎

(一)临床表现

1. 发病迅速,表现为黄疸、发热、腹水、近端肌肉消耗。

2. 肝脏肿大,触痛。

3. 化验检查　AST 超过正常上限 >2 倍以上,但很少 >300IU/L。AST/ALT 比例常 >2。

(二)治疗

1. 激素治疗(醋酸泼尼松龙)　判别函数 DF ≥ 32 时推荐激素治疗,可以降低死亡率。激素疗程 28d,然后逐渐减量。DF = [4.6 × (凝血酶原时间 − 对照凝血酶原时间)] + 胆红素水平。在使用激素第 7 天时,进行 Lille 评分来评估激素反应(评分包括年龄、白蛋白、肾功能、胆红素、PT)。计算分数 >0.45 表示对激素无反应。

2. 己酮可可碱　可以抑制 TNF 的合成,而 TNF 是重症酒精性肝炎发病的重要因素。己酮可可碱降低严重肝肾综合征的发生率,但 28d 死亡率无改善。己酮可可碱单独或联合激素治疗,不比激素单独治疗有明显优势。激素疗效已被反复证实,应该作为首选。当依从性差(激素逐渐减量困难),或脓毒症风险高时,可选用己酮可可碱。但当激素无效时,没必要换用己酮可可碱。

3. 泼尼松龙 +N 乙酰半胱氨酸　可以试用联合治疗。

4. 肝移植　一般肝移植要求戒酒 6 个月。急性酒精肝衰竭患者如果对药物无反应时,其 6 个月死亡率高达 30%,大部分患者在起病 2 个月内死亡。研究表明,尽早肝移植(起病后 13 天内)可以明显改善 6 个月的生存率,优势持续至 2 年,但有 3 例患者再饮酒。因此,目前认为如果 6 个月内药物治疗无效,可以考虑提前移植,但必须经过谨慎甄选,以确保移植后再饮酒可能性最低。

5. 抗 TNF 抗体无效。

五、急性肝衰竭肝移植的患者选择

等待肝移植的患者远多于实际可以得到肝移植的患者。因此,在急性肝衰竭管理中一个很重要的挑战就是,识别哪些患者可能自行恢复。除了考虑移植的禁忌证,优化器官的分配还能使那些可以不需移植者免除移植的风险和免疫抑制剂的使用。可能需要肝移植的患者应该尽早转往可以做移植的中心。

急性肝衰竭预后良好的因素:

1. 年龄 10~40 岁恢复率较高。

2. 病因是对乙酰氨基酚中毒、甲型病毒性肝炎、缺血性肝病。

3. 肝性脑病分期较早。

六、肝衰竭预后模型

1. 终末期肝病模型（MELD） 是通过前瞻性方法建立并验证的慢性肝病严重程度的评分系统，公式使用简单的化验检查（血肌酐、总胆红素、INR）就可以获得，目前也广泛应用于预测急性肝衰竭的生存率。美国器官共享联合网络（UNOS）采用此评分对等待肝移植的患者进行优先排序。

MELD 分数 = 10（.957 × Creat + 1.12 × Tbili + 1.12（INR +.643））。

2. 伦敦国王学院评分（KCC） 对对乙酰氨基酚肝损伤和非对乙酰氨基酚的肝损伤区分评估。

（1）对乙酰氨基酚肝损伤患者需考虑肝移植的情况包括：pH<7.30，或 PT>6.5 倍 INR，且血肌酐 >3.4 mg/dl。

（2）非对乙酰氨基酚急性肝损伤考虑肝移植标准包括：PT>6.5 倍 INR；或者满足以下任意 3 项：①年龄 <10 岁或 >40 岁；②不利的病因，如非甲非乙型病毒性肝炎、特异质药物反应；③肝性脑病前黄疸持续时间 >7d，④ PT>3.5 倍 INR，血清胆红素 >17.6mg/dl。

3. 肝移植术后早期的非感染并发症

（1）出血。

（2）原发移植物衰竭（1%~5%）。

（3）肝动脉血栓形成，表现为大面积肝坏死、胆汁漏，肝脓肿（通过超声诊断）。

（4）胆管泄漏或狭窄。

（5）急性排斥反应（移植后 4~14d 内，出现发热、转氨酶升高）。

七、肝硬化危重情况

（一）肝性脑病

1. 诱因

（1）主要诱因是感染、电解质紊乱、消化道出血。

（2）其他：肝功能失代偿、药物诱发、蛋白摄入增加、酸中毒等。

（3）慢性肝衰竭急性加重时，合并脑病大幅增加死亡率。

2. 管理要点

（1）气道保护。

（2）乳果糖的使用（增加肠道氨的排出）。如果没有改善，加用利福昔明。

（3）第三线的治疗：新霉素（疗效未证实，且有肾毒性）、万古霉素与甲硝唑（不常用）。

（二）感染

肝硬化患者有多重感染风险，包括免疫功能低下、频繁出入医院、接触多种病原微生物等。肝硬化住院患者脓毒症发生风险增加 2.6 倍，脓毒症死亡率增加 2 倍。最常见的感染部位是尿路、腹水、血液和肺部。

腹膜炎：

任何有发热或者腹痛的肝硬化腹水患者均应进行腹腔穿刺。穿刺在 B 超引导下进行，成功率高且并发症风险降低，可以避免伤及脏器、肠管及曲张的静脉血管。

腹膜炎管理：

1. 经验性抗生素治疗（覆盖肠道菌群），首选三代头孢（如头孢噻肟），青霉素过敏者换用氟喹诺酮类药物（但需要注意当地的耐药情况），疗程一般 5d 足够。

2. 当天白蛋白静点，1.5g/kg，可以降低肾衰竭的发生率、降低死亡率。

3. 避免大量放腹水。

4. 停止使用非选择性 β 受体阻断剂。

（三）肝肾综合征（HBS）

1. **定义**　肝硬化患者，血肌酐 >1.5mg/dl，予白蛋白及利尿治疗 2d 后无好转；同时未使用肾毒性药物，无休克，尿沉渣阴性，无尿蛋白，肾脏 B 超未发现肾后性因素。HRS很常见，肝硬化超过 5 年的患者发生率约 40%。

2. **危险因素**　利尿剂抵抗的腹水、自发性腹膜炎、没有补充白蛋白大量放腹水。

3. **分类**　Ⅰ型，在 2 周内快速进展，血肌酐翻倍或者肌酐清除率减低 50%，中位存活期＜2 周。Ⅱ型，稳定或者数月内缓慢进展，存活期＜6 个月。

4. 肝肾综合征是肝硬化预后不良的预测因子，属于肝移植指征。在进展至需要透析之前行肝移植可以逆转肾功能。

5. **机制**　肝硬化门脉高压→引起内脏血管扩张、内脏充血→血容量及平均动脉压减低→肾脏灌注减低，肾脏血管收缩→肾素血管紧张素增加、交感兴奋→进一步加重肾血管收缩，形成恶性循环。

6. **肝肾综合征治疗**

（1）特利加压素 + 白蛋白：特利加压素通过收缩内脏血管，降低门脉压力；白蛋白扩充血容量增加肾灌注。对肝肾综合征，特别是Ⅰ型肝肾综合征患者肾功能的改善是有效的，联合白蛋白效果更好

（2）去甲肾上腺素 + 白蛋白：效果相似，目标将平均动脉压升高 10~15mmHg。

（3）非重症患者可试用米多君 + 奥曲肽（皮下）+ 白蛋白：有助提升平均动脉压。

（四）肝硬化静脉曲张出血

1. **一般治疗**

（1）保护气道，建立静脉通路，启动大量液体复苏方案。

（2）可以考虑使用重组人活性凝血因子Ⅶ。

（3）抗酸治疗，保护胃黏膜，稳定凝血块。

（4）输血应采用限制性阈值（Hb<70g/L）。

（5）预防性使用抗生素（氟喹诺酮、头孢曲松）：可以减少感染性的并发症，降低死亡率。

（6）奥曲肽的输注：可以快速降低门脉压力及曲张静脉内的压力，降低出血及再出血发生。

（7）加压素无效。

2. 大出血管理

（1）气囊压迫：三腔两囊管（Sengstaken-Blakemore）设有胃气囊，食管气囊和胃抽吸端口。其改良版（Minnesota）在食管气囊上加有抽吸端口。气囊压迫只能短期（24~48h）使用，为其他治疗争取时间。留置期间需要定期监测压力和放气，防止缺血坏死。在放置气囊前，应行气管插管以防止误吸。并发症发生率达14%，最严重的是食管穿孔，其他包括吸入性肺炎、心律失常、黏膜糜烂溃疡等。气囊压迫解除后再出血风险很高。

（2）内镜下套扎术：止血成功率90%，再出血30%，优于内镜下硬化剂治疗（并发症，再出血风险、死亡率均较低）。

3. 经颈内静脉肝内门体分流术（TIPS） 通过血管导管介入在肝静脉和肝内静脉之间建立一条低阻力的门脉系统与体循环分流通道，无需全身麻醉，避免重大手术风险，机制与外科门静脉侧侧分流类似。适用于内镜治疗失败的曲张静脉出血，胃底静脉曲张出血。止血率90%，30天的生存率达到60%。

以下情况下慎用：心衰，肺动脉高压，活动性感染，严重的肝性脑病。

虽然TIPS止血效果很好，甚至优于内镜下止血，但术后并发症也很严重，尤其是加大肝性脑病风险以及溶血与心律失常等术中并发症。目前肝硬化静脉曲张止血标准方式仍然首选内镜下止血。

复习题

1. 35岁女性，既往体健，查体：T 37.0，血压100/60mmHg，P 110次/min，R20次/min，SaO_2 100%，轻度意识障碍，扑翼样震颤，黄疸。血中泰诺林（对乙酰氨基酚）、阿司匹林、酒精浓度检测均为0。化验检查提示WBC 11.01×10^9/L，Hct 28%，INR 3.0，AST 180U/L，ALT 240U/L，总胆红素136.8umol/L，血肌酐141.44umol/L。下面哪种起始治疗是最合适的

A. 甘露醇

B. 口服N-乙酰半胱氨酸

C. 静脉N-乙酰半胱氨酸

D. 输新鲜冰冻血浆至INR至小于2.0

参考答案：B

2. 早查房时，发现患者在打鼾，且很难叫醒，该患者正在接受肝移植术前评估，除了考虑气管插管保护气道，下一步还需要做什么

A. 启动低温保护策略

B. 加用利福昔明550mg每12小时一次静脉滴注

C. 颅内压监测

D. 甘露醇1g/kg静脉滴注

参考答案：C

3. 52 岁男性，每日饮酒史，查体：T 39.0℃，BP 100/60mmHg，P 110 次 /min，R 20 次 /min，SaO$_2$ 100%，昏迷 + 扑翼样震颤，黄疸，右上腹压痛。化验检查提示：WBC 11.0×10^9/L，Hct 28%，INR 3.0，AST 280U/L，ALT 130 U/L，总胆红素 68.4umol/L，血肌酐 97.24umol/L，血中泰诺林、阿司匹林、酒精浓度检测均为 0。下一步需要做

A. 每日泼尼松龙 40mg 治疗

B. 己酮可可碱 400mg，每日 3 次

C. 泼尼松龙 + 己酮可可碱

D. N- 乙酰半胱氨酸

参考答案：A

---

4. 62 岁男性，肝硬化患者，从病房转入 ICU，查体提示昏迷，大量腹水，低血压，已经给予经验性抗感染治疗。血化验检查提示 WBC 16.0×10^9/L，Hct 32%，INR 3.0，血肌酐 106.08 umol/L。腹水化验提示：有核细胞数数 0.5×10^9/L ，多核细胞 90%，革兰染色未见细菌。下一步需要做

A. 大量放腹水

B. 口服米多君 7.5mg+ 静脉滴注奥曲肽 50μg/h

C. 静脉滴注白蛋白 1.5g/kg

D. 静脉滴注特利加压素 1mg+ 静脉滴注白蛋白 1g/kg

参考答案：C

---

5. 73 岁男性，肝硬化，呕血，已给予补液治疗，查体：T 37.0，血压 100/60mmHg，P 110 次 /min，RR 20 次 /min，SaO$_2$ 100%。化验检查提示：Hb 75g/L，Hct 25%。下一步最有效的处理措施

A. 输血

B. PPI 治疗

C. 静点奥曲肽

D. 内镜下止血

参考答案：D

凝血功能障碍及出血性疾病

程 挺

上海交通大学医学院附属瑞金医院呼吸与危重症医学科

学习目标

1. 理解血小板减少症的意义。

2. 知晓血小板输注的指征。

3. 能识别以下临床综合征：肝素诱发的血小板减少症（HIT）、特发性血小板减少性紫癜（ITP）、血栓性血小板减少性紫癜（thrombotic thrombocyto-penic purpura，TTP）、溶血尿毒综合征（hemolyticuremic syndrome，HUS）。

4. 知晓新鲜冰冻血浆（FFP）及冷沉淀（cryoprecipitate）输注指征。

5. 掌握 DIC 和大量输血中的管理。

6. 掌握华法林等口服抗凝药出血并发症的处理。

7. 理解使用 F Ⅶa 中的问题。

掌握要点

1. 持续性血小板减少提示预后不佳。

2. ITP 表现为孤立性的血小板减少。

3. TTP 和 HUS 都有微血管病性溶血性贫血。

4. DIC 存在多种凝血功能障碍。

5. 新鲜冰冻血浆的常规剂量 -15ML/kg。

6. 使用华法林致 INR 超标时，处理取决于 INR 水平和出血情况。

7. 大量输血时需监测凝血功能和血小板计数。

一、血小板减少症

血小板减少症的传统定义:血小板计数 $< 150 \times 10^9/L$。

血小板计数的动态改变同样重要。综合 ICU 患者中,有高达 45% 会出现血小板下降。很多急性病程伴有血小板下降,3~4d 后达最低值。

血小板降低持续者死亡率升高。

1. 血小板输注指征

(1)活动性出血患者,纠正血小板减少或功能异常。

(2)颅内或立即危及生命的出血,保持血小板在 $100 \times 10^9/L$ 以上。

(3)大多数出血只需保持血小板在 $50 \times 10^9/L$ 以上。

(4)血小板功能缺陷,即使计数正常也应考虑。

(5)每单位输注使血小板增加 $(0.5~1) \times 10^9/L$。

2. 择期操作或手术前的血小板输注指征

(1)神经外科手术或大血管外科手术: $100 \times 10^9/L$。

(2)普通外科手术: $(50~100) \times 10^9/L$。

(3)内窥镜:活检或介入, $50 \times 10^9/L$,诊断检查, $20 \times 10^9/L$。

(4)中心静脉置管、腰椎穿刺,胸/腹穿刺,骨髓活检: $20 \times 10^9/L$。

3. 预防性血小板输注

(1)减少自发性出血的风险。

(2)骨髓抑制: $<10 \times 10^9/L$。

(3)白血病: $< 10 \times 10^9/L$。

(4)急性早幼粒细胞白血病(DIC 风险较高),预防输注阈值为 $(20~30) \times 10^9/L$。

(5)有出血或已发生 DIC 者, $<(30~50) \times 10^9/L$。

(6)临床调整:发热/感染,多因素凝血功能障碍时,放宽输注指征。

二、肝素诱发的血小板减少症(HIT)

1. 病理
4 个因素:血小板减少、出现时间(使用肝素后)、动脉与静脉血栓、排除其他疾病。

2. 发病机制
是免疫介导,血小板因子Ⅳ与肝素结为复合物形成异常抗原。未分级肝素风险高于低分子肝素。

3. 分型

Ⅰ型:肝素使用 2d 内血小板轻微减少,自行缓解,非免疫机制,无需停用肝素。

Ⅱ型:血小板计数从基线下降 >50%;特定时间模式(肝素暴露后 5~14d),约 1/4 在血小板减少之前就已出现血栓形成。Ⅱ型 HIT 必须停用肝素。

Ⅱ型 HIT 的变异：

速发型：使用肝素 1 天即发病，见于近期曾用过肝素者。

迟发型 HIT：肝素停止后几天才开始出现，见于 3%~5% 患者。

4. 实验室检查

（1）排除引起血小板减少症的其他原因，如外周血涂片、凝血功能。

（2）抗血小板抗体测定，检测 IgG、IgM、IgA。敏感高但特异欠佳。

（3）功能性血小板分析——最佳特异性，让免疫球蛋白与血小板 Fc 受体结合后，检测血小板的活化程度（5-HT 释放）。

5. Ⅱ型 HIT 的治疗

（1）立即停止所有肝素。

（2）抗凝：对于有血栓形成风险的患者，静脉注射凝血酶抑制剂如阿加曲班、重组水蛭素、比伐卢定等，持续输注至 APTT 1.5~2.5 倍于基线。

（3）华法林长期抗凝：不应单独用作初始抗凝；待血小板计数基本恢复再开始使用，至少重叠 5d。非肝素静脉抗凝剂应持续至华法林剂量达到稳定。

三、血栓性血小板减少性紫癜（TTP）

1. 经典临床表现 5 联征：血小板减少（伴或不伴紫癜）；贫血（微血管病溶血）；肾功能不全；神经系统症状：头痛、精神状态改变、癫痫发作；发热。

死亡率 10%~35%。多为特发，已知诱因包括 Shiga 毒素，孕妇 ADAMTS-13（von Willebrand 因子切割酶）降低，化疗。

2. 实验室检查特点 严重血小板减少（$<50 \times 10^9/L$）；溶血性贫血伴破碎红细胞。凝血因子消耗并非特征表现，凝血只有轻度异常。

3. 鉴别诊断 HUS、自身免疫性溶血性贫血、疟疾、HELLP 综合征、抗心磷脂抗体综合征、DIC、心脏瓣膜病、肿瘤播散、Evans 伊万斯综合征（先天性血小板减少、自体免疫性溶血性贫血综合征）。

4. 治疗 血浆置换直到血小板与 LDH 正常，明显改善生存率。若血浆置换治疗失败或复发，考虑使用激素或利妥昔单抗。

四、溶血性尿毒症综合征（HUS）

与 TTP 类似，HUS 也是一种微血管性溶血性贫血。常用于描述儿童的出血性腹泻、血小板减少和肾脏受累的综合征。TTP-HUS 常用于描述成人疾病。

机制是毒素介导的内皮损伤和补体系统的广泛激活。有部分先天性成分。

常由产志贺毒素的肠出血性大肠埃希菌引起。O157 :H7 型毒素最经典；欧洲 2011 暴发是 O104 :H4 型。

成年 TTP-HUS 常无出血性腹泻，治疗考虑血浆置换。

五、特发性血小板减少性紫癜（ITP）

ITP 又称原发免疫性血小板减少症（primary immune thrombocytopenia）。特点：孤立性血小板减少，凝血时间、白细胞或红细胞均无异常。常由于抗血小板糖蛋白抗体导致，可分为：特发性（原发性）、继发性（如胶原血管疾病、药物）。治疗：去除已知的诱发因素、激素、静注免疫球蛋白、脾切除术。

六、弥散性血管内凝血（DIC）

（一）病理过程

弥漫性凝血激活／血栓形成，继以全身纤溶，最终导致血小板减少，凝血酶和纤维蛋白原耗竭，表现为弥漫血栓与出血，器官损伤，中枢神经受累。

（二）原因

大面积组织损伤、血管内皮损伤、休克、羊水或脂肪栓塞、脑创伤、恶性肿瘤、严重感染。

（三）临床与实验室特点

根据临床情况与 TTP 鉴别。TTP 虽然也有破碎红细胞，但没有凝血异常或纤溶。血栓形成更多见于恶性肿瘤相关 DIC。DIC 评分系统倚重以下凝血指标：血小板计数、凝血酶原时间、纤维蛋白原、D- 二聚体。

（四）治疗

1. 治疗原发疾病情况各异，难以制订统一方案。

2. 出现生理意义贫血时，输红细胞。

3. 只在准备有创操作时考虑成分输血。

4. 当有活动性黏膜渗血或出血时：①若血小板 $<50 \times 10^9/L$，输注血小板；②纤维蛋白原 $<1.0g/L$，考虑使用冷沉淀；③显著出血引起血压不稳，且 APTT 严重延长（$>2\sim3$ 倍正常）时，使用新鲜冰冻血浆。

5. 大量输血　大量输血的定义：补充 100% 全血量 /24h；或，24h 内输血 >20 U，补充 50% 全血量 /3h。

监测：每输注 5 单位血后，根据以下结果补充额外血液制品：INR APTT> 1.5~2 ；PLT<100 000 ；纤维蛋白原 <100mg/dl。

纠正体温过低、低钙血症和酸中毒等情况（均可能加重凝血障碍）。

按固定比例输注红细胞、血小板、FFP，对大面积创伤患者可能有益，但在一般内科患者中未经验证。

6. 华法林凝血功能障碍处理

（1）无明显出血：INR 4.5~10 ：暂停华法林，继续 INR 监测。加用维生素 K 并无额外帮助。

（2）同时存在出血时

1）维生素 K：无立即效果，但可维持其他药剂的效果，予 5~10mgIV。

2) 新鲜冰冻血浆：缺点：需要解冻、增加容量负荷，可能引起输血反应等，而且纠正凝血功能作用并不特别有效。

3) 凝血酶原复合物浓缩物：较之 FFP，凝血酶原复合物能更快纠正 PT，输注容量更小。

7. 新型口服抗凝药（表 1）

表 1 新型口服抗凝药

	达比加群	利伐沙班	阿哌沙班
作用机制	抑制凝血酶	抑制 Xa	抑制 Xa
半衰期	14~17h	5~9h	8~15h
代谢	肾脏	肾脏	胆道 - 粪便
实验室检测	凝血酶时间 TT	抗 Xa 活性	抗 Xa 活性
蛋白结合 / 可透析	结合率低 / 透析可清除	结合率高 / 透析无法清除	结合率高 / 透析无法清除

紧急逆转口服凝血酶和 Xa 因子抑制剂的方案

支持治疗：液体复苏，输血，维持肾功能，确定出血源，手术止血。

去除：口服活性炭：仅适用于服用 2h 以内。血液透析：仅能用于达比加群，实际限制多。

考虑凝血酶原复合物（3 和 4 因子）；FFP 与重组 Ⅶ 无效。伊达库珠单抗 Idarucizumab 是研究中的达比加群的单抗。

8. 新鲜冰冻血浆（FFP）　用于 PT/INR 升高，APTT（>1.5~2 倍正常值）的出血情况，或有创操作前预防。不适用于特定凝血因子缺乏的患者（如血友病）。

FFP 每 10~15ml/kg 可恢复凝血因子至正常值的 20%~30%。

1 单位的 FFP 容积通常为 250~300ml。静脉输注时需考虑容量负荷。

ICU 实践中发现：INR 1.1~1.85，FFP 纠正作用很小。

9. 冷沉淀的适应证和剂量　成分包括纤维蛋白原，纤维链接蛋白，vW 因子，因子 XIII，Ⅷ，用于低纤维蛋白原患者有出血风险时，如大量输血、DIC。

目标值：血清纤维蛋白原 >100mg/dl。

初始剂量：5 ~10U。后续剂量应基于血清纤维蛋白原的测定。

10. 重组凝血因子Ⅶa　经批准的适应证：血友病存在因子Ⅷ或Ⅸ的抑制性抗体，或先天性Ⅶ缺乏的出血。其他情况使用Ⅶa后死亡率未能改善而血栓形成风险增加。

11. 凝血酶原复合物浓缩物（PCC）　产品包括：未激活 3- 因子（Ⅱ, Ⅸ, Ⅹ）；4- 因子（Ⅱ, 活化Ⅶ, Ⅸ和Ⅹ）。两者均可能诱发血栓形成。

具体使用指征：Ⅸ缺乏症出血的防治（3 因子制剂）；血友病 A/B 存在抑凝血因子患者的出血、围术期、与常规预防。

4 因子制剂可用于华法林相关的出血。

12. 输血肺损伤（TRALI）　定义是输血引起的急性缺氧呼吸衰竭。见于所有血制品，但含血浆制品（如 FFP）风险最高。

(1) 诊断标准（3 项同时存在）：①急性发作：发生于输血中或输血后 6 小时以内；②缺

氧;③双肺浸润(不伴有容量超负荷与 ARDS 诱因)。

(2)区别:输血引起循环超负荷(TACO)。TRALI 伴有发热、低血压、肺浸润等损伤表现,且对利尿反应差。

(3)处理原则:立即停止输血,支持。激素无效。

复习题

1. 以下哪种情况最适合血小板输注

A. 任何 PLT<100×10⁹/L 的活动性出血患者

B. 侵入性操作 / 手术前,PLT<100×10⁹/L

C. 胸腔穿刺或穿刺前,PLT<50×10⁹/L

D. 急性早幼粒细胞白血病患者,PLT=15×10⁹/L

参考答案:D

2. 一例 68 岁的患者接受了冠脉搭桥术,术后第 6 天,在 SICU,因持续性充血性心力衰竭用利尿剂、ACEI 和皮下普通肝素治疗。她出现了单侧下肢水肿,多普勒超声显示深静脉血栓。INR 为 1.3,APTT 为 31s。入院后血细胞比容从 37% 下降到 32%。血小板计数从 290×10⁹/L 变化到 117×10⁹/L。BUN56,Cr 56。停止皮下肝素。下一步应该做

A. 置入下腔静脉滤器

B. 开始连续肝素输注

C. 开始皮下低分子肝素治疗

D. 开始持续阿加曲班输注

参考答案:D

3. 22 岁的女性因头痛,疲劳 3d 就诊。查体:正常脉搏和血压,体温 38℃,嗜睡,没有颈项僵硬或畏光。腿部皮肤有瘀斑。BUN/CR 61/ 3.3;LDH 842;白细胞 10.7×10⁹/L;Hb 89g/L;血小板 18×10⁹/L3。INR 1.1;APTT 24s。外周涂片有破碎红细胞。选择下一个诊断或治疗步骤

A. 血浆置换

B. 血浆输注

C. 血小板输注

D. 头孢曲松与万古霉素

参考答案:A

4. 78 岁的男性服用华法林治疗心房颤动,入院时伴有低氧血症、瘀伤和 INR 7.1。无鼻出血、呕血、便血。HR 90 次 /min,血压正常,肺部可及湿啰音,有水肿 2+。予吸氧、利尿剂治疗,停用华法林 1d。INR 现在为 6.8;血红蛋白从基线的 123g/L 下降到 119 g/L。

现在患者的凝血功能异常需要的处理是

A. 10mg 维生素 K 静注 + 5mg/kg 凝血酶原复合物

B. 2mg 维生素 K 口服

C. 凝血酶原复合物

D. 不用特殊处理

参考答案:D

5. 当 PT/INR 或 APTT 超过 1.5~2 倍正常值的出血患者,需要使用新鲜冰冻血浆纠正时,常用剂量为

A. 5mg/kg

B. 10mg/kg

C. 15mg/kg

D. 20mg/kg

参考答案:C

6. 血小板低于多少时,胸腔穿刺前需要输注血小板

A. 100×10^9/L

B. 50×10^9/L

C. 20×10^9/L

D. 10×10^9/L

参考答案:C

7. 当华法林过量引起凝血功能障碍时,以下情况中适合口服维生素 K 2~2.5mg 的是

A. INR>10,且有明显出血

B. INR 4.5~10,且有明显出血

C. INR>10,无明显出血

D. INR 4.5~10,无明显出血

参考答案:C

内分泌急症

杨 威

中南大学湘雅医院呼吸与危重症医学科

学习目标

1. 了解并能识别胰腺、甲状腺、肾上腺、垂体腺相关的内分泌急症的临床表现。
2. 应用实验室检查对重症监护室（ICU）患者的内分泌急症进行诊断和病情监测。
3. 掌握每一种内分泌急症的处理方法。

掌握要点

1. 糖尿病酮症酸中毒（DKA）处理原则是补容、纠正酸中毒、去除诱因和控制血糖。
2. 疑诊黏液性水肿昏迷或甲亢危象时应在实验结果回报之前就开始治疗。
3. 应激可诱发潜在的内分泌疾病恶化而出现相应的内分泌危重症。
4. 希恩综合征是垂体各系功能减退的综合征，其中肾上腺素不足是致命因素。
5. 嗜铬细胞瘤手术前需控制高血压。

参考文献

1. Karslioglu E, Donihi AC, Korytkowski MT.Diabetic ketoacidosis and hyperosmolar hyperglycemic syndrome: review of acute decompensated diabetes in adult patients.BMJ.2019,365: I1114.

2. Krinsley JS, Chase JG, Gunst J, et al.Continuous glucose monitoring in the ICU: clinical considerations and consensus.Crit Care.2017,21(1): 197.

3. Chiha M, Samarasinghe S, Kabaker AS.Thyroid storm: an updated review.J Intensive Care Med.2015,30(3): 131-40.

4. Dubbs SB, Spangler R.Hypothyroidism: causes, killers, and life-saving treatments.Emerg Med Clin North Am.2014; 32(2): 303-17.

5. Rushworth RL, Torpy DJ, Falhammar H.Adrenal Crisis.N Engl J Med.2019,381: 852-861.

6. Higham CE, Johannsson G, Shalet SM.Hypopituitarism.Lancet.2016, 388（10058）：2403-2415.

7. Levy M, Prentice M, Wass J.Diabetes insipidus.BMJ 2019；364：I321.

8. Neumann HPH, William F.Young Jr WF, Eng C.Pheochromocytoma and Paraganglioma.N Engl J Med.2019；381：552-565

一、糖尿病酮症酸中毒（DKA）

1. 病理生理过程

（1）胰岛素不足，伴发胰高血糖素、儿茶酚胺、糖皮质激素和生长激素等相对过量，从而刺激体内糖异生和糖原分解导致血糖显著升高。

（2）进而引发脂类分解和脂肪酸氧化增加而导致酮酸、β-羟丁酸和乙酰乙酸等酮体产物增加。

2. 临床表现

（1）渗透性多尿。

（2）细胞外体液严重脱失：低血压、口渴多饮、心动过速、嗜睡、神志减退。

（3）酸中毒：神志减退、恶心/呕吐、腹痛、深大呼吸、呼气带水果味等。

3. 实验室检查

（1）酮酸中毒（血、尿中酮体增高），注意排除酗酒或饥饿引起的酮症。

（2）血糖增高。

（3）HCO_3^-减少，阴离子间隙增加（通常大于 20mmol/L）。

（4）血气分析见酸血症，合并代偿性呼吸性碱中毒。

（5）肾前性氮质血症。

（6）高血钾（渗透转移作用），同时全身处于缺钾状态。

二、高渗性高血糖综合征（HHS）

1. 病理生理过程

（1）多见于老年人，2 型糖尿病。

（2）胰岛素抵抗与相对胰岛素缺乏。

（3）葡萄糖仍然主要滞留于细胞外间隙，导致细胞内液向细胞外间隙转移。

（4）渗透性利尿导致水分丢失大于钠丢失。

（5）严重细胞内脱水可引起局灶性神经功能缺失（表现如同一过性脑缺血），甚至昏迷。

2. 实验室检查

（1）高渗：渗透压 =（2× 钠）+（葡萄糖 / 18）+（BUN / 2.8）+（酒精 / 4.6）。

（2）酮体阴性，离子间隙正常。

（3）血糖特别高。

（4）严重脱水。

(5)注意高血糖会掩盖血钠值:血钠纠正值＝血钠测量值＋[0.016×(血糖－100)]。

3. DKA 和 HHS 的治疗

(1) 基本原则

1)补足缺失液量,以恢复循环血量。

2)给胰岛素连续点滴处理胰岛素缺乏。

3)积极纠正电解质紊乱。

4)寻找代谢紊乱的诱发病因。

5)治疗应在可以严密监测的环境下进行(ICU)。

6)胰岛素的作用除了减低肝糖输出,同时减少酮体产生并增加酮体的利用。

(2) 具体治疗方案

1)如果脱水,在几分钟内输完第 1 升盐水,必要时重复。

2)如果没有脱水,在 1h 给完第 1 升盐水。

3)如果血钾 >3.3mol/L,开始用静脉胰岛素:10U 推注,继以点滴 0.1U/(kg·h)。

4)降血糖不要超过每小时 50mg/dl。

5)循环血量恢复,血糖 <200 mg/dl 后将输液改为 5% 葡萄糖 1/2 盐水。

6)每小时监测血糖。

7)每 2h 测电解质,重点监测离子间隙。

(3) 治疗注意事项

1)除非 pH<6.9,否则不要给碳酸氢钠溶液。

2)酸血症改善肯定继发血钾降低,需要及时补充。

3)磷酸根也会下降,但严重时(<1.0mg/dl)才需补充。

4)以下情况提示高血糖危机已经解除:①阴离子间隙和 β- 羟丁酸水平恢复正常;②患者能够进食不呕吐;③ HHS 患者血糖 <250~300mg/dl(13.8~16.6mmol/L),神志恢复;④危机解除后改用短效胰岛素皮下注射,30~60min 后再停止静脉葡萄糖和胰岛素;⑤循环恢复后,输液改为 1/2 盐水,输注量与排尿量匹配;其余自由水缺失量用 5% 糖水补足其 1/2;⑥血糖降至 250mg/dl 以下时,输液中应该含有葡萄糖;⑦自由水缺失一般都在 4L 以上,估算公式:(0.6×体重)×[(血钠纠正值/140)-1]。

三、ICU 中的血糖控制

1. 强化胰岛素治疗(IIT)指将血糖目标设在 80~110mg/dl。

2. IIT 降低外科 ICU 死亡率。

3. IIT 不能降低,甚至有可能增加内科 ICU 死亡率,虽然其他指标改善。

4. IIT 增加低血糖的风险。

5. 尽早补充静脉营养液不是标准治疗。

6. 美国医师协会(ACP)推荐不采用强化胰岛素治疗。

7. ICU(内科和外科)血糖控制目标应该是 140~200mg/dl。

四、低血糖

1. 低血糖增加 ICU 死亡率

(1) 继发肾上腺素释放造成烦躁、颤抖、心动过速和多汗。

(2) 严重低血糖引发癫痫或昏迷。

2. ICU 低血糖的常见病因

(1) 肝肾衰竭、脓毒症、肾上腺功能不全、白血病、淋巴瘤、肿瘤(包括肝癌、肉瘤或胰腺 B 细胞瘤等)。

(2) 药物:如 β 受体阻滞剂、潘他米丁。

3. 治疗

(1) 给予 50% 的葡萄糖溶液纠正低血糖。

(2) 难治者加用胰高血糖素、氢化可的松、奥曲肽等。

五、黏液性水肿昏迷

黏液性水肿昏迷是甲状腺功能减退的危重状态。

1. 临床表现

(1) 中枢神经系统抑制(如神志丧失、嗜睡、昏迷)和低体温是主要临床特征。

(2) 还可见腱反射迟滞、心动过缓、皮肤干燥苍白、舌大(软组织增生)。

(3) 女性发病率高于男性。

(4) 实验室检查:低钠合并高钾、贫血、高碳酸、高血脂、肌酸磷酸激酶增高、低血糖(因为甲低本身,或继发肾上腺功能不全)。

2. 常见病因

(1) 依从性差:未遵从激素替代治疗医嘱。

(2) ^{131}I 治疗后。

(3) 药物:包括胺碘酮、丙硫氧嘧啶、锂剂、磺胺等药物。

(4) 大部分患者都有明显诱因:受冻,镇静药(尤其阿片类);感染或心肌梗死等应激状态。

3. 治疗要点

(1) 临床怀疑就应考虑治疗。

(2) 抽血送检后即开始治疗(不要等结果回报)。

(3) 常规检查包括 TSH、游离 T_4、皮质醇、ACTH 兴奋试验。

(4) 治疗方案目前尚存在争议(T_4 单独给药 vs.T_4 联合 T_3 给药)。

1) 静脉给予甲状腺素(T_4)200~500μg 负荷剂量。

2) 每天给予甲状腺素(T_4)50~100μg。

3) 静脉给予(T_3)5~20μg 的负荷剂量,

4) 每 8h 给予 $T_3$5μg 直到病情改善。

（5）经验性治疗可能同时存在的肾上腺功能不全：氢化可的松 300mg/d。

（6）支持治疗包括：气管插管保护气道 \ 营养支持。

（7）相关死亡率可达 40%。

六、正常甲状腺病态综合征 / 低 T_3 综合征（Euthyroid Sick Syndrome）

1. ICU 常见情况。

2. 见于各种危重状态，尤其脓毒血症。

3. 甲状腺激素测量见以下改变

（1）T_3 降低。

（2）T_4 正常或偏低。

（3）TSH 正常或偏低。

4. 无需治疗。

七、甲状腺毒症

1. **定义**　过量的甲状腺激素释放入组织所致的机体神经、循环、消化系统兴奋性增高和代谢亢进的一组临床综合征。

2. **临床表现**

（1）循环呼吸系统并发症表现为：增高的氧耗和二氧化碳产生；呼吸肌疲劳；循环高动力状态（有高心排血量心力衰竭风险）；心律失常。

（2）发热（高热）。

（3）肌病。

八、甲亢危象

甲亢危象是可致命的甲状腺毒症表现形式。常见诱因包括手术、妊娠、创伤、急性疾病或使用含碘的放射造影剂。

1. **临床特征**

（1）心动过速、高血压、脉压增宽。

（2）发热 / 高热。

（3）精神状态改变。

（4）严重者出现循环衰竭。

2. **甲亢危象的治疗**　依靠临床诊断启动治疗，不要等实验室结果。

（1）首先阻断合成新的甲状腺素：丙基氧硫嘧啶（PTU）200mg 每 4-6h 一次 Q4（未见注评 - 乔）或者甲硫咪唑 20mg 每 4~6 h 一次。

（2）然后再阻断甲状腺激素的释放，给予碘剂（碘化钾溶液或者是卢戈氏液）。

（3）抑制外周 T_4 向 T_3 转化：氢化可的松 100mg 每 8h 一次。

（4）控制肾上腺能亢进的症状：β 受体阻滞剂：通常需要用 60~80mg 普萘洛尔每 6~8h 一次；当有心衰存在时需谨慎使用。

九、肾上腺功能不全（AI）

（一）病因

1. 原发性 AI（艾迪生病）

（1）自身免疫性肾上腺炎（占 80%）：多伴有其他自身免疫性疾病。

（2）结核。

（3）真菌感染性疾病，尤其是组织胞浆菌病。

（4）恶性肿瘤转移：肺癌、乳腺癌、黑色素瘤和淋巴瘤。

（5）出血：奈瑟球菌脑膜炎。

（6）药物：依托米酯、酮康唑、利福平、巴比妥酸盐。

2. 继发性 AI 的病因　继发于垂体 ACTH 分泌的降低，见于：

（1）长期糖皮质激素治疗。

（2）产后垂体功能减退（希恩综合征）。

（3）垂体卒中（绝大多数由垂体瘤出血导致）。

（4）手术后并发症。

（5）结核、真菌感染。

（6）结节病。

3. 相对 AI　脓毒血症可引起相对 AI（高剂量 ACTH 刺激后，皮质醇 <9μg/dl）；此时皮质醇应激补充虽然有助于纠正低血压，但并不改善死亡率。

（二）临床表现

1. 原发性 AI　低血压、恶心、呕吐、乏力、厌食、抑郁，停经（女性），色素沉着；实验室检查：低血糖、低钠、高钾、嗜酸性粒细胞增多。

2. 继发性 AI　蝶鞍压迫，使其他垂体激素同时分泌紊乱（缺乏或过多）；盐皮质激素分泌不受垂体控制，因此没有高血钾。

3. 随机血清皮质醇水平　皮质醇有周期变化：清晨高（10~20μg/dl），下午低（3~10）；如果 >18μg/dl，基本排除 AI；如果 <10μg/dl（尤其 <5μg/dl）支持诊断。

4. 高剂量 ACTH 兴奋（替可克肽）试验　测清晨皮质醇后，给予替可克肽 250mcg 静推。

30、60min 后再测皮质醇；>18~20μg/dl 为正常，排除原发和大部分继发的 AI；低皮质醇，高 ACTH，为原发性 AI；低皮质醇，低 ACTH，为继发性 AI。

（三）治疗

1. 治疗前送检基线值（皮质醇、ACTH 及电解质的情况）。

2. 首先纠正低血容量，2~3L 生理盐水；低血糖时可用 5% 的糖盐水。

3. 静脉推注 4mg 地塞米松（地塞米松不影响肾上腺轴的功能检查）。

4. 如果不明确,可以进行替可克肽试验。

5. 诊断明确后开始替代治疗:氢化可的松 100mg 静滴每 8h 一次。

十、垂体卒中

1. 特征

(1)垂体腺急性梗死或出血。

(2)属于可以致命的综合征。

(3)见于脑外伤、脑放疗、抗凝、溴隐亭治疗、糖尿病、透析、围生期。

(4)常表现为突然发作,重度头痛、高热、脑膜刺激征、恶心呕吐、神志改变。

2. 临床进程

(1)危及生命的激素缺乏:急性肾上腺功能不全、甲状腺功能低下、尿崩症。

(2)非紧急的激素缺乏:生殖激素降低、生长激素缺乏、催乳素分泌紊乱。

3. 诊断

(1)保持临床怀疑。

(2)全血细胞计数和凝血功能检查。

(3)电解质检测。

(4) ACTH、皮质醇、TSH/ 游离 T_4,胰岛素样生长因子 1,促黄体生成素,卵泡刺激素,雌二醇(女性),睾酮(男性),催乳素,尿 / 血浆渗透压的检测。

(5) CT 证实急性垂体出血。

(6)亚急状态下,可检查 MRI(更高的结构细节与诊断敏感性)。

4. 垂体卒中的治疗

(1)对症支持。

(2)首先给予应激剂量的糖皮质激素治疗。

(3)监测水电解质平衡:尤其注意尿崩症,及时补充精氨酸血管加压素(DDAVP)。

(4)甲状腺激素替代治疗。

(5)外科情况:若出现反应迟钝、昏迷、症状急速恶化、视力丧失等情况时,应立刻征召神经外科会诊,考虑经蝶窦减压术。

十一、尿崩症

(一) 分类

1. 中枢性尿崩症(缺乏抗利尿激素,即精氨酸血管加压素)

(1)多为原因不明特发性的。

(2)其次是希恩综合征、缺氧、创伤、肿瘤等垂体损伤。

(3)浸润性疾病:结节病、淋巴瘤浸润。

(4)感染性疾病:神经梅毒或结核。

2. 肾源性尿崩症(集合管对抗利尿激素无反应)

(1)常为药物所致;锂剂、地美环素(去甲基氯四环素)、两性霉素B、抗病毒逆转录酶药物。

(2)血浆 ADH 水平通常是增高的;

3. 鉴别

(1)去氨加压素/精氨酸血管加压素(DDVAP)反应或者禁水试验。

(2)中枢性:基线加压素近于零,高钠,给 DDAVP 后尿晶体渗透压升高 >50%。

(3)肾源性:加压素基线水平高,高钠,给 DDAVP 后尿渗升高 <10%。

(4)原发性多尿:脱水但血钠正常,给 DDAVP 后尿渗升高 <10%。

(二)临床症状

完全因为自由水丢失,可见多尿,烦渴,高钠血症,血容量不足,血浆高晶体渗透压。

(三)治疗

1. 如不能饮水或没有口渴,可使用 5% 糖水静脉滴注纠正血浆高渗。

2. 中枢性尿崩症经鼻给精氨酸血管加压素(静脉/肌注/皮下/口服亦可)。

3. 肾源性尿崩症可用口服制剂。噻嗪类药物可以减少此类患者尿量。

十二、嗜铬细胞瘤

1. 一种分泌儿茶酚胺的肿瘤。

2. 典型的三联征 头痛,多汗和心动过速;但不常见。

3. 多为影像学偶然发现(肾上腺肿物)。

4. 经常发生高肾上腺能发作,或嗜铬细胞瘤家族史的患者应高度怀疑。

5. 诊断依靠检测尿或血清中的间羟肾上腺素或儿茶酚胺的水平。

6. 在手术切除之前应先使用 α 受体阻滞剂(酚苄明)10~14d 来控制高血压,补足容量,切忌单独使用 β 受体阻断剂。

7. 高血压危象时可以使用硝普钠、酚妥拉明、尼卡地平。

复习题

1. 以下关于糖尿病酮症酸中毒的治疗原则不正确的是

A. 补液量应在 23~48h 纠正失水

B. 小剂量胰岛素静脉滴注

C. 应尽快小剂量补碱

D. 必要时补钾

E. 预防感染

参考答案:C

2. 以下关于血糖严格控制在 80~110mg/dl(4.4~6.1mmol/L)范围内的描述,正确的是

A. 在心脏手术后的患者中严格的血糖控制没有死亡率的获益

B. 严格的血糖控制很少有低血糖反应

C. 在 NICE-SUGAR 实验研究中严格的血糖控制有更高的死亡率

D. 严格血糖控制能使脓毒症患者获益

参考答案:C

---

3. 以下关于黏液性水肿昏迷的描述,除了哪项以外都是正确的

A. 低血压、低血糖和低体温是常见表现

B. 实验室检查证实 TSH 升高后再开始治疗

C. 能够引起高碳酸血症

D. 多见于女性

参考答案:B

---

4. 55 岁的女性,出现多汗、房颤和颤抖。实验室检查 TSH 非常低,游离 T_4 和 T_3 增高。处理这个患者时,下列哪种药物不应在其他药物之前使用

A. 碘剂

B. β 受体阻滞剂

C. 丙基硫氧嘧啶

D. 氢化可的松

参考答案:A

---

5. 64 岁的老年患者,临床表现为剧烈的炸裂性头痛和视物模糊 5h,血压 90/58mmHg,CT 显示垂体肿块并出血。除了咨询外科手术外还应该采取的措施有

A. 行腰椎穿刺术排除出血

B. 检测血清中的催乳素水平

C. 使用血管活性药物升压治疗

D. 给予糖皮质激素

参考答案:D

---

6. 一例明确患有嗜铬细胞瘤的 32 岁的女性将要进行乳腺活检。下列药物中应该在手术前使用的是

A. 间羟肾上腺素

B. 酚妥拉明

C. 普萘洛尔

D. 酚苄明

E. 可乐宁

参考答案:D

---

7. 关于黏液水肿性昏迷的临床表现,正确的是

A. 非心源性的磷酸肌酸激酶水平通常有增高

B. 心包积液不常见,一旦出现通常会有心脏压塞

C. 低体温是不常见的表现

D. 呼吸性碱中毒是原发性呼吸性酸碱平衡紊乱

参考答案:A

低体温、高热、横纹肌溶解

张茉沁

北京大学人民医院呼吸与危重症医学科

学习目标

1. 了解低体温处置时的复温技术。

2. 了解中暑的诱因、临床表现及治疗。

3. 了解恶性高热及精神药物恶性综合征的处理原则。

4. 横纹肌溶解的病因。

5. 横纹肌溶解的常见临床表现。

6. 横纹肌溶解的处理方法。

掌握要点

1. 识别低体温及高热时的生理改变。

2. 选择复温技术应基于低温患者的临床特点及可应用的医疗资源。

3. 传导降温或蒸发降温是中暑的初始干预手段。

4. 丹曲林用于恶性高热或精神药物恶性综合征,以减少产热。

5. 横纹肌溶解的主要治疗方法。

参考文献

1. Brown DJA, Brugger H, Boyd J, et al.Accidental hypothermia.N Engl J Med.2012,367 :1930-1938.

2. Epstein Y, Yanovich R.Heatstroke.N Engl J Med.2019,380 :2449-2459.

3. Litman RS, Smith V, Larach M, et al.Consensus statement of the Malignant Hyperthermia Association of the United States on unresolved clinical questions concerning the management of patients with malignant hyperthermia.Anesthesia & Analgesia.2019,128(4):652-659.

4. Tse L, Barr AM, Scarapicchia V, et al.　Neuroleptic Malignant Syndrome:A Review from a Clinically

Oriented Perspective.Curr Neuropharmacol.2015,13(3):395-406.

5. Chavez LO,Leon M,Einav S,et al.Beyond muscle destruction:a systematic review of rhabdomyolysis for clinical practice.Crit Care.2016,20:135.6.

6. Bosch X,Poch E,Grau JM.Rhabdomyolysis and Acute Kidney Injury.N Engl J Med.2009,361:62-72.

一、低体温

(一)定义

体核温度 <35℃。

(二)分类

1. **轻度** 32~35℃。

2. **中度** 28~32℃。

3. **重度** <28℃。

4. **创伤协会低体温分类** 中度 32~34℃,重度 <32℃。

(三)诱因

1. **散热增加**

(1)环境暴露。

(2)血管扩张(药物、毒物)。

2. **产热减少**

(1)内分泌疾病。

(2)燃料不足(低血糖)。

3. **温度调节机制异常** 中枢或周围神经病变。

(四)临床表现

1. 心动过缓。

2. 低血压(复温时外周血管扩张,可进一步下降)。

3. 体循环血管阻力增加。

4. 心脏传导异常 房颤、室性心律失常、心搏骤停。

体核温度低于 29℃时,可自发出现室颤,或在搬动患者及进行有创操作时诱发室颤。体温低于 20℃时,可出现停搏。

处理低体温时的心律失常,必须积极升温至 30℃以上,否则对除颤及抗心律失常药物反应不佳。

5. 心电图典型表现为 J 波(奥斯邦波,常见但无预后意义),即 QSR 与 ST 段交界点上移。还可出现各种间期延长,T 波倒置。

6. 寒战 体温低于 30~32℃时寒战消失(糖原耗竭)。

7. 呼吸频率与潮气量均下降。

8. 多尿。

9. 意识障碍、昏睡。

10. 肠梗阻。

11. 肝功能异常。

12. 出血。

（五）实验室检查异常

1. 红细胞比容升高（体温每下降 1℃，升高 2%），血小板减低。

2. 初始 PT/PTT 正常。

3. BUN、肌酐升高。

4. 电解质紊乱（复温时可急剧变化，需严密监测）。

5. 高血糖（代谢降低）。

6. 酸中毒，血气分析样本无须纠正到体温。

（六）治疗

1. 保护气道　气管插管应取经口（而不要经鼻）途径，注意气囊压力（体温恢复时可升高压力）。

2. 吸氧。

3. 心肺复苏　检测 30s 以上才能确认无心跳（低体温脉搏过缓），低温患者应延长复苏时间。

4. 治疗心律失常

(1) 房性心律失常：多只需复温。

(2) 室颤：电除颤，复温，体温 ≤ 30℃避免用药。

(3) 无心律或无脉心律：体温 ≤ 30℃避免用药。

5. 复温、监测体温。

6. 补液　避免用乳酸林格液。

7. 胃肠减压。

8. 留置尿管。

9. 完善实验室检查（指端血不可靠）。

10. 处理合并症。

（七）复温技术

1. 被动体外复温

(1) 将患者置于温暖环境中，保温材料绝缘（如毛毯包裹）。

(2) 最无创，升温速度 0.5~2℃/h，患者必须有产热能力。

(3) 单独使用只适于轻度低温。

2. 主动体外复温　通过加热毯、加热气垫、热灯，或浸入热水中，进行体外升温。无创，简单，升温速度 1.5~2.5℃。通常与主动体核复温联合应用于中 - 重度低体温患者。

3. 主动体核复温　吸入加温加湿氧气（40~45℃）、加热输液（40~42℃）、胃 / 膀胱 / 直肠热冲洗、腹腔 / 胸腔热灌洗、血管内加温（透析、持续透析、ECMO、体外循环），目的是将热量直接传导到机体深部。通常用于体核温度低于 28℃或出现再灌注心律失常的患者。

（八）预后

1. 无法准确预测死亡率或神经损伤。

2. 预后不良因素　血钾 >10 mmol/L,休克。

3. 持续升温直到 32℃。

4. 根据具体情况决定是否停止抢救。

二、中暑

(一) 分类

1. **经典型**　老年慢性病患者,高温季节,在数日内逐渐发病,多伴有明显脱水。

2. **劳力型**　常见于运动员或军人拉练中,伴有轻度脱水。

(二) 诱因

1. **产热增加**　运动、药物(拟交感药物)、环境高温。

2. **散热减少**　高温高湿环境、心血管疾病、药物(抗胆碱能药物)。

(三) 临床表现

1. 体温升高　≥ 40℃。

2. 中枢神经系统异常　小脑功能异常、癫痫、昏迷(以此与高热区分)。

3. 心动过速。

4. 低血压。

5. 呼吸急促。

(四) 实验室检查

1. 呼吸性碱中毒。

2. 代谢性酸中毒(乳酸堆积)。

3. 横纹肌溶解。

4. 肾功能不全。

5. 凝血功能障碍,重者发生 DIC。

6. 肝功能异常。

7. 电解质紊乱。

(五) 降温方法

1. **传导降温**　冷水浸泡、冰袋冷敷、皮肤按摩(以扩张血管)。老年中暑患者可能无法耐受。

2. **蒸发/对流降温**　喷洒温水雾,吹风加强气流流通,以增加热量散发。可与其他手段并用。降温速度稍慢于传导降温,但耐受性更好。

3. **侵入性降温**　如同侵入性升温。输液液温常用 4℃。

(六) 其他治疗

1. 持续降温至 38~38.8℃。

2. 保护气道。

3. 吸氧。

4. 补液。

5. 留置尿管。

6. 监测体温。

7. 避免应用抗胆碱能药物。

（七）预后

1. 直接与病情时间强度相关。

2. 死亡风险因素　包括年龄、合并症、低血压、乳酸水平、肾衰竭、昏迷。

三、恶性高热

（一）定义

恶性高热是药物或应激诱导的高代谢综合征，属于危及生命的危重情况，以高热、肌肉挛缩和循环系统不稳定为主要表现。其病因是骨骼肌细胞钙离子转运的遗传缺陷，常见诱因包括应用挥发性麻醉剂、琥珀酰胆碱等。

（二）恶性高热的临床表现

1. 肌肉强直　通常起源于肢体或胸部肌肉、咬肌痉挛。

2. 心动过速　早期、非特异表现。

3. $PaCO_2$ 升高。

4. 高血压。

5. 皮肤花斑。

6. 体温升高。

7. 酸中毒。

8. 心律失常。

9. 低血压。

10. 横纹肌溶解。

11. 高钾血症。

（三）恶性高热的治疗

1. 停用致病药物。

2. 如果可能停止手术。

3. 丹曲林　最有效及最安全的治疗药物，可阻止肌浆网释放钙离子进入细胞内（2.5mg / kg 推注，5min 重复，最大剂量 10mg/kg）。

4. 蒸发降温。

5. 维持尿量。

6. 避免应用钙拮抗剂。

7. 支持治疗。

四、精神药物恶性综合征

（一）定义

精神药物恶性综合征（NMS）是机体对抗精神病药物的异质反应，属于可危及生命的危重状态,表现为高热(39℃以上)、肌肉强直、神志改变、自主神经功能异常及横纹肌溶解。诱因为各种抗精神病药物,如氟哌啶醇、奥氮平、阿立哌唑、利培酮、奎硫平、甲氧氯普胺(胃复安)等。

5- 羟色胺综合征表现类似但肌肉颤抖更为明显而强直与高热略轻。

(二)临床表现

1. 高热。

2. 肌肉强直。

3. 意识状态改变,可表现为易激惹或昏迷。

4. 自主神经系统功能异常,如心动过速、出汗、血压不稳定、心律失常等。

5. 横纹肌溶解。

(三)特征

1. 年轻男性。

2. 危险因素   锂剂,脱水,高强度药物。

3. 起病在 1~3 天内加重(开始用药或剂量加大)。

4. 持续 1~3 周(缓释剂更长)。

5. 死因是误吸与心律失常。

(四)治疗

1. 应用丹曲林以减少产热(缓解肌肉强直),一般退热剂无效。

2. 多巴胺激动剂   溴隐亭、金刚烷安、左旋多巴 / 卡比多巴。

3. 支持治疗。

五、横纹肌溶解

(一)概述

横纹肌溶解是骨骼肌损伤后,细胞内容物释放入血,从而产生的一系列临床及实验室异常的综合征。

发病机制为肌细胞膜直接损伤或 ATP 耗竭,造成细胞内自由钙离子浓度增高,破坏线粒体,激活蛋白裂解酶,而致细胞死亡。

高肌酐激酶血症,慢性状态,多不严重。

(二)病因

1. **原发性**   遗传缺陷所致糖与脂肪代谢异常。

2. **继发性**

(1)外伤性:烧伤、挤压综合征、触电、劳力性、极度体温(高或低)、肌肉压迫(卧位)、精神病药物所致恶性综合征、癫痫、血管闭塞。

(2)感染性:气性坏疽、病毒感染(H_1N_1)、军团菌、伤寒、破伤风等。

(3)毒物 / 药物:他汀、酒精、可卡因、海洛因、丙泊酚、激素等。

(4)代谢性:糖尿病酮症、酶缺陷、高钠血症、高渗状态、低钙血症、低钾血症、低磷血症、甲亢 / 甲减、炎性肌病、血管炎等。

（三）临床表现

1. **症状** 肌痛、肌肉肿胀压痛、尿液变色。

2. **实验室检查**

(1) 肌酶升高（CK、肌红蛋白、乳酸脱氢酶、AST）。

(2) 电解质紊乱（高钾、高磷、低钙）。

(3) 凝血功能异常。

(4) 迅速发生肾功能不全。

(5) 尿潜血阳性而镜检无红细胞。

（四）治疗

1. **积极补液** 维持血容量并保证肾灌注，减少管型形成，防止肾小管损伤。补液目标为维持尿量 2~3ml/（kg·h）。首选生理盐水，可考虑碳酸根溶液。

2. **不常规应用甘露醇**

3. **监测电解质水平** 警惕致命性的高钾血症，治疗引起症状的低钙血症。

4. **肾替代治疗** 当难治性高钾血症、酸中毒、急进性肾功能不全或液体过负荷时需考虑。

5. **密切监测隔室综合征。**

复习题

1. 当患者出现严重低温（体核温度 <28℃）时，可出现

A. 高血糖

B. 容量过负荷

C. 红细胞比容下降

D. 寒战

参考答案：A

2. 如果一位患者体核温度为 30℃，脉搏 50 次/min，血压 80/56mmHg，最适合的干预手段为

A. 充气加压热毯

B. 热盐水洗胃

C. 腹腔冲洗

D. ECMO

参考答案：A

3. 以下为诊断经典型或劳力型中暑所需的条件是

A. 明显的中枢神经系统功能障碍

B. 体核温度 >40℃

C. 低血压

D. 横纹肌溶解

E. 肝功能异常

参考答案：A

---

4. 对于一例有恶性高热家族史且需要进行急诊手术的患者,以下药物可安全应用的是

A. 琥珀酰胆碱和一氧化二氮

B. 琥珀酰胆碱和氟烷

C. 罗库溴铵和一氧化二氮

D. 罗库溴铵和安氟醚

参考答案：C

---

5. 横纹肌溶解最重要的处理方法为

A. 甘露醇脱水

B. 治疗高钾血症

C. 积极补液维持尿量

D. 治疗隔室综合征

参考答案：C

免疫功能低下患者的管理

罗 红

中南大学湘雅二医院呼吸与危重症学科

学习目标

1. 免疫功能低下的分类。
2. 中性粒细胞减少症常见感染及治疗。
3. 体液免疫缺陷常见感染及治疗。
4. 细胞免疫缺陷常见感染及治疗。

掌握要点

1. 免疫功能低下的分类。
2. 中性粒细胞缺陷的病因、定义、分类、常见重要病原感染的危险因素、临床特征、经验性抗菌及抗真菌治疗方案以及预防性使用抗菌药物的策略。
3. 体液免疫的机制、影响体液免疫的临床情形、免疫球蛋白生成障碍及无脾或脾功能障碍的常见感染病原及临床特征。
4. 细胞免疫缺陷相关疾病、常见病原感染的种类、临床表现、特异性检查、鉴别诊断、治疗及治疗过程中常见并发症,强调移植患者常见感染及预防措施。

参考文献

1. Libraty DH.Infections in the immunosuppressed patient:an illustrated case-based approach.Clin Infect Dis.2016,63(1):148-95.
2. Kosmidis C,Denning DW.The clinical spectrum of pulmonary aspergillosis.Thorax.2015,70:270-277.
3. Rubin LG,Schaffner W.Clinical practice.Care of the asplenic patient.N Engl J Med.2014,371:349-356.
4. Taplitz RA,Kennedy EB,Bow EJ,et al.Antimicrobial prophylaxis for adult patients with cancer-related immunosuppression:ASCO and IDSA clinical practice guideline update.J Clin Oncol.2018,36(30):3043-3054.

一、分类

免疫功能是抵御外来病原微生物侵犯、维持内环境平衡稳定的关键。

宿主免疫防御状态异常可以按照免疫机制分为以下三类：

1. 机械防御能力下降 包括屏障功能受损，如皮肤和黏膜受损（烧伤、外伤、炎症），或者是管腔的梗阻，如结石或前列腺肿大。

2. 免疫功能失调 是一大类由于多种原因，如酗酒、糖尿病、囊性纤维化、肝硬化等，都可以引起的免疫功能过高或过低的状态。

3. 免疫功能低下 是本章主要内容，包括以下三种：

(1) 中性粒细胞防御缺陷。

(2) 体液免疫缺陷。

(3) 细胞免疫缺陷。

二、中性粒细胞减少

1. 定义

(1) 绝对计数 $<0.5 \times 10^9$/L，计数包括分叶细胞与杆状核中性粒细胞。

(2) 趋势减少：计数 $<1 \times 10^9$/L，预计将降至 $<0.5 \times 10^9$/L

2. 病因 危重症医学处理的主要是急性获得性中性粒细胞减少，见于血液病、化疗患者，药物中毒，骨髓受损等。

3. 重要病原体 急性白细胞减少的病原微生物有迹可循，这是选择经验抗生素的理论根据。参照疾病预防部门及本医院发布的年度流行情况报告。

早期：革兰氏阳性细菌（金黄色葡萄球菌、凝血酶阴性葡萄球菌、链球菌、肠球菌、棒状杆菌）、肠杆菌、铜绿假单胞菌。

晚期（使用抗生素 4d 后）：主要是真菌：酵母菌（念珠菌）、霉菌（曲霉菌）。

4. 中性粒细胞减少症细菌感染治疗 细菌感染最可能致命的病原体是铜绿假单胞菌（特征性皮损：坏死性脓疮，易发生肺炎、休克等）。因此，初始经验性治疗的基本原则是广谱并且必须覆盖铜绿假单胞菌。

单药治疗推荐使用抗铜绿假单胞菌 β - 内酰胺类抗生素（如头孢吡肟）、碳青霉烯（如美罗培南或亚胺培南 - 西拉他汀）或青霉素类（哌拉西林 - 他唑巴坦）。

下列情况时加用万古霉素或其他抗生素以加强抗革兰氏阳性菌活性：

(1) 血流动力学不稳定，或其他严重脓毒症的证据。

(2) 影像学显示肺炎。

(3) 血培养革兰氏阳性菌阳性但性质尚未明确。

(4) 临床怀疑导管相关的严重感染。

(5) 任何部位的皮肤或软组织感染。

(6) 已知有 MRSA、VRE 或耐青霉素链球菌的定植。

(7) 严重的黏膜炎症 (且在已使用喹诺酮预防,或头孢他啶进行经验性治疗)。

5. 侵袭性霉菌感染 中性粒细胞减少时曲霉菌感染机制、临床表现、病理均与正常时不同。

(1)中性粒细胞正常:霉菌感染不易发生血管侵透,病理为化脓性肉芽肿性炎症或炎症性坏死,使病变限于局部。

(2)中性粒细胞减少时血管侵犯成为特征,引起凝固样坏死或出血性梗死,形成感染向多处播散风险。

使用糖皮质激素者,中性细胞减少与否的风险趋于一致。

抗真菌治疗:

(1)抗菌治疗后持续发热 >3d,预计患者中性粒细胞减少的时间将超过 5~7d。

(2)中性粒细胞减少伴原因不明的持续发热患者,经 4~7d 广谱抗菌治疗仍未发现致热原。

三、体液免疫缺陷

体液免疫的主要成分包括抗体以及补体。IgG 与微生物表面结合形成调理素作用,IgG 与 IgM 激活补体。补体 C3 裂解为 C3b,构成调理素主要成分,促进微生物被细胞吞噬杀灭。

体液免疫缺陷的常见临床情形有:①免疫球蛋白合成障碍;②无脾或脾脏低功能状态;③补体缺陷;④毒素。

(一)免疫球蛋白合成障碍

1. 病因 先天性无丙种球蛋白血症、常见变异型免疫缺陷病、多发性骨髓瘤、巨球蛋白血症、重链病、B 细胞淋巴瘤、慢性淋巴细胞性白血病、T 细胞缺陷等。

2. 易感染的微生物

(1)荚膜细菌:均需要通过调理素作用来进行吞噬,如肺炎链球菌、流感嗜血杆菌、革兰氏阴性杆菌的荚膜株。此外无荚膜流感嗜血杆菌、沙门氏菌、假单胞菌和支原体感染亦有增加趋势。

(2)病毒:肠道病毒(柯萨奇病毒、Echo 病毒、脊髓灰质炎病毒)、流感病毒及虫媒病毒。

(3)孢子虫。

(4)蓝氏贾第鞭毛虫。

3. 一些易发致命肺炎链球菌感染的临床情形 酗酒、HIV 感染、脾切除术后,霍奇金病化疗后。

(二)无脾或脾功能障碍

血涂片中见 Howell-Jolly 小体提示无脾或脾功能障碍。

易感病原:①经典:肺炎链球菌;②明显相关:B 型流感嗜血杆菌、微小巴贝虫、犬咬嗜二氧化碳菌;③可能相关:疟原虫、脑膜炎奈瑟球菌、大肠埃希氏菌、金黄色葡萄球菌等。

(三)体液免疫缺陷时肺炎链球菌感染危象

起病类似流感,未及时治疗者在数小时内即可发生弥散性血管内凝血、暴发性紫癜、周围对称性坏疽、休克和死亡。

外周学涂片可见革兰氏染色阳性球菌。

四、细胞免疫缺陷

1. 易发生细胞免疫缺陷的相关疾病与状态

(1)衰老。

(2)某些病毒感染期间及感染后。

(3)胸腺发育不良。

(4)与细胞免疫相关的先天性疾病。

(5)晚期妊娠。

(6)T细胞来源的恶性淋巴瘤。

(7)免疫抑制治疗(糖皮质激素和环孢素)。

(8)HIV和AIDS。

2. 细胞免疫缺陷患者易感病原微生物

(1)细菌(细胞内细菌)

1)分枝杆菌属(除肺部表现外,严重的血流感染、软组织、骨与关节感染十分常见)。

2)李斯特菌:年迈脑膜脑炎尤其注意。

3)奴卡菌和红球菌:药物选择(诺卡—磺胺类;红球—万古霉素)。

(2)真菌(临床上常有接触史)

1)荚膜组织胞质菌、新型隐球菌、头孢子菌、念珠菌、霉菌。

2)寄生虫与原虫。

3)肺孢子虫,弓形虫。

(3)病毒(DNA病毒):带状疱疹病毒、巨细胞病毒、EB病毒感染。

(4)螺旋体等其他微生物。

五、治疗过程中可能出现的并发症

1. 免疫重建炎性综合征(IRIS)

免疫低下患者免疫功能恢复(如AIDS患者抗逆转录治疗后)时出现的临床综合征,主要表现为发热、潜伏感染或原有感染症状加重。

开始抗逆转录治疗基线CD4 T细胞计数越低,IRIS发病率越高。

对症处理(如解热),无须改变治疗方案。

2. 脑后部可逆性脑病综合征(PRES)

危险因素包括高血压、子痫和免疫抑制剂的使用。MRI见后脑白质水肿,尤其顶枕叶,表现以头痛、意识状态改变、癫痫,以及视觉障碍为特征,原发症控制后可逆。

3. 移植患者需要注意预防的感染

(1)造血干细胞移植:念珠菌、曲霉菌、CMV、弓形虫感染。药物预防直到新骨髓开始造血 100d。

(2)肝移植:念珠菌高危,使用氟康唑甚至两性霉素 B 脂质体做术后预防。

(3)心脏移植:弓形虫感染(供体阳性 / 受体阴性者),复方磺胺甲基异噁唑。

(4)肺移植:侵袭性曲霉感染,需使用全身抗真菌药物,必要时辅以吸入性两性霉素 B 脂质体,疗程至少 3 个月。

六、小结

1. 中性粒细胞减少患者急性感染的病原体通常是皮肤菌群或肠道菌群,包括医院获得的铜绿假单胞菌。

2. 使用抗生素情况下持续发热 ≥ 4d,酵母菌属和霉菌属成为治疗的目标。

3. 无脾患者发生肺炎链球菌败血症最初可表现为流感样病,在 24h 内暴发为感染性休克。

4. 给细胞免疫缺陷宿主选择抗感染经验治疗时,需了解这一防御能力。

5. 免疫状态的抑制与重建都能影响免疫缺陷患者的疾病过程。

复习题

1. 下列不属于宿主免疫受损的病因的是

A. 化疗

B. 移植

C. 囊性纤维化

D. 脾功能低下状态

参考答案:C

2. 27 岁男性,因急性髓系白血病开始行化疗(蒽环类药物)8 d 后,出现发热、低血压及坏死性脓疮,绝对中性粒细胞计数:0.23×10^9/L,导致这种临床表现最常见的病原体是

A. 金黄色葡萄球菌

B. 铜绿假单胞菌

C. 烟曲霉菌

D. 单纯性疱疹病毒

参考答案:B

3. 使用抗生素情况下持续发热 ≥ 4d,以下成为治疗的目标的是

A. 革兰氏阳性菌属

B. 霉菌属

C. 铜绿假单胞菌

D. 肠杆菌属

参考答案:B

---

4. 下列不是易发生致命肺炎链球菌感染的临床情形的是

A. 酗酒

B. HIV 感染

C. 长期使用糖皮质激素

D. 霍奇金淋巴瘤化疗后

参考答案:C

---

5. 下列哪些不是细胞免疫缺陷患者易感染的病原体

A. 疟原虫

B. 隐球菌

C. 巨细胞病毒

D. 肺孢子虫

E. 梅毒螺旋体

参考答案:A

---

6. HIV 感染患者感染荚膜组织胞浆菌的常用治疗方法是

A. 氟康唑 + 氟胞嘧啶

B. 两性霉素 B+ 氟胞嘧啶

C. 伏立康唑 + 氟胞嘧啶

D. 两性霉素 B+ 伊曲康唑

参考答案:D

术 后 急 症

张 祎

中日友好医院呼吸与危重症医学科

学习目标

1. 根据发热的伴随表现和发生时程区分术后发热的原因。
2. 理解腹腔隔室综合征的体征和治疗方法。
3. 列出 CABG 术后低血压的原因,描述其诊断和治疗流程。
4. 理解术后呼吸功能障碍的发生时程及其与术后呼吸衰竭的关系。
5. 列出神经外科术后神志状态改变的原因,描述其诊断和治疗流程。

掌握要点

掌握以下主要外科术后并发症的处理原则:室性心动过速、肺炎、深静脉血栓形成、肺栓塞、深部伤口感染、器官间隙感染、急性肾衰竭、心肌梗死、卒中、泌尿系感染、脓毒性休克、需要输血的术后出血、血管移植物失功能、筋膜裂开等。

参考文献

1. Rogers WK,Garcia L.Intraabdominal hypertension,abdominal compartment syndrome,and the open abdomen.Chest.2018,153(1):238-250.

2. Sawyer RG,Evans HL.Surgical site infection——the next frontier in global surgery.Lancet.2018,18(5):477-478.

3. Narayan M,Medinilla SP.Fever in the postoperative patient.Emerg Med Clin N Am.2013,31 :1045–1058.

4. MacCallum NS,Finney SJ,Gordon SE,et al.Modified criteria for the systemic inflammatory response syndrome improves their utility following cardiac surgery.Chest.2014,145(6):1197-1203.

5. Kuroda Y.Neurocritical care update.J Intensive Care.2016,4 :36.

一、概论

1. 普外科术后常见并发症

(1)发热:需特别警惕脓毒症(sepsis)。

(2)低血压:SIRS、脓毒症、肾上腺功能不全等。

(3)术后呼吸衰竭。

2. 心胸外科术后常见并发症 低血压:常见于血管麻痹;出血/凝血障碍;心律失常。

3. 心血管操作后常见并发症 血小板双抗管理。

4. 贫血与输血。

5. 神经外科术后常见并发症及危象 神志状态改变、低钠血症、尿崩症、气道急症。

二、发热

高达 25% 的术后患者可见体温升高(>38.2℃)。危重症与非危重症患者发生率类似。术后发热可分为术后即刻、48h、2~7d(急性期)和 1 周后(亚急性),不同时程各有特征病因。

1. 术后即刻发热 术中或术后即刻发热必须警惕恶性高热。恶性高热在全麻后发生率为 1/30 000,是遗传易感性和麻醉剂触发共同作用的结果。常见诱发药物:吸入麻醉剂、琥珀酸胆碱。氧化氮不是诱因。约 50% 源自常染色体显性遗传缺陷,男:女 2:1,半数首次起病年龄 < 19 岁。

恶性高热通常发生于麻醉诱导后 90min 以内;发热,体温 > 38.8℃ (101.8℉)。同时发生:呼吸性酸中毒($PaCO_2$ > 60mmHg),代谢性酸中毒(pH<7.25 ;BE> 8mmol/L);CK 升高(> 10 000 IU/L)。虽然可有恶性高热家族史;但必须强调,大部分患者家族史阴性。

初始治疗:停用强效吸入麻醉剂;切换为静脉注射麻醉剂,如异丙酚;增加分钟通气量和 FiO_2 ;丹曲林:2.5mg/kg 静脉注射,然后 1 mg/kg 推注,直至体温降低,$PaCO_2$ 降低,或肌肉僵硬减弱(最大剂量 10mg/kg);在美国,可呼叫恶性高热热线。

初始治疗症状缓解后仍有 25% 复发率,因此需要继续使用丹曲林:每 6h 1mg/kg 推注持续 48h。其间避免使用钙通道阻滞剂(增加 K^+),并需监测电解质(K^+)和 CK。

恶性高热在美国的病死率为 1%~15%(登记统计 1.7%),国内亟需建立能为患者和医生提供咨询支持的机制。

2. 术后 48h 发热 术后炎症反应常被低估,实际上组织损伤能释放大量发热相关细胞因子,如 IL-6、IL-1、TNF-α、干扰素 -γ 等,释放水平直接与组织损伤程度相关,也受遗传特质影响。组织损伤引起的发热通常在 72h 后缓解(脑损伤可以持续更长时间),因此术后 48~72h 后发热,应优先考虑其他原因。

3. 急性发热(术后 2~7d)

(1)感染性发热:是急性发热最常见原因,应同时评价是否已合并脓毒症。术后脓毒症超过 50% 由肠坏死、吻合口瘘、脓肿造成;肺炎,插管感染、尿路感染等约占 25%。

腹源性脓毒症:常见症状有腹痛、腹胀、厌食,查体见发热、心动过速、呼吸急促、低血压等;腹部查体注意压痛、疼痛、肠鸣音、胀气,切口外观;影像学注意积液,但可能难以区分血液,引流液,或积脓。积液经常需要开腹探查,但常被延误。水溶性造影剂有助发现吻合口漏。老年人、免疫抑制,或慢性病患者可能缺乏发热、疼痛、腹部压痛,白细胞升高等典型表现。发生腹泻时,要筛查艰难梭菌感染。

(2)其他原因所致发热　肺不张、深静脉血栓形成、药物或毒物等。

其中药物包括酒精戒断、药物热及精神类药物。药物毒性反应包括 5- 羟色胺综合征(5-HT 综合征)和抗精神病药恶性综合征。

5-HT 综合征:是选择性 5-HT 再摄取抑制剂(SSRIs)、三环类抗抑郁药(TCAs)、单胺氧化酶抑制剂和其他 5-HT 能药物过度刺激 5-HT1A 受体的结果。抗精神病药恶性综合征另章专述。

三、低血压

1. 腹部大手术后

(1)早期低血压:①低血容量:渗入第三间隙 / 外科术后炎症反应;②出血所致低血压;③肾上腺功能不全所致低血压。

低血压大量液体复苏后要警惕发生腹腔隔室综合征。

(2)后期低血压:肠坏死、吻合口瘘所致脓毒性休克。

2. 肾上腺功能不全(AI)　术前服用糖皮质激素是最常见危险因素(用量低于 5mg/d,时程 < 3 周者不会抑制肾上腺皮质)。此外,麻醉诱导剂依托咪酯抑制 11-α- 羟化酶,作用持续 24~72h,也可导致术后皮质功能不全。但是,术后 AI 并不常见,因此术后低血压应该首先考虑其他因素,例如脓毒血症。

皮质醇每日总量 300mg 即可满足需要,常用氢化可的松 50mg,静脉注射,每 8h 一次。

危重状态下下丘脑 - 垂体 - 肾上腺轴与皮质醇代谢均会出现异常,使得感染性休克患者皮质功能相对不全很常见,而感染使得 ACTH 刺激试验结果解读困难,但目前还没有更好的评估方法。

四、腹腔高压(IAH)和腹腔隔室综合征(ACS)

腹腔高压和腹腔隔室综合征常见于液体复苏或腹部大手术后:膀胱压 >12mmHg 时为 IAH,>20mmHg 且合并脏器衰竭定义为 ACS。主要受累脏器:肾(肾静脉压迫影响灌流),肺(腹压上推膈肌降低胸顺应性);中枢神经(静脉回流不畅升高颅压)、肠管(肠系膜和黏膜血流量减少可致肠坏死)、肝(乳酸清除率降低)。

ACS 应视为外科急症,需要立刻减压,方法可选择腹腔穿刺或直接切开,使用鼻胃管抽吸、镇静和肌松剂等保守治疗可以争取时间。

五、倾倒综合征

可见于胃大部切除或大段小肠切除术后。倾倒综合征的发生率取决于手术的类型，毕 I 式手术后发生概率约 5%，而毕 II 式术则为 15% 左右。

早期倾倒综合征多发于术后 1~3 周开始进食时，餐后 1h 之内大量食糜倾入十二指肠或空肠，肠腔内的高渗糖和肠壁中的细胞外液迅速相互交换，导致腹痛腹泻，血糖明显升高、血容量下降。

晚期倾倒综合征多于术后半年以上发病，于餐后 1~3h 出现低血糖症状。

术后胃酸失去十二指肠缓冲直接进入小肠，可灭活胰腺脂肪酶，使长链甘油三酯消化吸收不良，也可能导致肠道酸性溃疡。需与艰难梭菌肠炎、吻合口瘘等鉴别。

胃肠大部切除术后进食后应少食多餐，减少脂肪摄入，并常规使用 PPI 抑酸。

六、心胸外科术后低血压

胸心外科后低血压机制不同于一般术后，常见原因：血管麻痹（舒张）、出血、心脏压塞、心肌功能障碍、心律失常。

1. 血管舒张（数小时至数天） 最为常见。

病因包括：细胞因子（体外循环激发 IL-1）释放；术前低射血分数（<35%），使用 ACEI（会抑制精氨酸加压素水平）。治疗需要应用血管活性药（苯肾上腺素、去甲肾上腺素、血管加压素）。小剂量血管加压素输注（0.02~0.04 units/min）对肺血管的影响不大，对右心室功能障碍患者尤为适用。

2. 出血 其中 5% 为严重出血。

危险因素：年龄、使用氯吡格雷、再次手术。通常表现为纵隔和 / 或胸腔引流管引流量超过 200ml/h，与多种因素有关，包括体外循环后残余肝素效应（活化凝血时间 >120s）、低体温、血小板功能紊乱（术前噻吩吡啶类药物应用）、血小板减少（血小板计数）、凝血因子耗竭（PT 或 APTT 延长）、术中未充分止血（首先排除其他原因）。

治疗：如果活化凝血时间延长，可给予鱼精蛋白 50mg 静脉注射；低体温患者复温；输注血小板（纠正血小板减少或功能障碍）；严重凝血因子耗竭者使用凝血酶原复合物（PCC, Bebulin）。避免单用重组 VII 因子，因其可促进血栓形成。持续出血 >400ml/h，应考虑手术止血。

3. 心脏压塞 即使心包开窗，仍可能发生填塞。表现为心动过速、低 CI、低血压、血管活性药物用量增加；辅助检查见高 CVP 和 / 或 PAOP（可能并不匹配）。可疑时应立刻行经食管超声，一旦确诊则应马上手术解除填塞。

由于心胸手术的高出血风险，围术期 DVT 预防应使用弹力袜，不用肝素。术后住院时间较长或者情况复杂时，则应根据病情调整方案。

4. 心肌功能障碍（借重经食管超声）

(1) 缺血性心肌功能障碍：原因包括：桥接血管闭塞，少见，血管扭曲比血栓或痉挛更常见;冠状动脉栓塞,术中气泡形成;术中心肌保护不足;使用正性肌力药(米力农或肾上腺素)。

(2)肺动脉高压伴右室功能不全:右室功能不全可将室间隔向左推移,影响左室充盈与功能;病因治疗后多能缓解,而无须吸入依前列醇或 NO。

(3)手术打击:旁路移植手术创伤可致心肌水肿与释放细胞因子(如 TNF),所有患者均会发生不同程度术后 EF 和每搏量(SV)即刻下降,2~4h 达最低点。此时 SV 较小而固定,CO 呈心率依赖性。

5. 心律失常

(1)心动过缓:因为 SV 小而固定,通常需要维持 95~100 次 /min 心率方可维持组织灌注,因此术后常规使用临时起搏器。

(2)心动过速:心脏手术后心房颤动发生率达 35%,会导致心室充盈不足。术前 2 天开始使用 β 受体阻滞剂有预防作用(OR 0.3~0.7)。胺碘酮的预防作用仍有争议(OR 0.5),存在 β 受体阻滞剂禁忌证(哮喘、严重心衰)时可选用。

如果出现血流动力学不稳定,立刻电复律。如果血流动力学稳定,可选用药物治疗。术后治疗胺碘酮可能比 β 受体阻滞剂更有效。

七、术后呼吸衰竭(PORF)

术后呼吸衰竭(PORF)指术后需要再插管或延迟拔管,发生率为 3%。

心胸手术需要胸骨切开、胸廓切开和上腹部切口,可导致肺活量降低 40%~50%,而小切口并无帮助。肺活量下降与疼痛关系不大,因此胸段硬膜外麻醉作用很小。

肺活量降低可持续 2~7 天,如患者术前肺活量正常,术后可表现为肺通气功能受损;如果术前已经减低,术后则可能发生呼吸衰竭。

八、心胸术后肾功能损伤

肾衰竭显著增加手术死亡率:血清 CR 增加 0.5 mg/dl,死亡率就可翻倍(2% 增至 5%);如果肾衰竭需要透析,病死率上升到 35%。术前,尤其 24h 以内,曾做心导管检查(造影剂),肾衰竭风险进一步增加。大量输液水化,有预防作用,但应使用碳酸氢钠还是生理盐水意见仍有分歧。多巴胺无肾脏保护效果。

九、心脏手术与支架放置的围术期抗血小板管理

双抗血小板(阿司匹林 + 噻吩吡啶类药物)可非常有效地减少心血管事件再发。但是,约有 5% 在植入支架 1 年内需接受非心脏手术,而支架内血栓发生率为 2%~5%,病死率 50%。因此推荐:

1. 推迟手术,让噻吩吡啶治疗达到"最小"持续时间:金属裸支架 6 周;药物涂层支架 6 个月。

2. 如果在这个时间窗内需要急诊手术,除了冠脉旁路移植术和颅内手术,应该继续合用双抗药物。

3. 此后,择期手术应在术前 5 天停用氯吡格雷;前 7 天停用普拉格雷;颅内手术前应停药更长时间。

4. 只要可行,继续口服 ASA(非颅内手术)。

5. 术后重新负荷给予噻吩吡啶类药物(例如 300mg 氯吡格雷)。

十、贫血与输血

术前贫血是术后并发症的风险因素,但输血并不能减轻风险,而治疗术前贫血(铁、促红细胞生成素等)可能有效。术后输血阈值应该设为 80g/L 血红蛋白,适用于心胸手术、髋关节手术,以及创伤等情况。神经外科(尤其蛛网膜下腔出血手术)尚缺乏统一建议。

十一、神经外科术后危重症

主要包括神志状态改变、低钠血症、尿崩症、气道急症。

1. 神志状态改变 快速下降病因包括脑水肿、急性脑积水、出血、脑梗塞。缓慢下降主要病因:低通气、低钠血症。

处理:

(1)清醒水平迅速下降,或新出现的神经系统定位体征都必须立刻检查头颅 CT。①发现出血[大量、位置表浅(脑或蛛网膜下腔出血),或位于颅后窝]必须手术清除。②脑积水需行侧脑室引流。③脑水肿者使用甘露醇、高渗盐水或类固醇。④脑梗死:维持颅内灌注压。

(2)意识状态的逐渐恶化(通常没有神经定位体征)见于低通气:做血气分析确认。

(3)低钠血症:需鉴别抗利尿激素分泌异常综合征还是脑性耗盐综合征,而分别处理。

2. 低钠血症的诊断和处理 脑耗盐在蛛网膜下腔出血中更常见,表现为低容量状态。

抗利尿激素分泌异常综合征(SIADH)表现为血浆低钠和低渗透压时出现不适当的高尿钠和高尿渗透压,容量状态正常甚至偏高。低钠严重时,二者均可使用高渗盐水。SIADH 需要限制入量,但脑耗盐时则会迅速发生容量严重不足,必须积极补液。

血管加压素拮抗剂的作用尚不明确,可试用妥伐他坦(Ⅳ)或托伐普坦(PO)。

3. 尿崩症(DI) 经蝶窦垂体切除术后最为常见,发生率 10%~ 60%,取决于肿瘤大小。DI 呈三个反应时相:早期(0h~5 天)下丘脑功能障碍抑制 ADH 释放(40% 出现临床症状);此后为 SIADH 期(5~10 天后),退化的垂体后叶释放 ADH;永久 DI 则是 ADH 彻底枯竭(几个月后)。

DI 需与术后早期液体性利尿或渗透性利尿鉴别,特征是尿量增多往往达

400~800ml/h;高钠血症;尿比重低(<1.005);低尿渗透压(通常 <200mmol/L)。治疗首先输注生理盐水维持容量;其次使用去氨加压素(DDAVP)1μg IV 或 0.05mg 口服,使用中注意避免低钠血症。

4. 神经外科术后气道急症　术后水肿/出血压迫气道,出现吞咽困难或呼吸困难。颈椎前路手术或颈动脉内膜剥脱术后需特别警惕。颈椎 2~4 节前路术后 > 5h 是高危时段,此后 36h 仍属危险期。神经外科术后必须假定所有插管都是困难气道,充分准备后援,做好气管切开准备。

十二、手术并发症与病死率

美国国家保险局 2005—2007 年数据统计显示,普通外科和血管外科住院患者的手术并发症发生率在最差和最好的医院相差无几(36.4% 比 32.7%),但死亡率却相差 2.5 倍,且最差医院的术后并发症抢救失败率远高于最好医院(16.7% 比 6.8%)。因此,医院之间手术死亡率的差异主要来自对术后并发症的抢救失败,而并非术后并发症发生率本身。及时反应,包括尽早认识与恰当处理并发症,才能根本改善手术死亡率。

复习题

1. 一例 52 岁的妇女 3 天前接受了腹腔镜胆囊切除术。主诉腹痛,引流部位和右下腹压痛,切口部位无红肿。心率为 118 次/min,体温为 38.4℃,血压为 124/72mmHg。患者发热最有可能的原因是

　A. 组织损伤和术后细胞因子释放(即 SIRS)

　B. 腹腔内感染

　C. 手术部位感染

　D. 肺栓塞

　E. 恶性高热

参考答案:B

解析:普通外科术后发热分为术后即刻、48h、2~7 天(急性期)和 1 周后(亚急性),不同时程各有特征病因。该患者在术后 3 天出现发热,感染性发热是最常见的原因,手术部位感染通过换药较易识别,而腹腔等深部腔隙感染需要查体、影像学检查等明确诊断。恶性高热在术中后术后即刻发生,组织损伤和术后细胞因子导致的发热在术后 48h 内常见,而肺栓塞导致的发热少见,且多伴随特征性的症状、体征。

2. 一例 72 岁的男性 24h 前接受了 3 支冠状动脉旁路移植术。在 75μg/min 的苯肾上腺素输注下,才能维持 MAP>65mmHg。导致该患者低血压的原因中可能性最小的是

　A. 血管麻痹

　B. 心肌功能障碍

　　C. 心脏压塞

　　D. 肺栓塞

参考答案:D

解析:血管麻痹(舒张)、出血、心肌功能障碍和心脏压塞均是 CABG 术后造成低血压的常见原因。但因出血并发症而使用重组Ⅶ因子后,可促进血栓形成,增加深静脉血栓和肺栓塞风险。但总体而言,发生肺栓塞的可能性较小。

---

3. 一例 76 岁的女性 3 个月前因急性 ST 段抬高型心梗接受了冠状动脉药物涂层支架植入术,术后口服阿司匹林和氯吡格雷抗血小板治疗。近 1 周出现进行性加重的呼吸困难、夜间端坐呼吸,活动后有心前区疼痛。胸部 X 线检查提示左侧大量胸腔积液,以下治疗措施中最正确的是

　　A. 无须停用抗血小板治疗,实施胸腔穿刺

　　B. 停用抗血小板治疗 5~7 天后,实施胸腔穿刺

　　C. 使用低分子肝素,同时停用抗血小板治疗 5~7 天后,实施胸腔穿刺

　　D. 保留阿司匹林,停用氯吡格雷治疗 5~7 天后,实施胸腔穿刺

参考答案:A

解析:双抗血小板(阿司匹林 + 噻吩吡啶类药物)可非常有效地减少心血管事件再发。AHA 指南推荐噻吩吡啶治疗达到"最小"持续时间:金属裸支架 6 周;药物涂层支架 6 个月。如果在这个时间窗内需要急诊手术,除了冠脉旁路移植和颅内手术,应该继续合用双抗药物。胸腔穿刺术无须停用抗血小板治疗。

---

4. 2 天前,一例 42 岁的女性因动脉瘤导致蛛网膜下腔出血,用螺旋圈成功封堵动脉瘤。在过去的 48h 里,她的血清钠从 140 mmol/L 下降到 128mmol/L。尿 OSM = 610 mmol/L,血清 OSM=268mmol/L。BP 128/62mmHg,HR 112 次 /min,BUN 18 mg/dl;Cr 0.9 mg/dl。静脉输注生理盐水 150ml/h,尿量平均 120ml/h。能睁眼,能听声,能定位疼痛,但无遵嘱动作。术后神经系统症状无改善,30° 半卧位颈静脉未见充盈,皮肤无肿胀,无水肿。体重 70kg。最合适的进一步处理是

　　A. 输注生理盐水 30 ml/h

　　B. 1L 生理盐水弹丸式输注和维持生理盐水输注 175ml/h

　　C. 生理盐水 175ml/h

　　D. 3% 氯化钠 75ml/h,生理盐水 100ml/h

参考答案:D

解析:首先判断患者的低钠血症为 SIADH 还是脑耗盐,在发生 SAH 后,脑耗盐更常见,同时根据颈静脉、心动过速,高 BUN/Cr 比值正常,也提示低容量状态,脑耗盐可能性更大,但 SIADH 不能被完全排除。高渗盐水在这两个诊断下均适用。进一步的容量限制是不适当的,因为它很可能会加重低血容量和脑缺血,特别是在 SAH 后脑血管痉挛的改变下。

　　患者尿液渗透压为 610mmol/L,生理盐水可能导致低钠血症恶化。1L 的生理盐水

（渗透压 = 308mmol/L）将浓缩在约 500ml 的尿液中排出，相当于在体内留下 500ml 的游离水，导致血清钠的进一步下降。患者排出尿液 1 757mmol/d［(0.12L/h×24h×610mmol/L)= 1 757mmol/24h，73 mmol/h］。3% 氯化钠（1 026mmol/L)75ml/h + 生理盐水（308mmol/L)，在 75ml/h=2 592mmol/d，在体内净积累 835mOSm/24h（这些 OSM 的一半是 Na^+)。细胞外液约为 14 L(0.2× 总体重)，因此血清钠应升高约 1.25mmol/h(17.5mmol/h Na/14 L)。这种纠正速率在急性低钠血症（一段时间内，此时细胞内 Na 还没有转移至细胞外液）是可以接受的。

多器官功能障碍综合征

解立新

中国人民解放军总医院呼吸科

学习目标

1. 多器官功能障碍综合征(MODS)的定义和临床特点。
2. MODS 的发病机制。
3. MODS 的诊断。
4. MODS 的治疗方法。

掌握要点

1. 掌握 MODS 的临床表现。
2. 掌握 MODS 的治疗方法。

参考文献

1. Levy MM, Evans LE, Rhodes A, et al.The surviving sepsis campaign bundle: 2018 Update.Crit Care Med, 2018, 46: 997-1000.

2. Singer M, Deutschman CS, Seymour CW, MD, et al.The third international consensus definitions for sepsis and septic shock(Sepsis-3).JAMA, 2016, 315: 801-810.

3. Seymour CW.Assessment of Clinical Criteria for Sepsis: For the Third International Consensus Definitions for Sepsis and Septic Shock(Sepsis-3).JAMA, 2016, 315(8): 762-774.

4. Fan E.An Official American Thoracic Society/European Society of Intensive Care Medicine/Society of Critical Care Medicine Clinical Practice Guideline: Mechanical Ventilation in Adult Patients with Acute Respiratory Distress Syndrome.Am J Respir Crit Care Med, 2017, 195(9): 1253-1263.

5. Rhodes A, et al.Surviving sepsis campaign: International Guidelines for Management of Sepsis and Septic Shock: 2016.Intensive Care Med, 2017, 43(3): 304-377.

6. 急性呼吸窘迫综合征患者机械通气指南(试行). 中华医学杂志, 2016, 96(6): 404-424.

一、定义

多器官功能障碍综合征(multiple organ dysfunction syndrome,MODS)是指人体各器官功能在正常或相对正常基线情况下,由严重创伤、休克、感染、病理产科或中毒等原发病打击所诱发,同时或序贯发生两个或两个以上脏器功能障碍以致衰竭的临床综合征。MODS理论很大程度来源于对感染脓毒症逐渐深化的认识,但其病因远不止于感染。MODS最佳理解方式是将其视为一种临床状态,各种原发病严重到一定程度均可导致其发生;而如果没有得到得当处理,即会恶化为休克。当前对于MODS的认识仍然处于进展之中。

二、发展历史

第一次世界大战时期,人们认识到战伤导致休克而致死。休克(shock)的原意就是"打击"。战伤的主要并发症——失血与感染,尚未得到区分认识。第二次世界大战时期开始了解,休克的问题是有效血容量不足,输血可以减少休克发生与死亡率。后来几十年里逐渐认识到,即使将血压提升到非休克水平,器官仍然可能受到损伤,包括出现ARDS。1991年美国胸腔医师学会和危重医学会正式命名MODS。

三、发病机制

1. 病因 包括机械性损伤(严重创伤、烧伤或大手术)、组织缺血坏死(急性坏死性胰腺炎)、严重感染(脓毒症及重症感染)、灌注不足(休克或心搏呼吸骤停)。

2. 假说

(1)缺血-再灌注损伤假说:原发的组织器官低灌注与缺血再灌注恢复时,无氧代谢产物堆积与酸中毒形成再灌注损伤,发生细胞功能障碍伴全身炎症反应。

(2)微循环障碍:内皮组织受损使微血管收缩失调,甚至形成微血栓。

(3)胃肠道假说:灌注不足损伤肠黏膜,引起肠内白细胞黏附增加与肠道菌群移位。

(4)二次打击或双相预激和炎症失控假说:原发伤害与继发的炎症反应形成两次打击,导致机体免疫失控。

四、临床特征

1. 特点 原发致病的必须是急性因素;MODS是一种综合征,器官功能障碍仍在进行性发展并且仍然可逆;诊断时间是发病或伤后24h以上;而24h以内发生器官衰竭或死亡者,属于复苏失败(尚未进入MODS病理过程)。

慢性病终末期的多器官损伤不属于MODS。

MODS患者发病前器官功能良好,衰竭的器官往往并非原发因素直接损伤的器官;

从最初打击到远隔器官功能障碍,常有几天的间隔。MODS 各器官的功能障碍与病理损害在程度上不一致,病理变化没有特异性。MODS 病情发展迅速,一般治疗难以奏效,病死率高。但是,除非已经进入终末期,MODS 可以逆转。若治疗得当,多预后良好。

2. 分类

(1)病因分类:原发性(如创伤、输血等明确的生理打击直接作用的结果),继发性(机体异常反应的结果,如感染)。

(2)病程分类:①单向速发型:感染等诱因下,先发生单一器官功能障碍,继之在短时间内序贯发生多个器官功能障碍。②双向迟发型:在单相速发型基础上,经一个短暂的病情恢复和相对稳定期,短时间内再次序贯发生多个器官功能障碍。③反复型:在双相迟发型的基础上,反复多次发生 MODS。

3. 发病高危因素 复苏不充分或延迟复苏、持续存在感染病灶、持续存在炎症病灶、基础脏器功能失常、年龄 >55 岁、酗酒、大量反复输血、创伤严重评分 >25 分、长期禁食、营养不良、肠道缺血性损伤、外科手术意外事故、糖尿病、糖皮质激素过量、恶性肿瘤、使用抑制胃酸药物、高血糖、高血钠、高乳酸血症。

MODS 在高危人群中发病率为 6%~7%,发病急,进展快,病死率高(30%~100%,平均约 70%)。呼吸衰竭和肾衰竭对病死率的影响较大,病死率随衰竭器官的数量增加而增加,每个器官衰竭估计增加病死率 15%~30%。MODS 是监护病房、外科和创伤患者死亡的重要原因,占外科 ICU 死亡病例的 50%~80%。

五、脏器功能变化(表 1)

表 1 MODS 的临床分期

项目	1 期	2 期	3 期	4 期
一般情况	正常或轻度烦躁	急性病态,烦躁	一般情况差	濒死
循环系统	需补充容量	容量依赖性高动力学	休克,CO↓,水肿	升压剂依赖,水肿,SvO_2↑
呼吸系统	轻度呼碱	呼吸急促,呼碱,低氧血症	ARDS,严重低氧血症	呼酸,气压伤,低氧血症
肾脏	少尿,利尿药效果差	肌酐清除率↓轻度氮质血症	氮质血症,有血液透析指征	少尿,透析时循环不稳定
胃肠道	胃肠道胀气	不能耐受食物	应激性溃疡、肠梗阻	腹泻、缺血性肠炎
肝脏	正常或轻度胆汁淤积	高胆红素血症,PT延长	临床黄疸	转氨酶↑,重度黄疸
代谢	高血糖,胰岛素需求↑	高分解代谢	代酸,高血糖	骨骼肌萎缩,乳酸酸中毒
中枢神经系统	意识模糊	嗜睡	昏迷	昏迷
血液系统	正常或轻度异常	血小板↓,白细胞增加或减少	凝血功能异常	不能纠正的凝血功能障碍

1. 呼吸系统

(1)刺激外周化学感受器:呼吸增快、加深。

(2)抑制呼吸中枢:周期性呼吸、运动减弱停止。

(3)损害内皮细胞:毛细血管通透性增加,肺水肿。

(4)Ⅱ型肺泡细胞分泌减少:肺不张、肺内分流加重。

(5)缺氧肺血管收缩:肺动脉压升高,右心后负荷增加,右心衰。

2. 心脏

(1)心肌:初始出现反射性刺激心脏,外周血管扩张减小后负荷、心率增快、心排血量增加;随着心肌内乳酸积聚、收缩力抑制、心率减慢、心排血量减少、血压下降。心肌可见变性、组织坏死、局灶出血。

(2)电传导系统:功能紊乱导致心律失常。

3. 肾脏

循环血量不足时肾血管代偿性收缩,因此损伤发生早。肾小球滤过率降低,致尿量减少,表现为肾前性氮质血症;肾小管上皮细胞缺血变性坏死,可见管型;最终导致急性肾功能不全、水钠潴留。

4. 肝脏

急性严重缺氧缺血使肝细胞水肿、变性和坏死、转氨酶与乳酸脱氢酶等细胞损伤标志物升高;继而肝功能受损,影响胆红素代谢与凝血因子合成,乳酸清除能力降低,血中有毒代谢产物波及中枢神经。

5. 消化道

(1)MODS 造成的全身因素:神经内分泌失调、缺血再灌注损伤。

(2)MODS 造成的局部因素:胃黏膜屏障功能减退,消化液量、成分及性质改变,易发应激性胃炎。肠道缺血除了损及黏膜与蠕动能力,可能引起肠道菌群移位与第三间隙大增外,严重时可发生大段肠壁缺血坏死与腹腔间隔室综合征,酸中毒加重时必须高度警惕。

6. 凝血系统

广泛微循环内皮细胞损害,凝血因子及补体旁路激活可致微小血栓形成,甚至发生 DIC。

7. 其他系统

(1)中枢神经系统功能不全:神志减弱或抑制,对疼痛刺激减弱,意识障碍或昏迷。

(2)代谢营养不良:血清白蛋白水平不断降低,所需白蛋白用量持续增加。

(3)免疫系统功能不全:使通常情况下不具侵袭性的细菌也可能引起脓毒症。

六、诊断标准

MODS 起病隐匿但病情进展迅速,及早发现并干预对疾病的预后有积极作用。目前对 MODS 的诊断尚不存在"金标准",主要依据病因、临床表现、辅助检查及对治疗措施的反应来进行临床诊断。多器官功能障碍及衰竭评估(Marshall)、序贯器官衰竭评估(SOFA)、qSOFA、Logistic 脏器功能不全评分(LODS 评分)等评分标准可用于辅助诊断(表 2~ 表 5)。

表2　多脏器功能障碍及衰竭评分

器官或系统	0	I	II	III	IV
肺（PaO_2/FiO_2）	>300	226~300	151~225	76~150	≤ 75
肾（Scr，μmol/L）	≤ 100	101~200	201~350	351~500	>500
肝（Bil，μmol/L）	≤ 20	21~60	61~120	121~240	>240
心（PAHR）	≤ 10	10.1~15	15.1~20	20.1~30	>30
血液系统（血小板，$\times 10^9$/L）	>120	81~120	51~80	21~50	≤ 20
神经系统（GCS）	15	13~14	10~12	7~9	≤ 6

注：PAHR：压力调整心率＝心率 × 右房压 / 平均动脉压；GCS：格拉斯高昏迷评分，若患者使用镇静剂或肌松剂，除非存在神经受损证据，以正常计分

表3　SOFA 评分

系统及脏器	分数				
	0	1	2	3	4
呼吸系统：PaO_2/FiO_2，mmHg（kPa）	≥ 400（53.3）	<400（53.3）	<300（40）	<200（26.7）呼吸支持下	<100（13.3）呼吸支持下
凝血系统：血小板（$\times 10^9$/L）	≥ 150	<150	<100	<50	<20
肝脏：胆红素，mg/dL（μmol/L）	<1.2（20）	1.2~1.9（20~32）	2.0~5.9（33~101）	6.0~11.9（102~204）	>12.0（204）
心血管系统	MAP ≥ 70	MAP<70	多巴胺 <5.0 或多巴酚丁胺（任意剂量）	多巴胺5.0~15.0 或肾上腺素 ≤ 0.1 或去甲肾上腺素 ≤ 0.1	多巴胺 5.0~15.0 或肾上腺素 ≤ 0.1 或去甲肾上腺素 >0.1
中枢神经系统（GCS 评分）	15	13~14	10~12	6~9	<6
肾脏：肌酐，mg/dL（μmol/L）	<1.2（110）	1.2~1.9（110~170）	2.0~3.4（171~299）	3.5~4.9（300~440）	>5.0（440）
尿量，ml/d				<500	<200

注：血管活性药物计量单位：μg/（kg· h），时间 ≥ 1h

表4　LODS 评分

	系统	参数	评分
呼吸	不需机械通气及正压通气		0
	在机械通气或无创通气情况下，PaO_2/FiO_2（mmHg/kPa）	≥ 150（19.9）	1
		<150（19.9）	3
血液	白细胞（$\times 10^9$/L）	2.5~49.9	0
		1.0~2.4 或 ≥ 50.0	1
		<1.0	3
	血小板（$\times 10^9$/L）	≥ 50.0	0
		<50	1

续表

系统		参数	评分
肝脏	胆红素 μmol/L(mg/dl)	<34.2(2.0)	0
		≥ 34.2(2.0)	1
	PT 值(s)/ 超过标准值(%)	≤ 3s/ ≥ 25%	0
		>3s/<25%	1
心脏	心率(次 /min)	30~139	0
		≥ 140	1
		<30	5
	收缩压(mmHg)	90~239	0
		70~89 或 240~269	1
		40~69 或 ≥ 270	3
		<40	5
神经	GCS	14~15	0
		9~13	1
		6~8	3
		3~5	5
肾脏	尿素氮 mmol/L/(mg/dL)	<6/<17	0
		6~9.9/17~28	1
		10~19.9/28~56	3
		≥ 20/ ≥ 56	5
	肌酐 μmol/L(mg/dL)	<106/<1.2	0
		106~140/1.2~1.59	1
		≥ 141/ ≥ 1.6	3
	尿量(L)	0.75~9.99	0
		0.5~0.74 或 ≥ 10	3
		<0.5	5

表 5 评分标准比较

特点	LODS	MODS	SOFA
发表时间	1996 年	1995 年	1996 年
参数选择和度量	多重 logistic 回归	文献回顾和多重 logistic 回归	专家意见
神经系统	GCS	GCS	GCS
心血管系统	心率,收缩压	血压校正的心率	平均动脉压,应用血管升压药
泌尿系统	血清尿素氮、肌酐、尿量	血肌酐	血肌酐、尿量
呼吸系统	PaO_2/FiO_2,机械通气	PaO_2/FiO_2	PaO_2/FiO_2,机械通气
血液系统	白细胞计数,血小板计数	血小板计数	血小板计数
肝脏	血清胆红素,PT 值	血清胆红素	血清胆红素

　　qSOFA 评分:呼吸频率 ≥ 22 次 /min;精神状态变化(格拉斯哥昏迷评分 <15);收缩压 ≤ 100 mmHg,满足一项得 1 分。qSOFA ≥ 2 分者病死率显著高于 <2 分者。qSOFA

评分方法简单但不够准确,其主要作用在于指导及早发现与及早行动。

排除诊断:器官功能障碍所致的相邻器官并发症不属于该范畴。24h 以内发生多个器官衰竭或死亡者,为复苏失败。慢性病终末期所致的多器官基线损伤,也不属于本综合征。

七、预防

原发病的治疗:防治策略的根本所在;预防及控制感染源,合理使用抗菌药,及早给药(1h 以内)尤其关键;脏器保护;营养支持;加强监测与护理。

八、治疗

1. 改善循环 立刻、充足的液体复苏(30ml/kg),复查血乳酸无改善时重复。去甲肾上腺素为首选血管升压药物,平均动脉血压(MAP)目标值为 65mmHg;可联用血管加压素(最大剂量为 0.03 U/min)或肾上腺素。

2. 呼吸支持(表 6)

表 6 各指南推荐

	Critical Care 专家共识 2017	欧美联席指南 2017	中国呼吸学会重症组 2016	中国重症医学会 2006
无创通气	轻度患者予 NIV 或 HFNV		轻症患者行 NIV	普通氧疗及 NIV
氧合目标	PaO_2 70~90 或 SaO_2 92%~97%		PaO_2 55~80 或 SaO_2 88%~95%	
肺保护策略	潮气量 ≤ 6ml/kg,平台压 ≤ 30cmH$_2$O	潮气量 4~8ml/kg,平台压 <30cmH$_2$O	潮气量 ≤ 7ml/kg,平台压 ≤ 30cmH$_2$O	小潮气量,平台压 ≤ 30~35cmH$_2$O
肺复张	选择 PEEP 前	推荐	中重度患者实施	推荐
PEEP	根据气体交换、血流动力学、肺复张潜能、呼气末跨肺压和驱动压	中重度患者用高 PEEP	中重度患者早期 PEEP>12cmH$_2$O	采用防止肺泡塌陷的最佳 PEEP
食管压测定	推荐			
模式	容量控制和压力控制无明显区别		根据经验选择	
HFOV	不推荐常规使用	不推荐	不推荐常规使用	
俯卧位通气	氧合指数 <150 时实施	重度患者,12h/d	氧合指数小于 100 时实施	推荐半卧位通气,重度患者予俯卧位通气
肌松剂	中重度早期使用		中重度早期使用	不推荐
自主呼吸	好转后鼓励自主呼吸			尽量保留
ECMO	重度患者可机械通气联合 ECMO	需要更多证据	重度患者可机械通气联合 ECMO	需要更多证据

续表

	Critical Care 专家共识 2017	欧美联席指南 2017	中国呼吸学会重症组 2016	中国重症医学会 2006
液体管理				限制
一氧化氮			不推荐常规应用	不推荐常规应用
气管切开术	个体化选择			
撤机	氧合指数 >200，PEEP<10 时考虑			

3. **肾脏替代治疗**　首先应积极维持肾脏的血流灌注，保证充足的尿量，慎用缩血管药物，积极防治缺血 - 再灌注损伤导致的急性肾衰竭。CRRT 和间断肾脏替代治疗效果无差别但血液动力学不稳定时可能只能耐受 CRRT。肾衰竭程度（肌酐、尿量）未明确达到透析适应指标时，不建议启用肾脏替代治疗。

4. **预防静脉血栓**　在无禁忌证的情况下，建议应用药物（普通肝素或低分子肝素）预防静脉血栓，低分子肝素优于普通肝素，在有条件的情况下，建议联合机械性的方法预防 VTE。

5. **消化道保护**　如有消化道出血症状，建议予 PPI 或 H$_2$RA 治疗，同时应用胃肠道黏膜保护药物。

6. **营养支持**　可以耐受者，尽早给予肠内营养，避免肠外营养治疗。如不能应用肠内营养，最初 7 天内可不予肠外营养。建议给予促胃肠动力药治疗，对有高误吸风险和不能耐受喂养者，测量胃残余量，并行幽门后喂养。

复习题

1. 以下描述正确的是

A. MODS 是一种疾病

B. 发病 24h 内出现的多器官功能衰竭是 MODS

C. 慢性病终末期的多器官损伤不属于 MODS

D. MODS 不可逆转

参考答案:C

---

2. MODS 临床分为 4 期，以下属于第 3 期的特点是

A. 正常或轻度烦躁

B. 轻度氮质血症

C. 不能纠正的凝血功能障碍

D. 出现有血液透析指征的氮质血症

参考答案:D

---

3. SOFA 评分有助于诊断脓毒症，在基线标准上升高多少分考虑脓毒症的诊断

A. 1 分

B. 2 分

C. 3 分

D. 4 分

参考答案:B

---

4. MODS 患者撤呼吸机标准是

A. 氧合指数 <200，PEEP>10

B. 氧合指数 <200，PEEP<10

C. 氧合指数 >200，PEEP<10

D. 氧合指数 >200，PEEP>10

参考答案:C

新型冠状病毒肺炎

田 野　詹庆元

中日友好医院呼吸与危重症医学科

学习目标

1. 熟悉新型冠状病毒肺炎的流行病学特点、病理特点。
2. 掌握新型冠状病毒肺炎的病例特点、诊断及排除标准、治疗原则及出院标准。
3. 熟悉新型冠状病毒肺炎的发现与报告流程、医院感染控制要点。

掌握要点

1. 新型冠状病毒的来源、致病力、传播力、排毒时间、发病机制、疾病谱等尚不清楚。新型冠状病毒肺炎具有人群普遍易感性,被纳入乙类传染病并采取甲类传染病进行预防及控制。
2. 对于新型冠状病毒感染的患者尚无特效抗病毒药物,治疗以对症支持为主,对该病的早期识别、适当的脏器支持可能会降低重症患者的住院病死率。
3. 隔离传染源并切断传播途径是预防及控制感染的关键。医务人员应按照"标准预防原则"做好医院感染控制。

参考文献

1. 新型冠状病毒肺炎诊疗方案(试行第七版).2020-03-04,http://www.nhc.gov.cn/yzygj/s7653p/202003/46c9294a7dfe4cef80dc7f5912eb1989/files/ce3e6945832a438eaae415350a8ce964.pdf

2. Huang C,Wang Y,Li X,et al.Clinical features of patients infected with 2019 novel coronavirus in Wuhan,China .The Lancet,2020,395(10223):497-506.doi:10.1016/S0140-6736(20)30183-5

3. Li Q,Guan X,Wu P,et al.Early Transmission Dynamics in Wuhan,China,of Novel Coronavirus-Infected Pneumonia.N Engl J Med,2020,382(13):1199-1207.doi:10.1056/NEJMoa2001316

4. Xu Z, Shi L, Wang Y, et al. Pathological findings of COVID-19 associated with acute respiratory distress syndrome. Lancet Respir Med, 2020, 8 (4): 420-422. doi: 10.1016/S2213-2600 (20)30076-X

5. Shi H, Han X, Jiang N, et al. Radiological findings from 81 patients with COVID-19 pneumonia in Wuhan, China: a descriptive study. Lancet Infect Dis, 2020, 20 (4): 425-434. doi: 10.1016/S1473-3099 (20)30086-4

6. Feng Y, Ling Y, Bai T, et al. COVID-19 with different severity: A multi-center study of clinical features. AM J Crit Care, 2020, doi: 10.1164/rccm.202002-0445OC.

流行病学特点

1. 传染源 目前所见传染源主要是新型冠状病毒感染的患者和无症状感染者。

2. 传播途径 经呼吸道飞沫和密切接触传播是主要的传播途径;在相对封闭的环境中长时间暴露于高浓度气溶胶情况下存在经气溶胶传播的可能;粪口途径暂无证据。

3. 易感人群 人群普遍易感。

根据现有尸检和穿刺组织病理观察,新型冠状病毒感染的病理改变以肺脏和免疫系统损害为主,脾脏、心脏、肝脏、肾脏等脏器因基础疾病不同所致病理改变不同,多为继发性损害。

1. 肺脏病理改变 ①肺泡腔内见浆液、纤维蛋白性渗出物及透明膜形成;Ⅱ型肺泡上皮细胞显著增生,部分细胞脱落;肺泡隔血管充血、水肿,可见单核和淋巴细胞浸润及血管内透明血栓形成;肺组织灶性出血、坏死,可见出血性梗死,部分肺泡腔渗出物机化和肺间质纤维化。②肺内支气管黏膜部分上皮脱落,腔内可见黏液及黏液栓形成;少数肺泡过度充气、肺泡隔断裂或囊腔形成。③电镜下支气管黏膜上皮和Ⅱ型肺泡上皮细胞胞质内可见冠状病毒颗粒。

2. 脾脏、肺门淋巴结和骨髓的病理改变 ①脾脏明显缩小;淋巴细胞数量明显减少,灶性出血和坏死,脾脏内巨噬细胞增生并可见吞噬现象。②淋巴结淋巴细胞数量较少,可见坏死。③免疫组化染色显示脾脏和淋巴结内 CD4$^+$T 和 CD8$^+$T 细胞均减少。④骨髓三系细胞数量减少。

3. 心脏和血管的病理改变 ①心肌细胞可见变性、坏死,间质内可见少数单核细胞、淋巴细胞和 / 或中性粒细胞浸润。②部分血管内皮脱落,内膜炎症及血栓形成。

4. 肝脏和胆囊的病理改变 ①肝脏体积增大,暗红色;肝脏细胞变性,灶性坏死伴中性粒细胞浸润;肝血窦充血,汇管区见淋巴细胞和单核粒细胞浸润,微血栓形成。②胆囊高度充盈。

5. 肾脏的病理改变 ①肾小球球囊腔内见蛋白性渗出物,肾小管上皮变性、脱落,可见透明管型。②间质充血,可见微血栓和灶性纤维化。

6. 其他器官 ①脑组织充血、水肿,部分神经元变性。②肾上腺见灶性坏死。③食管、胃和肠管黏膜上皮不同程度变性、坏死、脱落。

病例特点

1. 临床表现　①潜伏期 1~14 天,多为 3~7 天。②以发热、乏力、干咳为主要表现。③重症患者多在发病一周后出现呼吸困难和 / 或低氧血症,可快速进展为急性呼吸窘迫综合征、脓毒症休克和多器官功能衰竭等。④老年、有慢性基础病者预后较差,孕产妇病情与同龄患者相近,儿童病例症状相对较轻,部分儿童及新生儿病例症状可不典型。

2. 实验室检查　①一般检查:发病早期外周血白细胞总数正常或减低,淋巴细胞计数减少,部分患者可出现肝酶、乳酸脱氢酶、肌酶和肌红蛋白增高,部分危重者肌钙蛋白可增高;多数患者 C 反应蛋白和血沉升高,降钙素原正常;严重者 D- 二聚体升高,外周血淋巴细胞进行性减少。②病原学检查:采用 RT-PCR 和 / 或 NGS 方法在鼻咽拭子、痰和其他下呼吸道分泌物、血液、粪便等标本中可检测出新型冠状病毒核酸。③血清学检查:新型冠状病毒特异性 IgM 抗体多在发病 3~5 天后开始出现阳性,IgG 抗体滴度恢复期较急性期有 4 倍及以上增高。

3. 胸部影像学　早期呈现多发小斑片及间质改变,以肺外带明显;进而发展为双肺多发磨玻璃影、浸润影,严重者可出现肺实变;胸腔积液少见。

诊断标准及疑似病例排除标准

1. 疑似病例　①有流行病学史中的任何一条,且符合临床表现中任意两条。②无明确流行病学史的,符合临床表现中的三条。关于流行病学史和临床表现的定义参见《新型冠状病毒肺炎诊疗方案 (试行第七版)》。

2. 确诊病例　符合疑似病例基础上,行实时荧光 RT-PCR 检测新型冠状病毒核酸阳性;或病毒基因测序,与已知的新型冠状病毒高度同源;或血清型新型冠状病毒特异性 IgM 抗体和 IgG 抗体阳性;或血清新型冠状病毒特异性 IgG 抗体由阴转阳或恢复期较急性期 4 倍以上升高。

3. 连续两次核酸检测阴性(采样时间至少间隔 24 小时)且发病 7 天后新型冠状病毒特异性抗体 IgM 和 IgG 仍为阴性可排除疑似病例诊断。

新型冠状病毒肺炎的临床分型

1. 轻型(约占 5%)　临床症状轻微,影像学未见肺炎表现。

2. 普通型(约占 75%)　具有发热、呼吸道症状,影像学可见肺炎表现。

3. 重型　①成人(约占 15%)出现以下情况之一者:呼吸频率 ≥ 30 次 / 分,呼吸困难,口唇发绀;静息未吸氧状态下,外周氧饱和度 ≤ 93%;氧合指数 ≤ 300mmHg。影像学显示 24~48 小时内病灶明显进展大于 50% 者按重型管理。②儿童出现以下情况之一者:气促(<2 月龄,呼吸频率 ≥ 60 次 / 分;2~12 月龄,呼吸频率 ≥ 50 次 / 分;1~5 岁,

RR ≥ 40 次 / 分;>5 岁,呼吸频率 ≥ 30 次 / 分),除外发热和哭闹的影响;静息状态下指氧饱和度 ≤ 92%;辅助呼吸(呻吟、鼻翼扇动、三凹征),发绀,间歇性呼吸暂停;嗜睡、惊厥;拒食或喂养困难,有脱水征。

4. **危重型(约占 5%)** 出现呼吸衰竭且需要机械通气;或出现休克;或合并其他器官功能衰竭需 ICU 监护治疗。

重型及危重型新型冠状病毒肺炎的临床预警指标

1. **成人** ①外周血淋巴细胞进行性下降。②外周血炎性因子如 IL-6、CRP 进行性上升。③乳酸进行性升高。④肺内病变在短期内迅速进展。

2. **儿童** ①呼吸频率增快。②精神反应差、嗜睡。③乳酸进行性升高。④影像学显示双侧或多肺叶浸润、胸腔积液或短期内病变快速进展。⑤3 月龄以下的婴儿或有基础疾病(先天性心脏病、呼吸道畸形、重度营养不良等)、有免疫缺陷或低下(长期使用免疫抑制剂)。

鉴别诊断

1. 轻型表现需与其他病毒引起的上呼吸道感染鉴别。

2. 新型冠状病毒肺炎需与流感病毒、腺病毒、呼吸道合胞病毒等其他已知病毒性肺炎及支原体肺炎鉴别。可存在混合感染、继发感染等情况。

3. 与非感染性疾病,如血管炎、皮肌炎、机化性肺炎等鉴别。

病例的发现与报告

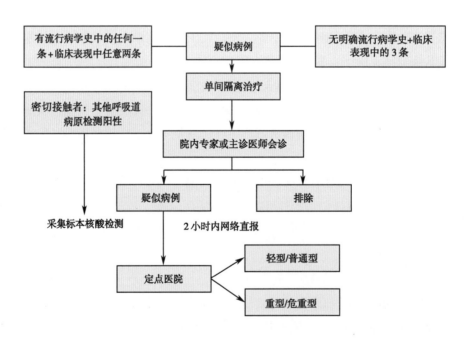

治疗

1. 根据病情严重程度确定治疗场所 疑似病例应单人单间隔离治疗,确诊病例可多人收治于同一诊室,危重病例尽早收入 ICU。

2. 一般治疗　①卧床休息,对症支持;维持机体内环境稳定;监测生命体征、氧饱和度。②依病情监测血常规、CRP、生化、凝血、血气、影像学等实验室及辅助检查,可行细胞因子检测。③有效氧疗,有条件可采用氢氧混合吸入气(H_2/O_2:66.6%/33.3%)。

3. 抗病毒治疗　目前尚无有效的抗病毒治疗方法。可试用 α - 干扰素、洛匹那韦 / 利托那韦、利巴韦林、磷酸氯喹、阿比多尔。不建议同时应用三种或以上抗病毒药物。注意药物不良反应和药物间相互作用。对孕产妇的治疗应考虑妊娠周数,尽可能选择对胎儿影响小的药物以及是否终止妊娠。及心理、康复治疗。

4. 抗菌药物治疗:避免不恰当连用广谱抗菌药物。

重型、危重型病例的治疗

1. **治疗原则**　对症及脏器功能支持,防治并发症,治疗基础病,预防继发感染,加强心理疏导。

2. **呼吸支持**　针对病情严重程度选择适当氧疗方式,如:普通鼻导管或面罩氧疗、经鼻高流量氧疗或无创通气、有创机械通气、俯卧位通气、体外膜肺氧合。有创通气应采取小潮气量"肺保护性通气策略"。

3. **循环支持**　①在充分液体复苏基础上改善微循环,必要时可使用血管活性药、进行无创或有创血流动力学监测,如心脏超声,有创血压或持续心排血量监测。②注意心率及血压变化,尽早识别休克类型。

4. **肾脏替代治疗**　①对于出现急性肾损伤患者应积极寻找原因,治疗方面应注意液体及酸碱平衡、氮平衡。②在合并高钾血症、严重酸中毒、肺水肿或水负荷过重、多器官功能不全等情况下可选择连续性肾脏替代治疗。

5. **康复者血浆治疗**　适用于病情进展快、重型和危重型患者。用法用量参考《新冠肺炎康复者恢复期血浆临床治疗方案(试行第二版)》。

6. **血液净化治疗**　包括血浆置换、吸附、灌流、血液 / 血浆滤过等,可清除炎症因子,在一定程度阻断"细胞因子风暴",减轻机体炎症反应。

7. **免疫治疗**　对于双肺广泛病变及重型患者,临床合并 IL-6 水平升高,可试用托珠单抗治疗,用药时需注意过敏反应,结核等活动性感染者禁用。

8. **其他治疗措施**　对于氧合进行性恶化、影像学快速进展、机体炎症反应过度激活状态的患者短期内可使用糖皮质激素。可使用血必净、肠道微生态调节剂辅助治疗。儿童重型、危重型病例可酌情使用丙种球蛋白;妊娠合并重型或危重型患者应积极终止妊娠,剖宫产为首选。可根据症候辨证中医治疗。

出院标准及出院后注意事项

1. **出院标准**
①体温恢复正常 3 天以上。②呼吸道症状明显好转。③胸部影像学显示急性渗出性病变明显吸收好转。④连续两次痰、鼻咽拭子等呼吸道病原核酸检测阴性(采集时间

间隔至少 24 小时）。⑤满足以上条件者，可出院。

2. 出院后注意事项

①定点医院做好与患者居住地基层医疗机构间的联系，共享病例资料。②继续进行 14 天的隔离管理和健康状况监测。③出院后第二周、第四周到医院随访。

实验室生物安全及个人防护要求

1. 实验室生物安全

①对疑似病例、需要诊断或鉴别诊断者按要求进行呼吸道或血清标本采集，随送检单一同送检。②标本采集后需在生物安全二级实验室生物安全柜内分装，避免气溶胶扩散，检测完成后需按废弃物管理要求处理标本，实验室需按相关管理办法进行消毒。

2. 个人防护要求

①清楚认识传染途径、防护原则，准确把握防护环节。②遵循医务人员防护准则，杜绝意外暴露、确保防护到位、减少过度防护。③掌握个人防护装备及使用方法，熟悉个人防护装备穿脱顺序。

医院感染控制要点

（1）隔离传染源：①建立隔离病区：清洁区、半污染区、污染区三区划分；设立医务人员和患者通道；设立缓冲区。②患者佩戴口罩，宣传咳嗽礼仪。

（2）严格执行标准预防：按照标准预防原则根据医疗操作可能传播的风险，做好个人防护、手卫生、病区管理、环境通风、物体表面清洁消毒和废弃物管理等。

（3）对于隔离收治的患者严格执行探视制度。

小结

1. 新型冠状病毒的来源、排毒时间、发病机制、疾病谱等尚不清楚，新型冠状病毒肺炎具有人群普遍易感性，目前尚无特效抗病毒药物。

2. 对于新型冠状病毒肺炎的治疗以对症支持为主，对重症病例需结合临床预警指标早期识别，给予脏器及生命支持。

3. 隔离传染源并切断传播途径是预防及控制感染的关键。医务人员应按照"标准预防原则"做好医院感染控制。

练习题

1. 新型冠状病毒或者样本的运输方式不包括：

A. 应当通过陆路运输

B. 可以通过水路运输

C. 可以通过民用航空运输

D. 可以通过高铁运输

正确答案：D

---

2. 在使用手套时下面哪项正确？

A. 手套大小合适

B. 佩戴前做检漏

C. 不可反复使用

D. 手套套在防护服袖口外面

E. 以上均正确

正确答案：E

---

3. 以下关于"新型冠状病毒肺炎疑似病例"描述错误的是：

A. 疑似病例不用开展病原学检测，对症治疗即可

B. 发病前两周内有武汉市旅游史

C. 聚集性发病

D. 发热并白细胞总数正常或减低，或淋巴细胞计数减少

正确答案：A

---

4. 以下医务人员个人防护措施错误的是

A. 所有医务人员从事诊疗活动期间均应佩戴医用外科口罩

B. 预检分诊处：穿工作服、工作帽，戴医用外科口罩等

C. 采集呼吸道样本时，加戴护目镜或防护面屏

D. 看完患者后，戴口罩和手套可以进入医生办公室写病历

正确答案：D

---

5. 对聚集性发病的解释正确的是：

A. 两周内在小范围如家庭、办公室、学校班级等场所，出现2例及以上发热和/或呼吸道症状的病例

B. 一周内在小范围如家庭、办公室、学校班级等场所，出现2例及以上发热和/或呼吸道症状的病例

C. 一周内在小范围如家庭、办公室、学校班级等场所，出现3例及以上发热和/或呼吸道症状的病例

D. 两周内在小范围如家庭、办公室、学校班级等场所，出现3例及以上发热和/或呼吸道症状的病例

正确答案：A

附　录

中国呼吸与危重症专科医师规范化培训内容与标准

2018 年 7 月 12 号

按照八部委《关于开展专科医师规范化培训制度试点的指导意见》（国卫科教发【2015】97 号）要求，基于中美协作 PCCM 专科培训试行项目教学大纲，制定本细则。

第一章　参与项目机构

1. 项目医院

院领导支持，提供设施，任命项目主任，项目骨干师资，与项目协调员（秘书）。

1）医院负责人（主管医疗副院长，医务处）

2）院方书面批准

3）预算

4）招生人数

5）其他参与轮转科室与 ICU 书面同意

6）骨干教师工资保证

7）培训医师的助学工资

8）预期就业机会

9）行政支持

2. 项目教学人员配置

1）项目主任

1a）姓名

1b）聘用条件（至少 5 年，项目全权负责）

1c)工资保证以确保 75% 以上时间用于项目

2)骨干师资

2a)5 名以上,包括项目主任

2b)姓名,职称

2c)呼吸与重症专业资质

2d)每年至少 6 个月参与教学轮转

2e)参加至少 40% 教学会议

2f)责任:教学讲座,直接辅导,常规评估受训人与项目,个人辅导。

2g)每年 25 小时以上 CME(项目内的教学会议可以记为 CME)

2h)学术活动:

2i)同行评审文章

2j)参加国际,国内学术会议

3)秘书协调员(负责建立保存受训人员的档案,轮转排班,教学会议安排,协调招生与鉴定)

4)受训医师档案:姓名,性别,资历(简历存档)

3. 教学方案

1)临床核心系列讲座,全年不停每周 1~2 次,涵盖所有大纲规定题目

2)专培项目教学会议系列

2a)每周一次:

大查房(病例汇报,诊断方案,最后诊断,治疗方案,简单文献综述)

胸外科共同病例讨论会,

多学科肺肿瘤讨论会

2b)每月一次的讨论会:

临床病理

胸腔影像

重要文献讨论

质量改善 / 医疗错误与死亡病例讨论会

2c)每日查房

3)项目不断改进

3a)教师定期回顾所有评估鉴定

3b)必要时修改项目

3c)轮转结束时教师必须评估受训人并当面给予反馈

3d)项目主任每 6 个月总结受训人表现并正式告知本人

4. 外部审查与认证

1)接受医师协会 PCCM 专培委员会定期检查

2)检查形式与内容

i 人员面谈

ia)与医院领导面谈

ib）与项目主任与骨干师资面谈

ic）与受训人面谈

ii 参观设施

iii. 审核文件

iiia）受训人手册与教程

iiib）与培训项目有关的所有文件

iiic）保证教师学生参加

3）访问结果

i. 定点访问人总结所见，推荐认证与否及改正不足之处。

ii. 总结报告交 CHEST-CTS 指导委员会审阅，修改与批准。

iii. 报告定稿转给项目主任。

iv. 项目主任做出反应，提出改正计划。

第二章　呼吸与危重症医学专科医师规范化培训细则

一、培训对象

满足下列条件并自愿参与呼吸与危重症医学专科医师规范化培训（以下简称专培）的医师：

1. 完成内科住院医师规范化培训并取得合格证书，拟从事呼吸与危重症医学专科临床工作的医师或需要进一步整体提升专业水平的医师。

2. 具备中级及以上医学专业技术资格，需要参加专科医师规范化培训的医师。

3. 临床医学博士专业学位研究生。

二、培训目标

通过全面、系统、严格的理论知识和临床技能培训，使培训对象从经过规范化培训的内科住院医师成长为具有高素质的、合格的呼吸与危重症医学专科医师，能够独立完成呼吸内科疾病及常见危重症的基本操作和临床诊疗工作，同时具备良好的教学能力和临床科研能力。

三、培训模式

培训时间为 3 年（36 个月），以临床实践能力培训为主，同时接受相关科室的轮转培训和有关临床科研和教学训练。

四、培训内容与要求

（一）轮转要求

1. 呼吸疾病的诊疗与会诊、危重症患者病情判断与处理。

（1）第一年在病房担任高年资住院医师。

（2）自第二年培训起不再书写大病历，可负责书写会诊报告。

（3）第二年起，听取住院医师进行新患者汇报，并制定初步诊疗方案；带领住院医师完成早查房，上级医师查房时负责汇报诊疗方案。

2. 参加病区值班。

3. 在上级医师指导下完成规定的临床操作。

4. 参与本科室教学工作，协助上级医师完成教学查房。

5. 在上级医师指导下准备教学会议。

6. 对本人、上级医师、下级医师进行定期评价。

7. 完成年度考核及毕业考试。

8. 参加全国、国际或地区学术会议。

（二）培训内容

科室	时间	内容
呼吸病房	14个月（其中第三年至少4个月）	呼吸疾病的诊疗和会诊；可包括呼吸科住院总医师，不包括大内科住院总医师
肺功能室、睡眠实验室与支气管镜室	2个月	肺功能、心肺运动试验、睡眠实验室与支气管镜室、胸腔操作
内科ICU（MICU或RICU）	6个月	急慢性呼吸衰竭的诊治、机械通气与气道管理、内科危重症的诊断与处理、ICU操作等
其他专科ICU（可包括CCU、SICU、EICU、NICU等）	4个月	外科、妇产科围术期危重症和心血管疾病危重症的诊断与处理；急性代谢紊乱，包括处理药物过量与中毒的诊断与处理等，及相关诊疗技术
科研与机动	10个月	包括科研、休假和机动时间，可以安排其他相关科室轮转

注：门诊轮转可根据情况自行安排。

（三）病种要求

1. 呼吸系统疾病

（1）慢性气道疾病，包括慢性阻塞性肺疾病、支气管哮喘、支气管扩张症等。

（2）肺部感染性疾病，包括分枝杆菌、真菌，以及免疫抑制引起的特殊感染。

（3）肺部肿瘤，包括原发和转移性肿瘤。

（4）弥漫性间质性肺疾病。

（5）肺血管疾病。

（6）肺血栓栓塞与其他肺栓塞性疾病，如羊水、空气、脂肪栓塞。

(7)胸膜疾病。

(8)纵隔疾病。

(9)睡眠呼吸障碍。

(10)与职业、放射、环境有关的肺疾病。

(11)医源性呼吸疾病,包括药物引起的肺损害等。

(12)吸入性肺损伤与肺创伤。

(13)全身疾病的肺部表现,包括结缔组织病或原发于其他器官的疾病。

2. 危重症的处理和器官支持

(1)呼吸衰竭,包括急性呼吸窘迫综合征(ARDS)、慢性阻塞性肺疾病的急慢性呼吸衰竭、神经肌肉疾病等。

(2)大咯血的止血与气道维护。

(3)急性代谢紊乱,包括处理药物过量与中毒。

(4)脓毒症与脓毒症休克。

(5)过敏性休克与过敏状态的处理。

(6)心血管疾病危重症。

(7)多器官功能衰竭。

(8)危重症状态下的血液和凝血功能变化。

(9)危重症状态下的免疫抑制问题。

(10)危重症营养。

(11)危重症状态下的肾脏疾患,包括电解质紊乱、酸碱失衡与急性肾损伤。

(12)危重症状态下肌松剂、镇静剂、止痛剂的使用。

(13)危重状态下医源性损伤的及早察觉和预防。

(14)围术期危重情况管理。

(15)产科病人危重情况管理。

(四) 技能操作

技能操作名称	例数
气管镜检查	≥100,其中包括50例活检
呼吸机管理(仅限有创机械通气)	≥50
气管插管	≥50
胸腔置管	≥20
中心静脉穿刺置管	≥50
动脉插管	≥20
危重症超声	可根据各单位具体条件决定
肺功能检查与结果报告	≥100
心肺运动试验	≥10
14 导联睡眠试验报告	≥100

（五）专业学习

每周 1~2 次，要求在一年之内完成以下系列讲座。

1. 专业理论

（1）气道疾病，包括哮喘、气管炎、肺气肿、支气管扩张。

（2）肺部感染，包括结核、真菌、免疫抑制引起的特殊感染。

（3）肺部肿瘤，包括原发与转移。

（4）弥漫性间质性肺疾病。

（5）胸膜与纵隔疾病。

（6）肺栓塞与其他肺栓塞性疾病，如羊水、空气、脂肪栓塞。

（7）全身疾病的肺部表现，包括结缔组织病相关的肺部损害。

（8）与职业、放射及环境有关的肺疾病。

（9）肺血管疾病，包括原发性与继发性肺动脉高压、血管炎、肺出血综合征。

（10）睡眠呼吸问题。

（11）医源性呼吸疾病，包括药物引发的疾病。

（12）危重患者气道管理。

（13）吸入性损伤与肺创伤。

（14）大咯血止血与气道维护。

（15）脓毒症与脓毒症休克。

（16）急性代谢紊乱，包括处理药物过量与中毒。

（17）呼吸衰竭，包括 ARDS，阻塞疾病的急、慢性呼吸衰竭，神经肌肉疾病。

（18）过敏性休克与变态反应处理。

（19）心血管疾病危象。

（20）休克。

（21）危重情况下的免疫抑制、代谢、营养、内分泌问题。

（22）危重情况下的血液与凝血功能变化。

（23）危重情况下的肾脏问题，包括电解质紊乱、酸碱失衡与急性肾衰竭。

（24）严重器官功能紊乱所导致的危重情况，包括消化道、神经系统、内分泌、血液、肌肉骨骼、免疫系统乃至于感染与恶性肿瘤。

（25）多器官功能衰竭。

（26）危重情况下肌松剂、镇静剂、镇痛剂的使用。

（27）围术期危重情况管理，包括血流动力学与呼吸功能监测与支持。

（28）危重情况对病人及家属的心理与情感的影响。

（29）产科病人危重情况管理。

（30）及早察觉预防危重情况下的医源性错误。

（31）临终关怀。

2. 其他相关知识

掌握生物医学、临床科学、流行病学、社会学、行为科学各方面的知识，以及本学科领域的新进展，包括已明确的和正在发展中的知识，并应在临床实践中加以应用。

（1）相关临床知识。

①经皮气管切开。

②体外膜肺氧合（ECMO）。

③心包穿刺。

④肾脏替代治疗。

⑤肺移植的指征，并发症、效果评价及长期管理。

⑥危重症常用检查的适应证、禁忌证、并发症、局限性、结果解读。

⑦危重情况下药物吸收、代谢与排泄。

⑧危重症与呼吸疾病常用的影像技术，包括危重症超声。

⑨呼吸治疗技术的实施与管理。

（2）基础科学知识，重点包括遗传学、细胞与分子生物学、胚胎学、生理、病理生理、免疫学的进展。

（3）ICU 管理的原则与技术。

（4）解决问题的科学方法，根据证据做出临床决策。

（5）监督和领导特殊类型照护，包括呼吸管理病房，肺功能实验室。管理内容包括技术操作的质量控制，质量保证和效率标准。

（6）危重医学有关的伦理，经济学与法律知识。

（7）重大灾难下的危重症认识与管理，包括化学与生物制剂泄漏等。

（8）危重症对患者及其家属的心理与精神影响。

3. **教学会议系列**

类型	内容	要求
教学大查房	包括病例汇报、诊疗方案、最终诊断及简单文献综述	每周一次，每次由一名专培医师主持
胸外科共同病例讨论会	有胸外科医师共同参与的病例讨论或教学查房	每月一次
多学科肺肿瘤讨论会	有肿瘤内科、放疗科等相关专业医师共同参与的病例讨论或教学查房	每月一次
病理讨论会	有病理科医师参与讨论	每月一次
胸腔影像讨论会	有影像专业医师参与讨论	每月一次
重要文献讨论会	国内外最新指南、近期国外重要临床研究、基础医学相关领域重大进展等	每月一次
诊疗质量改善讨论会	经验交流与死亡病例讨论会	每月一次
床旁教学查房		每天

（六）科研与教学活动

1. 参与科研工作。

2. 专培期间以第一作者发表至少一篇论著和一篇综述。

3. 参与住培医师、医学生的临床教学工作。

五、培训记录

要求轮转、操作、教学等培训相关内容均有可查询的记录。

六、综合能力培训

（一）自我学习能力

必须有能力评估自己管理病人的水平,学会利用科学依据,通过自我评估与不断学习来提高自己的能力;发现自己知识与能力上的长处、不足与局限性,选择适合自己的学习方法并付诸实践;制定学习与提高的目标;以提高实践水平为目标,利用质量改进方法系统分析自己的临床实践。

1. 让固定形式的评估回馈成为日常活动的常规部分。

2. 查找文献并进行批判性阅读,然后利用文献证据解决所管理患者的健康问题。

3. 利用信息技术优化学习。

4. 参与各方面的教育活动。

5. 学会向患者介绍各项操作的使用指征、技术及并发症,并获得针对性的知情同意。

（二）人际交流能力

必须掌握人际交流技术,以利于与患者、家属及同事有效地交流信息,促进合作。

1. 可以与不同文化社会背景的患者、家属乃至公众进行有效交流。

2. 与医生同事、其他医卫工作者以及与健康有关的中介人员进行有效交流。

3. 能够有效地作为医卫团队的成员或领袖参与工作。

4. 能够向其他医生或医卫人员提供咨询。

5. 保持全面、及时与清晰的病历记录。

（三）敬业精神

培训对象必须保证执行专业职责,遵守伦理道德原则。

1. 具有同情心,人品正直,尊重他人。

2. 让满足病人的需求高于满足自己的利益。

3. 尊重病人的隐私与自主权。

4. 向病人、社会以及行业负责。

5. 理解尊重病人的多元性并付诸行动。病人的多元性包括年龄、性别、文化背景、种族、宗教、残障,及性取向等。

6. 以最高道德标准约束自己行为,包括与其他医生及医卫工作者保持恰当的人际界限与业务关系,避免工作中的任何利益冲突。

7. 以人道与专业价值观为基础,保持不断学习与关怀他人的态度。

（四）充分利用系统资源的能力

1. 在不同的医疗形式与体制下都能有效地实施本专业的工作。

2. 能够在整个体制范围内协调病人的医疗,包括转诊。

3. 在处理具体病例时应重视费用、风险—效益分析,以及个体与群体的关系。

4. 推崇最高医疗质量以及最佳医疗体制:

(1)能够与非医学专业工作者合作,提高患者安全,改善医疗质量。

(2)积极参与发现体制错误及解决办法。

(3)学习掌握技术,能够组建、管理、领导 ICU。

(4)学习掌握技术,能够组建、管理、领导呼吸治疗团队。

七、参考书目

1. Mason RJ,Slutsky A,Murray JF,et al.Murray & Nadel's Textbook of Respiratory Medicine,6th Edition.Elsevier,2016.

2. Loscalzo J.Harrison's Pulmonary and critical care medicine.McGraw-Hill Medical.2013.

3. 王辰 . 呼吸与危重症医学 2015-2016. 北京:人民卫生出版社,2016.

八、纪律与权利

培训对象是专培基地和专科基地医师队伍的一部分,应严格遵守国家法律法规和基地的规章制度,执行培训计划,按时完成专培日志等培训信息登记,并享受相关待遇。对于在专培过程中出现的问题,培训对象应与基地协商解决,并有向中国医师协会呼吸与危重症医学专科委员会申诉的权利。

九、说明

本细则由中国医师协会呼吸与危重症医学专科委员会负责修订和解释。

附录 1 :鉴定表格(样本,主治医师鉴定 fellow)

鉴定人:_____(主治医生)受鉴定人:_____(Fellow)

轮转日期:学年:轮转科室:

指示:

按照处于相应阶段表现良好的受训人所应该具有的知识,技能与态度作为标准评估受训人的表现。以下 6 个鉴定方面任何一个需要改进或是打分 4 以下时,请提供具体的评论。越具体越好,包括重要的事故与表现。泛泛的评语,例如"好医生",不足以形成有意义的反馈。

计分:

1~3 = 不满意

4 = 勉强

5~6 = 好

7~8 = 很好

9 = 优秀

N/A = 接触太少

1. 医疗服务

1 = 不问诊,体检,资料整理不完全,不准确;基本操作不过关,医疗决定中没有分析临床数据,没有考虑患者选择。

1~9

N/A

9 = 问诊,体检,分析数据,操作技能优秀、准确、全面;做出诊断与治疗决定时总是基于所有掌握的证据,成熟的判断,以及患者的偏好。

2. 医学知识

1 = 基础与临床科学知识局限;缺乏学习兴趣;对疾病复杂的机理与相互关系不理解。

1~9

N/A

9 = 基础与临床都有超常的知识;利用多种方法扩充知识;对疾病的机理与相互关系有深入理解。

3. 在实践中学习与提高

1 = 没有自我评估的能力;缺乏见识与动力;抵触或忽视反馈;没有能力利用信息技术加强医疗质量与自我改善。

1~9

N/A

9 = 不断评估自己的表现,按照反馈意见进行自我改进;在医疗服务与自我改进中有效的利用技术处理信息。

4. 人际关系与沟通技巧

1 = 不能与患者及家属建立基本的治疗关系;看不出来可以通过聆听、语言、动作过程中培养人际关系的能力;从不为患者、家属、同事提供教育或解答。

1~9

N/A

9 = 与患者及家属建立并保持有效的治疗关系;有卓越的能力通过聆听,对话,动作建立关系;为患者,家属或同事都能提供教育与解答;在人际关系中保持参与态度。

5. 职业作风

1 = 缺乏尊重、同情、正直、诚实;忽视自我鉴定的重要性;不承认错误;不考虑患者、家属、同事的需要;行为不负责。

1~9

N/A

9 = 保持尊重,同情,正直,诚实;行为为人师表,无保留的进行自我评价,不回避错误;永远为患者,家属,同事着想。

6. 在体制内做业

1 = 不能利用/动员外部资源;抵制改进医疗体制的努力;不试图在体制下减少错误,改进医疗服务。

1~9

N/A

9 = 有效的利用/动员外部资源;有效的在体制内减少错误,改进医疗服务;热情的协助体制改进。

7. Fellow 在轮转中表现出的总体临床能力

1~9

N/A

上述各项是否需要干预。

是否

评语:

在轮转结束是,是否曾经按规定向 fellow 口头传达鉴定?

是否

口头传达日期。

如果未做口头传达,请解释原因。

附录 2 :操作登记 - 呼吸与危重症

操作人:

操作:

如果是中央静脉插管,插管部位:

股静脉锁骨下静脉颈内静脉颈外静脉

是否使用导线是否

是否超声引导?

是否不适用

操作日期:

指导医生:

患者字头:

病历号:

指征:抢救输液

诊断:低血压

发生并发症:是否不适用

并发症:具体(例如气胸)

医院／病房

操作

接受拒绝

评语：

主治医师签字：